GEORG MEIER

Geh durch deine Wunde und alles ist heilbar

GOLDMANN

Buch

Der erfolgreiche Heiler und Therapeut Georg Meier ist überzeugt: Es gibt keine unheilbare Krankheit, es gibt nur blockierte Selbstheilungskräfte. Mit diesem Buch will er Menschen, die erkrankt sind, Hoffnung machen, indem er sie ermutigt, den Weg der Heilung selbst einzuschlagen. Wie dies gelingen kann, zeigt er anhand machtvoller Strategien auf.

Autor

Georg Meier studierte im Anschluss an seine Heilpraktiker-Ausbildung Pädagogik mit dem Ziel, Menschen bei ihrer Entfaltung zu unterstützen und zu begleiten. Er absolvierte eine vierjährige Ausbildung bei Barbara Brennan an der Barbara Brennan School of Healing und praktiziert seit mehr als einem Jahrzehnt erfolgreich in eigener Praxis. Im Mittelpunkt seiner Arbeit stehen ganzheitliche energetische Heilverfahren, ein Wissen, das er seit 2010 auch im Rahmen von Ausbildungskursen und Workshops an Interessierte weitergibt.

Georg Meier

Geh durch deine Wunde und alles ist heilbar

GOLDMANN

Die hier vorgestellten Informationen und Heilmethoden wurden nach bestem Wissen und Gewissen geprüft. Dennoch übernehmen der Autor und der Verlag keinerlei Haftung für Schäden irgendeiner Art, die sich direkt oder indirekt aus dem Gebrauch dieser Informationen oder Heilmethoden ergeben.

MIX
Papier | Fördert gute Waldnutzung
FSC® C014496

Penguin Random House Verlagsgruppe FSC®N001967

7. Auflage
Originalausgabe November 2017

in der Penguin Random House Verlagsgruppe GmbH,
Neumarkter Str. 28, 81673 München
produktsicherheit@penguinrandomhouse.de
(Vorstehende Angaben sind zugleich Pflichtinformationen nach GPSR)

Lektorat: Ralf Lay, Düsseldorf
Umschlaggestaltung: UNO Werbeagentur, München
Umschlagmotiv: © FinePic®, München
fm · Herstellung: cb
Satz: Uhl + Massopust, Aalen
Druck: GGP Media GmbH, Pößneck
Printed in Germany

ISBN 978-3-442-22189-9

Dem lieben und genialen Menschen
in dir.

Für eine heile Zukunft
in Frieden und Entfaltung
miteinander.

Inhalt

Einleitung

Es war trotz meines Optimismus für mich stets aufs Neue überraschend, wie bald nach einer meiner Behandlungen so tiefgreifende physische Resultate zu verzeichnen waren. In meiner Praxis konnte ich immer mehr Komplettheilungen von Allergien registrieren, auch solchen mit jahrzehntelanger Vorgeschichte, deren Heilung jeweils nicht mehr als zwei Sitzungen ohne jedes Medikament erforderte. Ähnliches ergab sich bei unterschiedlichsten Hormonstörungen und Ängsten. Bei Morbus Crohn, Tumoren und anderem brauchte es mehr.

Als sich dies immer weiter herumsprach, entschloss ich mich auf mehrfache Nachfragen hin, Ausbildungskurse einzurichten. Darin gebe ich mittlerweile Heilpraktikern, Krankenschwestern und Ärzten, aber auch Menschen ganz anderer Berufe, die das Freilegen der Selbstheilungskräfte lernen wollen, alles weiter, was ich kann und weiß. Dieses Buch entstammt dem Wunsch, den Kreis derer, die all diese Fähigkeiten erlernen und anwenden möchten, um ein möglichst Vielfaches zu erweitern.

Ich wurde Zeuge davon, wie viele selbst schwer Kranke ohne Medikamente seelisch und körperlich gesund wurden, und will alle Kollegen in den Heilberufen und darüber hinaus ermutigen, an die Heilung zu glauben und sie direkt anzugehen. Aus meiner vieljährigen täglichen Erfahrung mit Menschen aller möglichen Krankheitszustände, die buchstäblich in meinen Händen waren, hat sich mittlerweile meine klare Überzeugung gebildet:

> *Es gibt keine unheilbare Krankheit (so wahr sie auch in einem einmal gesunden Körper entstanden ist), es gibt nur blockierte Selbstheilungskräfte.*

Ich will auch die Leidenden ermutigen, den Weg der Heilung selbst einzuschlagen und die Verantwortung beziehungsweise Macht dafür selbst (mit) zu übernehmen. Wie es beispielsweise dem Konfliktforscher und Professor für Humanwissenschaften Dr. Helmut Retzl[1] gelungen ist, der sich selbst von der Multiplen Sklerose (MS) heilte, oder wie Reinhard Hofer[2] es in seinem Buch anregt, wie Clemens Kuby,[3] der sich von einer Querschnittslähmung selbst kurierte, und wie ich, der ich mich vom »nicht heilbaren« totalen Meniskusriss und anderen Leiden durch meine Selbstheilungskräfte bleibend regenerierte.

In jeder Krankheit, in jedem Leiden liegt zugleich der Schlüssel für ein besseres Leben in freier Entfaltung.

Das klingt unglaubwürdig? Kann ich verstehen, denn ich glaubte das früher auch nicht. Mein Verstand wollte es nicht wahrhaben. Als Biologie- und Chemielehrer war ich von einem Paradigma gespurt, das materiegebunden, möglichst logisch und reduktionistisch orientiert ist. Doch wie weit kommt man damit, wenn man die Entfaltung des Lebens unterstützen und wirklich heilen will? Versteht man so, mit ausschließlichem

Blick auf biochemische Vorgänge, das Leben selbst? In der Biologie hat mich wohl deshalb die Embryologie am anhaltendsten beschäftigt. Da wurde ich zum Forscher, und nicht zuletzt durch Rudolf Steiners Übungen, die langsam wieder mein gesamtmenschliches Empfinden im Bewusstsein erwachen ließen, wirkte eine Kraft, die mich zum Beispiel beim Ablesen von pädagogisch fruchtbaren Erkenntnissen aus der Gehirnentwicklung und der Embryologie leitete. Diese Erkenntnisse brachte ich in methodisch-didaktischen Lehrerkonferenzen und Seminaren ein, gern auch in Form von Impulsreferaten auf Tagungen. Erfreulich war zu erleben, wie dabei überall Begeisterung aufkam.

Unser Körper, ein zufällig entstandenes alterndes »Perpetuum mobile«, beschränkt auf ererbte Genprogramme mit biochemischen Zellvorgängen und Elementen? Ist das wahr? Ist das die ganze Wirklichkeit? Täglich bewegten mich solcherlei Fragen. Ich hatte den Anspruch an mich selbst, sauber anzusetzen, und zwar gründlichst. Deshalb begann ich damit, Denkarten zu studieren und mich zu fragen: Was ist das Denken überhaupt? Aktiv beschäftigte ich mich mit der Erkenntnistheorie, dann übte ich durch viele Jahre immer wieder die Selbstbeobachtung beim Denkvorgang und schloss all dies nie ab. Ich fragte mich: Bin ich eigentlich Objekt oder Subjekt (in) der Schöpfung? Auf jeden Fall glaubte ich nach vielen Jahren, den Unterschied zwischen Wissen und Denken, Vorstellen und Wahrnehmen, Erkennen und Bewusstsein begriffen zu haben und dass das Denken sich zum Bewusstsein verhält wie eine (dünne) Schnur im Raum zum Raum selbst.

Über drei Jahrzehnte hatte ich geübt, höhere Wahrnehmungs- und Bewusstseinsstufen zu erreichen. In meinen methodisch mittlerweile ausgefeilten Kursen erlebe ich allerdings – zumindest bei vielen heutigen Teilnehmern –, dass dies nicht unbedingt so lange dauern muss. Die Erkenntnis höherer Wahrheit initiiert Wachstum recht bald und macht frei von Beschränktheit und Gebundenheit.

Mein Lebensweg führte mich jedenfalls ins Tun: entfalten und heilen, mich selbst und meine Mitmenschen.

Unsere Erfahrungen und Konditionierungen beschränken unser Sichtfeld und lassen uns nur einen bestimmten Ausschnitt der Realität wahrnehmen. Unsere Einstellung liefert uns das Entsprechende. Was dieser Disposition nicht gemäß ist, lassen wir gewöhnlich außer Acht: Der Zweifler sucht und findet, was seinen Zweifel nährt, der Kritiker, was zu seiner Kritik passt, der Ängstliche, was seine Angst nährt, und der Optimist, was seinen Optimismus bestärkt. Wie bist du unterwegs?

Was ist, wenn etwas allen Erwartungen widerspricht? Ich erfuhr beispielsweise über ein Ehepaar in meiner Nähe Folgendes: Einer der Partner, Veganer, hatte viel über Gesundes und Krankmachendes gelesen, über Nahrungsergänzungsmittel und so weiter, und lebte, soweit es ging, dementsprechend. Der andere aß einfach, wonach ihm war, alles Mögliche und »Unmögliche«, und er rauchte. Einer der beiden bekam Krebs und starb daran. Welcher von den beiden mag das wohl gewesen sein? – Wider Erwarten war es der Veganer, genauer die Veganerin, denn es handelte sich um die Frau.

Ein anekdotischer (Einzel-)Fall?

Die Frau lebte in beständiger Sorge und Angst vor Krebs. Deswegen wirkte sie durch ihr Negativdenken mit permanenten Krankheitsvorstellungen auf ihren Ätherkörper ein, statt auf die Selbstregulation zu vertrauen, wie es der Mann tat. Dessen Unbeschwertheit hatte einen dauernden Auftrieb im Immunsystem sowie seiner Regenerationskraft zur Folge. Wesentlicher als das Essen wirkte die positive oder negative Emotion beziehungsweise Einstellung des Menschen, wie ich in vielen Fällen beobachtete. Die Psyche ist machtvoller als die Stoffe. Schon der umfassend gebildete Wilhelm von Humboldt sagte: »Es wird die Zeit kommen…, wo man Krankheiten als Wirkung verkehrter Gedanken erkennen wird.«[4] Damit soll jedoch nicht unterstellt werden, dass jeder seine Krankheit selbst verschuldet hätte. Vielmehr geht es darum, bestimmte Zusammenhänge zu erklären, wozu wir im Folgenden ein wenig weiter ausholen müssen.

Wir sollten damit beginnen, uns bewusst zu machen, was der menschliche Körper und alle Materie überhaupt ist.

Dass es sich bei einem Atom um kein festes, kompaktes Teilchen handelt, steht in der Physik spätestens seit den Kinderjahren der zu Beginn des vergangenen Jahrhunderts entwickelten Quantentheorie fest. Die »Teilchen« dieses Buches, das du gerade in deinen Händen hältst, kann man als reine Energie begreifen, die auf unsere Augen und unseren Tastsinn wie feste Materie wirkt. Es ist Energie, die eine bestimmte Schwingung angenommen hat. Die Materie, wie sie uns in der Schule als Atome mit Kern (Proton) und Elektronen vermittelt wurde, ist zu mehr als 99,9 Prozent »leer« und teilchendurchlässig. Könnten wir zum Beispiel den Kern eines Wasserstoffatoms auf eine Kugel von etwa anderthalb Meter Durchmesser vergrößern, würde sein höchstens 0,1 Millimeter großes Elektron ihn mit einem Radius von etwa 50 Kilometern »umkreisen«. Dann wurde entdeckt, dass selbst der Atomkern teilbar ist. Auch er wird mittlerweile längst als energetischer Ort und zusammengesetzt aus Elementar»teilchen« betrachtet.

Der heutige Physiker[5] sieht den Atom»kern« der Materie so: Es ist eine bestimmte Energie, die zu einer bestimmten Zeit an einem bestimmten Ort schwingt (dabei hat sie mehr als nur »schwingende« Eigenschaften). Dessen muss man sich erst einmal besinnen, vielleicht auch meditieren, bis der Begriff »Materie« sitzt: als nichts »Dingliches« oder »Staubteilchenartiges«, sondern: *nichts als Energie!* Und hier ist nichts »leerer« Raum, sondern von »Energieräumen aller verschiedenster ›Teilchen‹ des Universums mit großen Wahrscheinlichkeiten und auch extrem winzigen ausgefüllt«, auch von deinen. Und alle »Teilchen« des Universums stehen miteinander in Wechselwirkung: Darin finde ich eine annähernde Erklärung der Ergebnisse von Fernheilbehandlungen, deren beispielsweise blutungs- und schmerzstillende Sofortwirkung mit zügiger Gewebeheilung mich anfangs selbst erstaunten.

Was die reine Physik schon gezeigt hat – zum Beispiel bei der Quantenverschränkung, bei der ohne Zeitverzögerung und ohne dass eine Nachricht übermittelt wurde, eine Fernwirkung zwischen Teilchen besteht –, das weist den Erkenntnissuchenden auf eine unsichtbare, alles durchziehende Energie hin, ein

Ursachenfeld, das ordnenden Charakter besitzt. Rupert Sheldrakes[6] Begriff vom »morphogenetischen«, also vom formgenerierenden und temporär erhaltenden (oder wieder auflösenden) Feld kann als Variante dessen angesehen werden, was Rudolf Steiner »Bildekräftefeld«, »-Raum« beziehungsweise »-Körper« (»ätherischen Körper«) genannt hat. Der Mensch lebt in einem solchen Ätherkörper und bewegt ihn auch durch sein Denken, ebenso »betreibt« er damit seinen physischen Körper.

Welches morphogenetische Feld bildete nun den Menschen? Und unsere Evolution? Heutige Evolutionsbiologen wie Dr. Wolfgang Schad[7] kommen nach lebenslanger Forschung zu dem Schluss, dass als »Grundtrieb« hinter der Evolution ein universeller, nicht eingeschränkter Instinkt oder Geist wirke, dessen Ziel und Ursprung der Mensch in Selbstentwicklung ist. Leben kann nur von Leben stammen. Geist stammt von Geist, Bewusstsein stammt von Bewusstsein.

Um den auch von der weltbekannten amerikanischen Physikerin und Heilerin Dr. Barbara Ann Brennan[8] so bezeichneten Ätherkörper und seine kreative Intelligenz besser zu verstehen, können wir uns beispielsweise einmal ansehen, was er bei uns bereits am Beginn unseres Leben vollbracht hat: Nach der Befruchtung war er eine vielzellige Kugel, die Morula, aus innerlich und äußerlich völlig gleichen Zelltypen, aus gleicher Erbinformation, sprich DNA, bestehend. Plötzlich begann er, anstatt wie bisher lauter gleiche Zellen zu bilden, in seinem Sprießen völlig unterschiedliche Zelltypen zu bauen: Leber-, Herzmuskel-, Knochen-, Nervenzellen und so weiter. Diese wurden zu unseren großen Organen »*organ*isiert«. Weiter arbeitete am ganzen Embryo der menschliche ätherische Raum, und zwar vierdimensional, also räumlich und zeitlich in Abfolgen, auch Rhythmen. Seine Intelligenz und Multifunktionalität übersteigt in seiner permanenten Regenerations- und Betriebsuniversalität unser Vorstellungsvermögen bei Weitem. Beispielsweise bearbeitet eine der Leberzellen, die an einer bestimmten ätherischen Stelle zwischen Zwerchfell, Rippen, Dickdarm und anderen gebildet wurde, Hunderte von wichtigen Stoffwechselvorgängen in jedem Augenblick und in totaler Perfektion. Der Ätherkörper bewegt und hält die Materie in ihren molekularen Zusammenhängen. Wenn er nicht mehr vorhanden ist, findet alles »Materielle« im Diesseits ein Ende, der Tod der eben noch gesund lebenden Zelle und ihr Zerfall setzen ein. Nach heutigem Stand der Regenerationsforschung ersetzt dieser Ätherkörper alle Gewebe in unterschiedlichen Zeiträumen gleichzeitig, den gesamten Menschenkörper in wenigen Jahren.

Mit der Biophotonenmessung kann man auch physikalisch klar demonstrieren, wie bei verschiedenen geistigen Handlungen unterschiedliche Lichtemissionen stattfinden. Außerdem kann gezeigt werden, wie im Gehirnbereich je nach Gedanke bestimmte Wege, Bögen, Felder aktiv werden. Der absichtliche Gedanke bahnt Wege und energetisiert Räume. Die geistige Absicht ist hier initiativ, keine biochemische Reaktion.

Was geistige Fokussierung im Körper zu bewirken vermag, erlebte ich auch, als ich einst unter kundiger Anleitung barfuß mit weicher Fußsohle über einige Meter glühende Kohlen mit einer Temperatur von 750 Grad Celsius ging und dies mit Spaß und Begeisterung gleich mehrmals wiederholte. Normalerweise halte ich 90 Grad und wesentlich niedrigere Temperaturen schon nicht aus. »Logischer«weise müssten doch die Fußsohlen dabei angegrillt sein? Als ich die Asche abwusch, waren auf den Sohlen kein Bläschen und keine harte Stelle zu finden. Während die einen diskutieren, ob das sein kann, probieren es die anderen einfach – wie gesagt: unter kundiger Anleitung.

Nach Steiners Kupferkristallisationsmethode[9] zum erstmaligen Nachweis des Ätherischen – es gibt menschliche, pflanzliche, tierische und kosmische »ätherische« Räume beziehungsweise Körper – zeigte der Japaner Masaru Emoto[10] mit seiner Wasserkristallisationsmethode, dass nicht nur Lebenskraftwirkungsfelder genauer als beispielsweise mit der Kirlian-Fotografie nachweisbar sind, sondern auch dass jeder Gedanke und jedes Gefühl energetische Wirkungen besitzt.

Geist strukturiert, Geist beherrscht Materie und nicht umgekehrt. Der menschliche Geist und seine ebenfalls menschlich lebende »Energie« können mittels Konzentration viel genauer auf bestimmte Körperstellen einwirken, als es zum Beispiel ein standardisiertes Medikament vermag, das durch den gesamten Körper geschickt wird. So konnte ich etwa Störungen in den Hormondrüsen meiner Klienten unmittelbar, das heißt ohne Einsatz irgendwelcher Stoffe oder Geräte, so beeinflussen, dass viele nach einer Behandlung behoben waren (Zyklusstörungen, Amenorrhö, Schlaflosigkeit, Schilddrüsendysfunktionen, sogar Kleinwüchsigkeit und andere), nicht zufällig und nur einmal, sondern in vielen Fällen und mit sehr bewusstem Vorgehen.

In der Selbstbeobachtung meiner Gesundheit oder Erkrankung begann das Begreifen der psychosomatischen Zusammenhänge, beispielsweise, dass ein Schnupfen nur in meine gesunde Nase einzog, nachdem ich eine Zeitlang seelisch »die Nase voll« hatte. Im Lauf der Jahre entwickelte sich das Erkennen anhand vielerlei Gesundheitsstörungen und psychischer Problemlagen – zunächst am eigenen Körper – so weit, dass ich, ausgehend vom äußerlichen Symptom, meist zurückverfolgen konnte, was der Anfang, die tieferliegende Wurzel eines Leidens war. Nach dem Erkennen ist es allerdings nötig zu lernen, an der »Wurzel der Thematik« gesund zu bleiben. Das bedeutet ein Umlernen auch auf psychischer Ebene. Und es funktionierte: Vom nächsten Leiden an – einer Lumbalgie, die mir keine Unterrichtsstunde mehr durchzustehen erlaubte, dann bei der furchtbar schmerzhaften Gürtelrose, die mich wochenlang zu Hause hielt – fand ich so zum langsam heilenden Umlernen und dazu, dass ich die weiteren Jahre gesund blieb. Mein Lehrmeister war der eigene Körper, dann wurden Nahestehende zu geheimen Studienobjekten (mit Mitgefühl, versteht sich).

Mit dem bloßen Verstand können wir die höheren Wirklichkeiten, und dazu gehört auch besagte Heilfähigkeit des Menschen, ebenso wenig erfahren und begreifen, wie eine Kamera unseren Willen oder unser Bewusstsein erfassen kann. Sogar die anerkannte Relativitätstheorie Einsteins haben die wenigsten wirklich verstanden, geschweige denn geglaubt; und dennoch kann heute jeder die Früchte dieser Erkenntnis in Form ihrer praktischen Umsetzung genießen, etwa in Form eines Smartphones oder Navigationssystems. Und dieses Genie Einstein sagte, er habe keine seiner Entdeckungen ausschließlich durch den Prozess des rationalen Denkens gemacht.

Einstein war in großer Bewunderung für die Struktur des Universums und betrachtete es als grenzenlos überlegene Vernunft des »Alten, der hinter« alldem steckt und »der nicht würfelt«, also dass das All kein Zufall ist. So war er vorbereitet und bereit, die Denkgrenzen zu übersteigen und etwas Höheres zu greifen oder zu empfangen. Hier geht es um Intuition. Und er brachte die tabugleich unhinterfragten Begriffe von Raum und Zeit in Bewegung. Seine Erkenntnisse zeigen, dass er Wirklichkeit fand, bis heute für 99 Prozent der Menschheit unvorstellbare Wirklichkeit.

In Wolfram von Eschenbachs beziehungsweise Richard Wagners *Parsifal* kommt bereits folgender Satz vor, in dem ich einen Vorläufer der Relativitätstheorie wie einen Keim dokumentiert sehe, und zwar der Ausspruch: »Zum Raum wird hier die Zeit!« Diesen Satz kontemplativ klar zu besinnen lohnt sich. Es wirkt befreiend und weitend. Mit 22 Jahren hatte ich hierin ein ungemein gewaltiges nächtlich erklommenes Bewusstseinserlebnis vom Übersteigen der Zeit in die Dauer, ins Ewige. Das war ein Glückserlebnis höchsten Ausmaßes, das mir zu einer wiederbesuchbaren Quelle wurde.

Für einen lebenslang arbeitenden und forschenden Wissenschaftler der Materie, den Nobelpreisträger und Physiker Max Planck, den Begründer der Quantenphysik, war klar: »Es gibt keine Materie an sich. Alle Materie entsteht und besteht nur durch eine … Kraft … so müssen wir hinter dieser Kraft einen bewussten intelligenten Geist annehmen. Dieser Geist ist der

Urgrund der Materie. Nicht die sichtbare, aber vergängliche Materie ist das Reale, Wahre, Wirkliche – denn die Materie bestünde ohne den Geist überhaupt nicht.«[11]

Der Arzt und Psychiater C. G. Jung schrieb: »Ich glaube, dass Heilen auf nicht materiellem Weg, durch geistige Methoden, eine Zukunft ungeahnter Möglichkeiten hat. Und ich glaube, dass ihr Bereich allmählich ... hinauswachsen und alles Organische umschließen wird ... Ich habe Blicke tun dürfen in die ungeheuerlichen Energien, die der Persönlichkeit selbst innewohnen, und in solche außerhalb liegenden Quellen, die unter gewissen Bedingungen durch sie hindurchströmen und die ich nicht anders als göttlich bezeichnen kann. Kräfte, die nicht allein funktionale Störungen heilen können, sondern auch organisch bedingte, die sich als bloße Begleiterscheinungen seelisch-geistiger Störungen herausstellten.«[12]

Der sich besinnende Mensch begreift heute zunehmend, dass wir von einem energetisch-geistigen unpersönlichen (»Über-) Menschen« stammen. Das ist unser allkreativer, allfähiger, genialer »Verursacher«, und wir entwickeln uns evolvierend dahin, ihm zu ähneln. Dieses morphogenetische Wesen, dieses für unseren Verstand Überbewusste nenne ich in Anlehnung an Rudolf Steiner den »kosmischen Menschen«. Der Schauplatz seiner allgegenwärtigen Induktion in Form der vollkommenen Embryonalentwicklung, die überall auf die Zeugung folgt, und der omnipräsenten Selbstheilung (sofern sie nicht blockiert ist), seine energetische Spielwiese, das ist die Erde. Wir sind seine Sprosse, die auf dem Weg der Evolution immer mehr erwachen. Sein Einwirken findet außer dem natürlichen Geschehen wie

»von selbst« über die Intuition statt. Diese psychoenergetische Matrix unseres gemeinsamen kosmischen Menschen beleihe ich (als sein Spross) bei der Heilbehandlung.

Dabei achte ich zum Beispiel darauf, dass ich anderen keine Verantwortung abnehme, auch nicht dem Klienten. Denn ich habe gelernt, nicht zuletzt auf meinem eigenen Weg in die volle Gesundheit, dass jeder weitgehend selbst verantwortlich ist für sein Sein, seinen Charakter und seine Gesundheit. Es gibt in dieser Welt Wege und Möglichkeiten, gesund zu leben, und es gibt Möglichkeiten, sich dazu Hilfe zu holen. Das fängt eigentlich beim Denken an. Will ich mir keine Gedanken über eine gesunde menschengemäße, menschenwürdige Lebensweise machen und einfach irgendeiner Institution das Denken, das Wissen und die Macht überlassen, Tabletten schlucken und schnell eine OP über mich ergehen lassen, oder will ich mich entschließen, selbst meine Lebensqualität in die Hand zu nehmen, was heißt, dass ich auf Einzelnes auch zu verzichten bereit bin? Ich nehme dem Klienten die Verantwortung nicht ab, sondern ich versuche ihm im Gegenteil klarzumachen, inwieweit er sich in die Krankheit hineingelebt hat beziehungsweise was sein Anteil sein wird, aus ihr wieder herauszukommen. Hier bin ich bei Hippokrates: »Wenn ein Mensch zu dir kommt und Hilfe sucht, so frage ihn zuerst, ob er bereit ist, die Ursache für seine Erkrankung zu meiden. Erst dann darfst du ihm helfen.« Dem großen Altvater der Medizin war nämlich damals schon klar: »Krankheiten sind die Folgen fortgesetzter Fehler wider die Natur« (gegen das »natürliche, reine« Menschsein).

Unsere Selbstheilungskräfte gilt es freizulegen. Sie können gewaltig sein, und die sofort einsetzenden Regenerationskräfte kommen zum Zug, wenn die Abwehr der seelischen Wunde sowie negative Glaubenssätze und Verhaltensmuster gelöst werden.

Auch wenn wir dabei gezielt eine bestimmte Krankheit behandeln wollen, geht es beim wirklichen Heilen ums Ganze, um den ganzen Menschen, nicht um Teile, nur um ein Organ oder um einzelne Symptome, und es braucht die ganze Präsenz eines Menschen. Unter der Voraussetzung, dass der Heiler wirklich mit dem Leidenden verbunden ist, in Offenheit auf allen Ebenen (das erfordert angstfreies wirkliches Offensein), kann er spüren, begleiten und führen. Hat er es geübt und gelernt, inklusive ständig ausgeübter Selbstkontrolle (»Wie und was mache ich eigentlich gerade?«), kann er in der gestörten seelischen oder eben auch körperlichen Stelle zwischen Fühlen und Visualisieren wechselnd die Wiederganzwerdung beziehungsweise das Funktionieren des Organs einleiten.

Dass dies funktioniert, wird durch wissenschaftliche Erkenntnisse untermauert. Die moderne Physik weiß, dass die Erwartung respektive die Vorstellung des Experimentators die Atome sofort verändert (Spin-Koordinaten). Paul Davies von der südaustralischen Adelaide University schrieb beispielsweise, die Physiker hätten seit Langem akzeptiert, dass der Spin eines Teilchens immer in die Richtung zeigt, die ein Experimentator zufällig ausgewählt habe. Eine Doppelblindstudie in den Quantum Biology Research Labs, Institute of HeartMath, in Kalifornien ergab: DNA wird durch Emotionen verändert.

Die Arbeitsgruppe Mandel stellte fest, dass die bloße Intention, man könne eine Information über einen Weg erhalten, ein Photon »zwingt«, diesen Weg einzuschlagen. Im HeartMath-Institut zeigten Untersuchungsergebnisse, dass und wie Gefühle auch außerhalb unseres Körpers wirken: In der Hand gehaltene DNA im Reagenzglas war nach der Beeinflussung durch liebevolles Gefühl dreifach »stärker« als nach entsprechenden mechanischen oder thermischen Einwirkungen. Wissenschaftlich längst nachgewiesen ist auch, wie ein »Energieheiler« das Wachstum von Nervenzellen verändert hat.[13] Dass der Mensch sich selbst absichtlich – und zwar bis in die Gene – verändern kann, ist seit einigen Jahren unter dem Begriff »Epigenetik« erforscht und vom Zellbiologen Professor Bruce H. Lipton erläutert worden, der auch das Heilen durch Handauflegen wissenschaftlich erklärt hat.

Was die Forschung im Feld der Salutogenese (etwa »Gesundheitsentstehung«, im Gegensatz zur »Pathogenese«, der Entstehung von Krankheiten) ins Hochschulleben eingebracht hat, ist ein begrüßenswerter Schritt. Das von dem israelisch-amerikanischen Medizinsoziologen Aaron Antonovsky definierte Kohärenzgefühl ist hierbei ein reeller Schlüssel für das Bewusstsein. Das Kohärenzgefühl, ein zentraler Aspekt in der Salutogenese, hat nach Antonovsky drei Aspekte:

- die Fähigkeit, dass man die Zusammenhänge des Lebens versteht,
- die Überzeugung, dass man das eigene Leben gestalten kann,
- den Glauben, dass das Leben einen Sinn hat.[14]

Und was die Resilienz-(Widerstandskraft-)Forschung als entscheidende Faktoren ausgemacht hat – Akzeptanz, Lösungsorientiertheit, Selbstregulation, Selbstverantwortung, Kontaktsuche, Improvisation und Lernbereitschaft –, bestätigt meine »Bedingungen zum Energiecoaching und Heilen«, wie ich sie schon früher in Vorträgen darstellte.

Meine Art zu arbeiten wurzelt in der Ausbildung bei der bereits genannten Physikerin und Heilerin Dr. Barbara Ann Brennan, in deren internationaler School of Healing ich nach vierjähriger wissenschaftlich fundierter Ausbildung das Diplom des »Professional Study in Science of Healing« erhielt. Vieles habe ich in meiner Praxiserfahrung verändert, manches erweitert, Einzelnes weiterentwickelt und einiges hinzugefügt. So entstand aus evaluierender und forschender Praxis meine eigene, heute praktizierte Methode.

Alle in diesem Buch angeführten Schritte und Übungen zum Energiecoaching und Heilen beruhen auf eigener Erfahrung. Sie haben sich in der Praxis bewährt und sind immer wieder reflektiert und evaluiert worden. Vieles stammt aus eigener Forschung, es soll zur Besinnung anregen und ermutigen.

In diesem Buch soll der interessierte Laie und auch der erfahrene Therapeut oder Heilberufler fruchtbare Anregungen finden können. Meine Überzeugung ist wie gesagt, dass der Heiler in jedem Menschen steckt, dass in uns allen Selbstheilungskräfte unsere Wunden heilen können.

Ich möchte Erkenntnis und Bewusstsein für ein entfaltetes menschliches (Zusammen-)Leben teilen und vertraue dir, lieber Leser, meine wirksamsten Tools und besten Übungen an. Möge dieses Buch reiche Früchte für eine gesunde und glücklich sich entfaltende Menschheit bringen! Mögest du in diesem Buch finden, was du brauchst.

Georg Meier

1

Der Aufbau einer Heilsitzung

Damit du eine Vorstellung davon bekommst, wie ich arbeite, möchte ich dir hier zunächst einmal beschreiben, wie eine Heilsitzung in meiner Praxis in der Regel verläuft. Bei Kleinkindern, dement gewordenen Personen oder anderen Lebensverfassungen, in denen das »normale« Bewusstsein nicht zur Verfügung steht, geschieht dies natürlich in angepasster Weise.

Raum schaffen für die Selbstheilungskräfte und helfen

Da alle Krankheiten im Seelischen oder Geistigen entstehen, muss zuerst dort geheilt werden, damit die Bahn für den Körper frei ist. Damit der Hilfesuchende keine wesentlichen Informationen zurückhält, lade ich ihn beim Empfang gleich dazu ein, sich keine Gedanken über die Wirkung seines Verhaltens zu machen und allen Stress oder belastende Emotionen erst einmal »auszuatmen«. Denn eine körpergerechte ungehemmte

Atmung führt in relativ kurzer Zeit nicht nur zur Entspannung der Gefühlslage, sondern macht das Bewusstsein freier, während sie im Körper für die Lösung des blockierten Flusses sorgt, zum Beispiel im Immunsystem. Ich begegne dem Klienten präsent, offen, mit Achtung und Mitgefühl. Dabei nehme ich möglichst alles neutral und mit allen Sinnen wahr. Mit Herz und Verständnis gebe ich ihm also erst einmal Zeit und Gelegenheit, alles abzuladen, was ihn beschwert.

Ich lade den Klienten ein, auch allgemeine Fragen zu meiner Arbeitsweise zu stellen oder eventuelle Befürchtungen frei zu äußern. Manche Leidende sind nämlich therapiemüde, andere verschreckt von diversen Erlebnissen auf ihrem langen Weg durch die verschiedensten Praxen und Institute. Anspannungen sollen sich lösen können.

Wenn während der Aussprache eine für das Heilen relevante mentale, emotionale oder rein energetische Spur auftaucht, frage ich beim Klienten nach und notiere gegebenenfalls wesentliche Informationen. Ich achte ständig auf Emotionen (auch wenn sie unterdrückt sind) und sorge dafür, dass sie ausgeatmet, in Fluss gebracht beziehungsweise ausagiert werden. Soweit dies erforderlich ist, stehe ich dem Klienten hier schützend und unterstützend bei.

Weiterhin ist meine Begleitung voller Akzeptanz, doch ein krank machendes oder Stress erzeugendes Verhaltensmuster verstärke ich nicht durch falsche Sympathie oder dergleichen. Vielmehr suche ich dessen heilende Neutralisation und initiiere so ein beginnendes Umlernen. Bei mir selbst achte ich ständig auf Offenheit und bleibe zugleich in Kontakt mit mir selbst.

Somit kann ich spüren, was sich psychoenergetisch und körperlich abspielt. Hier nutze ich bewusst mein jahrelang trainiertes, verfeinertes Mitempfinden, wobei ich auf allen Ebenen »Antennen« ausgefahren, also meine feinenergetischen Energiezentren sensibilisiert beziehungsweise aktiviert habe: die Chakren. Mein eigener Empfindungskörper (siehe dort) dient dabei wie ein Spiegel für den des Klienten: Ich spüre oft selbst, wo bei der Person ein Geschwür oder eine Imbalance anderer Art lokalisiert ist. (Zu den Chakren und den Energiekörpern [Astral-, Empfindungskörper und so weiter] siehe die Kapitel 5, 6 und das Glossar.)

Vor dem Hintergrund einer medizinischen Diagnose respektive eines seelischen Problems suche ich im passenden Augenblick, an die Wurzel des Leidens zu kommen. Erinnert sich der Klient an den Schmerz einer seelischen Verletzung oder erlebt er ihn wieder, so ist dies ein ganz wesentlicher Moment. Ein nicht verarbeitetes Trauma, eine immer noch offene Wunde, tut sehr weh, wenn sie nicht verdrängt oder umschifft wird. Hier sitzt ein tiefer seelischer Schmerz, der normalerweise mit allen Kräften gemieden wird. Wenn der Klient ihn spürt, so halte ich diesen Moment heilig und stehe dem Betreffenden mitfühlend und schützend bei. Ich lasse den Klienten genau da verweilen, damit er den Schmerz einmal im geschützten ungestörten Rahmen neben einer mitfühlenden liebenden Seele erleben kann und sieht, dass es möglich ist, hier durchzuschreiten. Denn darin, dass er »drinbleibt«, steckt die Chance, dass das Verdrängte aufzusteigen und sich schließlich aufzulösen beginnt.

Dabei helfe ich im nächsten Schritt, eine unnötige gedankliche Wiederholung oder Hinausdehnung des Schmerzes zu vermeiden, also von der Traumatisierung loszukommen und weiterzugehen. Es ist zwar erforderlich, die Wunde zu durchschreiten und dabei eine gewisse Zeit in Akzeptanz zu verweilen, aber recht bald ist sie dadurch auch Vergangenheit und keine Wunde mehr. Für die anschließend beginnende »seelische Verdauung« ist nun eine gewisse Ruhe wichtig. Dabei schweige ich und begleite achtsamst, was auch immer jetzt geschieht. Die Wunde heilt, während sich idealerweise ein neues Bewusstsein entwickelt, verbunden mit Selbstakzeptanz und dem leisen Erleben eigener Macht.

Hat der Klient sich erholt, reflektiere ich für ihn, was er soeben erlebte, sodass er das Durchschreiten der Angst und der Wunde bewusst überblicken und »in den Griff bekommen« kann. Die Seele richtet sich dabei langsam auf, sie ersteht voller Frieden. Im Heilungsschritt findet keine Projektion mehr statt (kein anderer wird mehr für Eigenes verantwortlich gemacht), der Klient steht unabhängig auf. Diese essenzielle Reifung lässt ihn seelisch zügig gesund werden, woraus in der Regel auch körperliche Gesundheit resultiert. Die physischen Selbstheilungskräfte sind jetzt ungehindert aktiv.

Meiner Auffassung nach kann man nun für die bestmögliche Heilung zwei Ansätze verfolgen: erstens als Mitmensch (»Heiler«) im Kontakt die menschlichen Gefühls- und Vitalströme richtig in Gang bringen durch eine psychoenergetische Heilbehandlung, zweitens durch Umlernen das bisherige kränkende oder krankmachende Verhalten sich selbst und den Nächsten gegenüber in ein gesundes verwandeln.

Grundbedingungen für die völlige Heilung sind in der Behandlung wie auch im Gespräch Vertrauen, Kontakt, Mitgefühl und Liebe:

- *Vertrauen* des Heilers in sein eigenes Sosein und auch in den Klienten: Das ermöglicht dem Leidenden leichter, auch Vertrauen zu finden. Es öffnet und stellt das Innere bereit für die erforderlichen Vorgänge zur Gesundung.
- Der echte *Kontakt* des Heilers schließt die Annahme seiner selbst und des Klienten ein. Erst Kontakt initiiert Veränderung.
- *Mitgefühl* ist die Begleitung mit dem Herzen, die Basis für seelische Heilung (von Seele zu Seele). Es erleichtert den Leidenden und lässt festgehaltenen Seelenschmerz in Bewegung zum erlösenden Abfließen kommen.
- *Liebe* – reine, erwartungslose, annehmende, zulassende Menschenliebe – kennzeichnet einen Heiler. Liebe lässt gedeihen, heilen.

Ich biete also Raum für Befreiung, für Tränen und Zusammenbruch, für Wutausleben, Ausschreien und Mit-der-Faust-in-Polster-Schlagen, je nachdem, was und wie es ansteht. Gern unterstütze ich, bis nichts mehr seelisch-körperlich drückt, schiebt oder bebt. Der unbewusste Körper braucht nun kein Symptom mehr aufrechtzuerhalten, um den Menschen zum Umlernen zu drängen.

Gegen Ende des Gesprächs vermittle ich den Weg zum bewussten Loswerden krank machender Verhaltensmuster und zum Umlernen, um gesund zu werden. Dies betrifft auch den gesunden Umgang mit Emotionen, wie er speziell für diese Person entwickelt wird und realisierbar ist. Selbstzerstörerische Verhaltensmuster werden erkannt und oft durch sofortige Übung ins Positive übergeführt. Dabei können unterschiedlichste Tools zum Einsatz kommen, abhängig davon, wo der Klient gerade steht.

Ich erlaube dem Klienten, sich während der Sitzung die für ihn entwickelten Tipps und Übungen zu notieren – »die (einzige) ›Medizin‹, die ich [für zu Hause] ›verschreibe‹«. Mit dem Coaching für den gesunden Umgang mit Körper und Seele endet der erste Teil der Sitzung. Dann folgt die Heilbehandlung.

Die Heilbehandlung

Der Klient ist bekleidet, entspannt sich im Liegen und kommt zur Ruhe. Dabei achte ich auf seine offene Empfangsbereitschaft. Das heißt, statt Gedanken zu bewegen oder achtzugeben auf das, was geschieht (beides schmälert die momentane Aufnahmekapazität des Energiefelds, besonders des astralischen), sollte er besser einfach im »Genießermodus« liegen oder sich eine Weile denken: »Jetzt kommt Heilung.« Das öffnet sein mentales, psychisches und daran gebundenes Stoffwechselfeld im besten Sinne für die heilende Dynamik. Heilung braucht vom Kranken die Bereitschaft dazu. Je tiefer diese Bereitschaft ist, umso umfassender und zügiger geschieht die Heilung.

Die erste umfassende Heilbehandlung beginnt mit dem Kontakt präsenter Fülle in der Mitte der Fußsohlen. Bei jedem Kontakt bleibe ich selbst offen und bereit, mich mit aller Empathie auf diese Persönlichkeit einzustellen. Dazu gehört Wahrnehmungsbereitschaft, so weit, sensibel und tief mir dies nur möglich ist, auch genügend Selbstwahrnehmung, um meine eigene energetische Verfassung unter Kontrolle zu haben.

Das Angebot zur Harmonisierung und Öffnung aller bedürftigen Anteile des Klienten – Chakren, Organe, Empfindungskörper und so fort – wandert nun weiter zu den psychosomatisch relevantesten Stellen am Körper nach oben. Hierbei kommt es zu achtsamen und mitfühlenden Besuchen in neuen, weiteren psychischen Räumen. Ein Ausbalancieren der Energien inklusive der Gefühle in allen möglichen Ebenen, vor allem durch entsprechende Chakra-Kontakte, bildet den ersten Teil der Arbeit. Der Heiler durchlebt dabei vom physischen Kontakt bis zum tiefen (beim Klienten nicht bewussten) Innenleben alle Ebenen bewusst mit.

Während der ganzen Behandlung und des Scannens von Empfindungs- und Astralkörper kommunizieren wir kaum verbal. Das funktioniert umso besser, je mehr der Behandelnde gelernt hat, sein Empfinden genau auf diese »Ebenen« zu konzentrieren, in denen er ja selbst auch lebt. Schmerzen, Angst und Befürchtungen haben mehr oder weniger dichte »Wolken« oder »Klumpen« in ihren Seele-Körper-Verbindungsstellen hinterlassen. Die beim Scannen gefundenen werden energetisch entfernt und der Platz von Mensch zu Mensch positiv aufgefüllt (die Wirkweise entspricht der in der Physik bekannten harmonischen Induktion).

Nach dieser Reinigung ist die kranke oder geschädigte Körperstelle für die Energieheilmaßnahme vorbereitet. Das benachbarte seelische Organ (Chakra) wird in der menschlichen Verbindung zur Öffnung veranlasst. Bis das vertrauensvoll geschieht und stabil genug wird, kann es eine ganze Weile dauern.

Nun »fühle« ich das entsprechende Körperorgan energetisch, kontaktiere es und nehme es mit allen Sinnen wahr. Es wird nach demselben Prinzip gereinigt und je nach Krankheit gestärkt oder zuerst entlastet. Dabei werden Mikroben, wenn nötig, mit einer speziellen Technik unschädlich gemacht, und das Immunsystem wird in die volle Kapazität gebracht. Ein Tumor, der nicht mehr vom gesunden Stoffwechsel beziehungsweise der richtigen Organfunktion beherrscht ist, wird in seiner Entwicklung gestoppt und geschrumpft. Dann wird die Stelle so weit versorgt, bis die ursprüngliche Funktion des Organs beziehungsweise Gewebestoffwechsels eingeleitet ist.

Solch eine Arbeit geschieht je nach Grad der Zerstörung eines Bereichs, zum Beispiel bei fortgeschrittenem Krebs (der mehrere Behandlungstermine beanspruchen kann, bis der Rückgang erkennbar ist), auf sieben Niveaus (Energiekörpern). Damit kommt der Mensch schließlich auch in der ursächlichen mentalen und astralen Ebene zurück in die heilende Bahn. Die Meridiane werden wieder verbunden, und in ruhiger, voller Präsenz wird achtsam ergänzt, was spürbar noch zur Versorgung nötig ist.

Nun verhelfe ich dem sechsten und siebten Energiekörper (siehe 5. Kapitel) an der entsprechenden Stelle hochfein und -bewusst zur gesunden Dominanz. Dies hinterlässt beim Klienten eine Art spürbare Ahnung von himmlischer Liebe und Weisheit.

Abschließend vermittle ich der gesamten Persönlichkeit reine, mühelose Kraft in Balance, tiefe, gelassene Präsenz des reinen Seins von oben bis unten (wir nennen diese Technik, besser gesagt Disziplin, »Hara-Heilung«). Dies mündet schließlich in den Wesenskern, in die Essenz, den wahren Kern der Individualität, dem der Kern des Heilers jetzt in (beider) voller Größe begegnet, ihn grüßend und ehrend. Dabei kommt es zu einer Art Aufleuchten oder Aufgehen im tiefsten Sinne.

Es bleibt Stille um den Klienten, in dem soeben alle möglichen Heilungs- und Regenerationsprozesse in Gang gekommen sind. Wir sprechen einige Zeit kein Wort. Die Situation ist ein unvorstellbar vielfältiger Vorgang von allerlei Prozessen, heilig.

Nach angemessener Zeit lade ich den Klienten zum langsamen Aufstehen ein. Kein unnötiges Wort soll die zarte neue Ganzheit des Genesungsbeginns stören. Der Klient befindet sich in einer Art Neukonfiguration, womit ich ihn jetzt bewusst das neue entspannte »Standvermögen« mit den Füßen am Boden spüren lasse, ein Akt, der bewusst und zugleich bis ins Unbewusste aufbauend erlebt wird. Ich schweige dabei, damit dieser Moment des Neustands bestmöglich erlebt werden kann.

Beim Abschied gebe ich dem Klienten meist eine Art Motto auf seinen gesunden Weg mit.

Nach der Behandlung

Ich achte darauf, für den Klienten so bald wie möglich überflüssig zu werden. Es sollen keine Abhängigkeiten oder Verpflichtungen entstehen, weder finanziell noch zeitlich und energetisch. Oft wundern sich meine Klienten, dass ich keine Behandlungsserie oder gar keinen neuen Termin mehr anbiete. Bei Allergien zum Beispiel gehe ich davon aus, dass meine Ratschläge eben weitere Konsultationen überflüssig machen und auch das bewusste kurze Üben schnell erlernt ist. Das entspricht jedenfalls meiner Erfahrung.

Bei manchen gravierenden, fortgeschrittenen oder gefährlichen Leiden wie auch bestimmten psychischen Gegebenheiten empfehle ich, auf völlig freiwilliger Basis nach einer angemessenen Zeit nochmals oder gar mehrmals wiederzukommen. Im Sinne der Gesundheit, die auch mit innerer Freiheit und Spielraum korreliert, ist es nämlich sehr wichtig, keinerlei unnötigen Druck zu machen, ehrlich zu sein und den Klienten zunehmend in seine Eigenverantwortung, also die künftige Freiheit und Autonomie zu leiten. Mir ist es ein Grundprinzip, nicht ungebeten in die Freiheit einer Person einzugreifen. Das kann auch dazu führen, dass ich – wie bisher in einem einzigen Fall geschehen – den Klienten nach mehreren Sitzungen anspreche: »Kann es sein, dass Sie vielleicht gar nicht gesund werden wollen? Dass Sie sich da nicht verändern wollen?«

Der Betreffende, eine reiche weltbekannte Persönlichkeit, der ein sehr komfortables Leben führte und dessen Leiden nicht gravierend war, antwortete offen: »Da könnten Sie recht haben.« Also verabschiedeten wir uns voneinander, freundlich, mit den besten Wünschen und in aller Freiheit.

Für zu Hause empfehle ich, nach seelischen Prozessen und Behandlungen mindestens 24 Stunden keinen Alkohol, aber viel Wasser zu trinken (gegebenenfalls ganz dünnen lauwarmen Tee), um die von den neuen Stoffwechselprogrammen ersetzten und freigesetzten alten (unbrauchbaren) Körpersubstanzen auszuleiten. Unnötiger Ballast soll die frischen Strömungswege im Körper und in seinen Zellen nicht behindern. Freiraum wird geschaffen für die Selbstheilungskräfte. Dazu gehört auch positives Denken, das Ansteuern von positiven Gefühlen und leichte, keine schwer verdauliche Nahrung für die erste Zeit. Dabei sollte man sich nicht ganz satt essen.

Bis zur Gesundung kann ich nur davon abraten, sein Energiefeld durch negative Informationen zu belasten, wie sie von vielen Fernsehsendungen, Kinofilmen und Zeitungsartikeln verbreitet werden. Außerdem werden durch solche Reize zahlreiche den Heilvorgang belastende Transmitterstoffe und Hormondrüsenprodukte erzeugt, die von uns selbst wieder wegführen, was insbesondere bei Krebserkrankungen kontraproduktiv ist. Zumindest am Tag der Behandlung sollte man dies beherzigen, denn es sind dann mehr oder weniger im ganzen Körper multiple und subtilste Prozesse in Gang, die natürlich auch mit Empfindungen und Gefühlen zusammen in Körper, Seele und Geist ihren Raum bekommen sollen. Wenn Sex bei einer ernsten Erkrankung wider Willen oder nicht der Krankheit angemessen rücksichtsvoll ausgeführt wird, kann dies unter Umständen auch die Neustrukturierung der Psyche rückfällig belasten. Unfreie sexuelle Verhaltensmuster können hier massiv den Heilungsfortschritt ausbremsen.

Durch die Heilsitzung wurde also in allen körperlichen und energetischen Ebenen ein für den Klienten überwiegend nicht spürbares neues Programm gestartet. Das bleibt lange in Gang, wenn es nicht abgebrochen oder wieder blockiert wird.

Der eigentliche Heiler ist ja im Klienten, und zwar das, was diesen Körper von der befruchteten Eizelle über das Embryonal- und Fetalstadium und weiter nach der Geburt aufgebaut, dann ständig in allen Lebenslagen gesund erhalten und permanent erneuert hat. Man kann von der Heilsitzung auch sagen: Als möglichst ganz präsenter Heiler arbeite ich im und mit dem Klienten den Weg zum vollen Heiler in ihm wieder frei. Ich nenne diese Energiewesenheit und Gesamtheit der Selbstheilkraft auch den wahren oder kosmischen Menschen, den heilen, den ganzen. Er ist die multidimensionale Wesenheit, die in jedem von uns bereits existiert, die kein totes »Energiefeld« ist, sondern eben unser absolutes Urwesen. Dieses urmenschlich liebe und endlos gutartige Wesen im Klienten wurde jedoch beim Leidenden in Berührung mit Mitmenschen verwundet, deshalb braucht es auch einen Mitmenschen (und kein Gerät) zur Heilung. Geist trifft Geist, Seele trifft Seele, Körper trifft Körper (Energiekörper trifft Energiekörper). Diese drei gelten als die Wahrnehmungsbasis *und* Einflussfaktoren. Mit Geist meine ich nicht bloß Gedanken und schon gar nicht Vorstellungen, sondern gutwilligen Geist, allintegrative, heilsame Aufmerksamkeitsbewegung, zugleich ganz eigener Wille in intuitiver »Einung« – und das kann »geistheilen«, aus Geist heilen, weil es rund, also heil ist.

2

Wie es zur Heilung kam – einige Beispiele

Die Wahrheit? Die merkst du nicht im Kopf. Steht dir ein Mensch gegenüber, und du willst erkennen, ob er dich liebt oder Sympathie vortäuscht, um dich auszunutzen, dann merkst du das im Bereich von Brust und Bauch – also nicht im Kopf, sondern etwa in deiner Mitte. Da haben wir andere Organe des Spürens, die anderes aufnehmen als Bilder, Worte und logische Verknüpfungen. Ein gesund entfalteter Mensch integriert in sein denkendes Erkennen auch sein Gefühl und bleibt offen für interpersonelle Empfindungen. Das geschieht im (interaktiven) beweglichen Astralkörper. Und den kann man schulen in Form von Konzentrations-, Empfindungs- und Willensübungen. In puncto Ernährung gilt etwas Vergleichbares: Inwieweit dir eine Mahlzeit bekommt und dich aufbaut oder belastet, auch das erkennt nicht der Kopf.

In ähnlicher Weise funktioniert das Erkennen in meiner Praxis, wie ich nun in einigen Beispielen zeigen möchte (die Namen der Betreffenden sind aus personenschutzrechtlichen Gründen natürlich geändert).

Wirklichkeit ist nicht so sehr, was wirkt, sondern mehr, wie es wirkt, vor und hinter allem aber (viel tiefer), wer wirkt.

Starke Schmerzen an der Seite

Heute war Marina in der Praxis. Eine weich erscheinende warmherzige Frau, die jahrzehntelang in einem Sozialberuf tätig war.

Sie klagte über starke Schmerzen an der rechten Seite. Schulmedizinische Untersuchungen hatten keinen Befund erbracht. Die Schmerzen waren zuerst oberhalb der Hüfte und fühlten sich ähnlich wie Muskelkater an, dann, nach Wochen, wurden sie stärker und wuchsen bis hinauf fast unter die Achsel. Bei jedem tieferen Atemzug schon schmerzte es so, dass sie volles Atmen vermied. Marina fürchtete sich vor dem Niesen, da auch dies, so wie jede Bewegung, enorm wehtat.

Während sie erzählte und sich dabei öfter an der Seite hielt, nahm ich eine Blockierung als Ursache wahr, mit der sie sich selbst die emotionale und verbale Entfaltung verwehrte. Sie blockierte das Einstehen für sich selbst. Ich spürte, dass dies mit einem Konflikt zu tun hatte, bei dem sie nicht persönlich gemeint war.

Wir fanden im Gespräch heraus, dass die Schmerzen erstmals auftraten, nachdem sie vier Wochen zuvor unfreiwillige

Zeugin eines lauten Disputs geworden war, einer starken Spannung zweier von ihr geschätzter Personen. Marina befand sich damals im selben Raum, und als die Angelegenheit sehr laut wurde, fühlte sie es als »etwas Schlimmes«, eine »bedrohliche« Situation. »Ich halte so etwas nicht aus!«, sagte sie ängstlich. In jener Situation verstand sie nicht, worum es eigentlich ging. Sie unterlag ihrem Schreck- und Angstgefühl, ihr Körper hatte sich unwillkürlich verspannt, sie brachte keinen Laut hervor.

Ich beließ Marina eine Weile in dieser Erinnerung und leitete sie dabei an, den momentanen Schmerz anzunehmen und zu spüren, bei ihm zu bleiben und ihm einladend Raum zu gewähren. Nachdem ich sie ein wenig hatte »hineinatmen« lassen, kam ihr die Erinnerung daran, dass ihre Eltern sich einmal heftig stritten, als sie etwa vier Jahre alt gewesen war. Ihr Vater schlug ihre Mutter. Als Mädchen im zarten Alter hatte sie also ein ähnlich traumatisches Erlebnis, und wie sie sagte, fürchtete sie dabei um das Leben ihrer Mutter.

Ich ließ Marina einen Moment in diesem Zustand und blieb schützend bei ihr. Da wurde auch ihr bewusst, dass bei dem Disput vor vier Wochen dasselbe Gefühl in ihr aufstieg. Dabei nahm ich wahr, wie sich ihr Körper verspannte. Sanft und langsam führte ich sie dahin, den Zusammenhang zu begreifen. Solch ein Vorgang braucht ebenfalls seine Zeit, weil sich erst dadurch seelische Partien vom Körperzusammenhang lösen können (ein unbewusst heilender Schritt). Sie merkte die Parallele.

Dann erklärte ich ihr, dass sie als Kind ursprünglich in diese Art der Verspannung geraten war, die nun in ähnlichen Situationen unbewusst ausgelöst wurde. Dadurch kam ihr jetzt ins Bewusstsein, dass sie als Kind innerlich angesetzt hatte, die Mutter zu »stützen«. Langsam wurde ihr klar, dass sie sich schon damals selbst überforderte. Nun sagte ich ihr, dass es in beiden Fällen auch gar nicht ihre Aufgabe war, den Disput zweier anderer zu beenden, schon gar nicht als Kind den der Eltern.

In diesem Moment begann sie spontan tief durchzuatmen vor Erleichterung und bemerkte erstaunt: »Jetzt lässt der Schmerz nach!« Ich ließ sie nochmals das Atmen erleben, ihr wurde es immer leichter, und sie lächelte.

Nachdem ich Marina zur Erkenntnis des Zusammenhangs geführt hatte, fragte ich: »Und jetzt?«

Da fragte sie zurück: »Wie – und jetzt?«

Sie hätte es wohl dabei belassen, und das Ganze wäre nur für dieses eine Mal schmerzfrei geworden, aber es wären kein Persönlichkeitswachstum und keine bleibende Heilung eingetreten. Ich fragte sie also: »Wenn jetzt wieder zwei Erwachsene laut streiten, während du im Raum bist?«

Sie: »Dann … ich weiß nicht!?«

Ich sah, dass ihr rechter Fuß angehoben war. Dies bestätigte mir, dass sie noch nicht auf »eigenem Boden stand«, das Ganze noch nicht durchge-stand-en hatte. Und anstatt entspannt beziehungsweise gelassen zu sein, verblieb sie in einer seitlich eingekrümmten Haltung.

Jetzt leitete ich sie an, sich zu spüren, auch während (nun in der Erinnerung) sich andere streiten, sich zu spüren und bewusst zu atmen. Atmen ist Leben, Atmen ist Energieholen und das Gegenteil von Starre. Sie sollte sich lebhaft vorstellen, wie der Streit sein könnte, und währenddessen tief atmen.

»Wie fühlst du dich, wenn die da neben dir streiten?«, fragte ich sie nun.

»Ich mag das nicht«, kam ihre Antwort.

Dann forderte ich Marina auf, im Stehen spontan und gelöst einen Satz an die richtigen Adressaten zu sprechen, sich hörbar und spürbar zu machen. Dann noch lauter. Nachdem sie gerufen hatte: »He, macht das unter euch selbst aus, und zwar vernünftig!«, war sie deutlich erleichtert, froh und zugleich energetisiert. Sich so zu verhalten und zu empfinden war für sie neu. Dann rief sie ganz laut: »Lasst mich in Ruhe hier!« Nun fühlte sie sich nicht mehr verspannt, ja sogar stark, und lächelte glücklich. Die Schmerzen waren kaum noch zu spüren – nur noch so etwas wie der schwache Rest eines Muskelkaters. Sie staunte und freute sich.

Ich ließ Marina bewusst spüren, wie es sich anfühlt, in einer lauten Streitsituation für sich selbst das Wort zu ergreifen. Ohne dass dabei etwas eskaliert, sondern damit sie wahrgenommen wird, zumindest von sich selbst. Damit erhielten die »Selbst«-Heilungskräfte Raum, und die Regeneration konnte beginnen. Dies läuft, solange kein Rückfall (etwa aus Gewohnheit) eintritt; deshalb empfehle ich tägliche Übungen: Die Selbstheilungskräfte bleiben somit am Werk.

Essenziell für den Eintritt in die Heilung war hier: Durch das Spüren und Annehmen der (alten) Wunde und das Ausleben des Schmerzes kam das Erfassen des Zusammenhangs zwischen dem akuten Leiden und einer Kindheitsverletzung. Mit diesem Gang durch die Wunde und dem anschließenden Begreifen des eigenen inadäquaten Verhaltens war der Start und erste Teil der Heilung geschehen. Der zweite war das sich bewegende energetische Erlernen des neuen (gesunden), angstfreien Sich-selbst-Spürens und nötigenfalls Sich-locker-laut-Vertretens *während* eines heftigen Streits von Bezugspersonen.

Marinas Schmerzleiden hatte als Auslöser die Wahrnehmung eines Disputs zwischen ihren Eltern, bei dem sie unwillkürlich »dichtgemacht«, sich vor Schreck verspannt und in Stille gehüllt hatte. Demütigende Gewalt an der versorgenden Mutter»hülle« ist für ein vierjähriges Kind gefühlt die Traumatisierung der eigenen Hülle, eine Verwundung. Die unbewusste Befürchtung »Die wird besiegt/vernichtet« lähmte Marina rechts (ihre »Macher-Seite«), damit wurde der innere Schmerz (Wunde) fest und nicht spürbar verdeckt mit dem unterbewussten negativen Glaubenssatz »Ich halte so etwas nicht aus«. Der Blockiersatz musste in diesem Fall nicht einmal mehr umprogrammiert werden, denn nun weiß Marina gut, dass sie in solchen und ähnlichen Situationen nicht stocken muss, sondern eine starke Stimme in sich trägt, sich bewusst den eigenen Fluss erlauben kann und an der Seite weich und flexibel bleibt. Sie ist glücklich.

Am Ende nach dem Rückblick empfahl ich ihr für den nächsten Tag zu Hause, sich besonders an das Durchgehen durch die Wunde noch einmal zu erinnern und die Wende zur Lösung szenisch durchzuspielen, dasselbe am übernächsten Tag, damit es im Langzeitgedächtnis bleibt. Das ist schon hinreichend, denn ein solcher Durchbruchprozess in der Sitzung Jahrzehnte nach der Verwundung prägt sich tief ein, ebenso die rasche Schmerzfreiheit und Heilung eines zuvor unlösbar scheinenden Leidens.

In einem Fall wie diesem empfehle ich für die vollkommene Heilung auch, die Mutter hoch zu achten und zu ehren sowie dem Vater zu »vergeben«, der damals wohl »zu keinem besseren Verhalten in der Lage« war. Das soll keine Bagatellisierung seines übergriffigen Verhaltens sein und ihn auch nicht von seiner Verantwortung entbinden, sondern zur eigenen Entlastung und Heilung meiner Klienten beitragen. Denn damit können Seele und Körper Frieden (Entspanntheitspotenzial) finden. Marina hatte diesen Teil bereits geleistet.

Ich empfahl Marina, immer wieder mal ihre Hände liebevoll an die rechte Seite zu legen und dort eine Weile präsent zu bleiben, auch während Spannungen im näheren Umfeld auftreten. Sie sollte »weiche, fließende« Präsenz dabei anstreben.

Als wir uns anderthalb Monate später wiedersahen, berichtete sie, dass die »ganzen massiven« Schmerzen am dritten Tag nach der Sitzung spurlos verschwunden und nie mehr aufgetreten waren.

Unverträglichkeit von Eiweiß

Die sechzehnjährige Klara hatte seit Beginn der Pubertät nun drei Jahre lang nach jedem Bissen Geflügelfleisch – ob Huhn, Pute oder Ente – allergische Reaktionen: Der Hals schwoll an, oft trat Atemnot auf, dann folgte Übelkeit, selbst wenn beispielsweise in einer Suppe nur ein Teil Hühnerbrühe enthalten war. Klara mochte »so gern wieder Huhn und anderes Geflügel essen«.

Gleich fiel mir auf, dass sie sich nach dem Setzen aufrecht und schweigend für mein weiteres Vorgehen bereithielt. Sie begann nicht von selbst mit ihrem Anliegen, sondern wartete auf Fragen, die sie jeweils mit wenigen Worten so knapp wie möglich beantwortete. Dabei war die Stimme immer gleich, fast tonlos, die Körperhaltung unbewegt. Um Hinweise auf Zusammenhänge zu erfahren, musste ich ihr Antwortvarianten anbieten, um nicht zu sagen: in den Mund legen.

Als mir schließlich Klaras Abwehrhaltung gegenüber der sogenannten »Gackerei« klar war, wollte ich das Bild erweitern und fragte nach gesprächsintensiven Situationen wie zum Beispiel der Unterrichtspause zusammen mit Freundinnen. Da kam heraus, dass sie hier »nichts« sagte beziehungsweise »sagen müsste«, weil »ja die anderen ständig quatschten«.

Eiweiß ist phänomenologisch betrachtet so etwas wie die Visitenkarte oder der Stempel des Wesenstyps. Beim Geflügeleiweiß handelt es sich sozusagen um den Typus des ungehemmt dahin»gackernden« oder -»quakenden Wesens«. Diesem Naturell versagt sich Klara, blockiert es ganz, und der Hals schwillt ihr dabei förmlich an (Stau des astralen Flusses). Damit verliert sie folglich – nach Einlass (Verzehr) des »Hühnerprinzips« – auch ihre Balance, die gute Verfassung, ihr wird übel.

Ob sie einen Freund habe? Sie hatte mal einen. »Aber in Beziehungen wird man halt immer verletzt!«, sagte sie. Somit lag der negative Glaubenssatz auf dem Tisch, der Klara auch im Partnerleben eine Abwehrhaltung einnehmen ließ. Vorstellungen, die sich um einen solchen Satz herum bilden, wirken wie kleine seelische Selbstverletzungen. So riskierte die Jugendliche immer seltener den freien Austausch. Das macht befangen.

Mitfühlend spürte ich den versteckten Schmerz über Klaras Wunde, die von verletzenden Sprüchen ihres Freundes herrührten. Mit wenigen einfühlsamen, einfachen Worten echter Anteilnahme lud ich sie ein, einmal kräftig durchzuatmen. Das ging nicht so einfach, denn es implizierte für sie ja das »Risiko einer nach außen entgleitbaren Emotion« – etwa in Form eines Schluchzens.

Klara spürte nun selbst ihre Wunde. Darin ließ ich ihr schützend etwas Zeit. Still und langsam wurde sie ruhig. Diese Momente können als Schritt durch die Wunde (ohne Abwehr) gelten. Nun regte ich sie an, den einen oder anderen Ton spielerisch und einfach herauszulassen, während wir beide im Raum ein paar Schritte gingen (das wirkt natürlich auch im übertragenen Sinne). Das gelang, und gleich noch mal. Und dabei kam kein Reflektieren oder Bewerten meinerseits, denn dies würde lediglich ihre Befangenheit nähren. Wir blieben ohne Pause einfach nur im Fluss.

Das empfahl ich ihr nun zu Hause und sonstwo in kleinen Portiönchen immer wieder mal wie eine »Selbstbespaßung« durchzuführen, auch dann und wann mal einen Satz zu sprechen. Dann sollte sie sich vorstellen, wie sie mit Freundinnen zusammen sei und sich mühelos locker mit ihnen austauschte, und sich dabei entspannen und wohlfühlen. Somit wäre dann ihr feinenergetischer Körper in Bauch und Hals genügend entfaltet, der ihrem Immunsystem den Raum und die Kapazität der Balance gewährt.

Dann programmierten wir ihren negativen Glaubenssatz um in die Formulierung: »In Beziehungen tausche ich mich frei aus und fühle mich wohl.« Dies täglich immer mal wieder für sich zu sprechen trug ich ihr für drei Wochen auf, ganz langsam und hörbar; dabei sollte sie sich jeweils entsprechende Szenarien vorstellen. Dann sollte sie Freude aufkommen lassen und das Wohlgefühl bis zur körperlichen Entspanntheit genießen. Damit würde der Raum, vergleichbar einem »energetischen Aquarium« für die Selbstheilungskräfte, täglich von ihr selbst neu frei gemacht – und Klara bräuchte nicht mehr zu mir zu kommen.

Für den Fall, dass sie sich einmal schummrig beziehungsweise fast übel fühlen würde, empfahl ich ihr, die rechte Hand auf den Bauch zu legen, damit sich langsam ihre Selbstanerkennung stabilisiere. Außerdem solle sie, wenn sich die Gelegenheit ergab, in ihrem Dorf bei Hühnern stehen bleiben und – mit Wohlwollen – beobachten, wie sie so vor sich hin gackern und bei jeder Veränderung in ihrer Umgebung lauter, schneller oder langsamer werden, völlig ungehemmt und frei. Ich hatte ihr erklärt, dass ihr Körper sich unnötigerweise gegen dieses »Hühnerprinzip« wehrt (deren Protein hatte Klara wie gesagt unbewusst nach einer psychischen »Verletztheit« zum Allergen gemacht), weil sie sich das Prinzip versagt (unbeschwertes Reden). Als letzte »Medizin« gab ich noch mit: »Wenn du das nächste Mal Huhn zu essen beginnst, dann leg vor dem ersten Bissen eine Hand auf den Bauch und sag dir:

›Ah, das vertrag ich jetzt gut! Und ich atme frei.‹ Dann sofort hineinbeißen.«

Mein Ziel ist bei solchen Sitzungen immer auch, dass der Leidende einen Bewusstseins- und einen Lebensentfaltungsgewinn davonträgt. So hat das Leiden einen Sinn gehabt. Die Art des Leidens – wie in diesem Fall die vordergründig banale Unverträglichkeit von Geflügelfleisch – ist dabei von nachrangiger Bedeutung. Es geht um das subjektive Leidempfinden.

In der Behandlung achtete ich von Anfang an auf Klaras Entspannung. Beim etwas geschwächten Wurzel-Chakra vermittelte ich vor allem Selbstvertrauen, wobei ich hier selbstvertrauend kontaktierte und ebendies bei ihr anregte, dabei ergebnisoffen wartete, bis es übernommen wurde. Nur in seltenen Fällen wird es nicht genommen. Beim Nabel-Chakra sorgte die Öffnung dafür, dass sie sich selbst annehmend spürte, auch während der Kommunikation. Und im Kontakt beim Solarplexus-Chakra versicherte ich ihr innerlich mental-energetisch, dass sie (zumindest) für die Freunde eine interessante Gesprächspartnerin ist. Des Weiteren initialisierte ich die Rechtsdrehung beim verdreht wahrgenommenen oberen Wirbel des Solarplexus-Chakras: »Geflügel(eiweiß) annehmend und vertragend«. Dann integrierte ich in das labile ganze Chakra zur Stabilisierung die in dieser Sitzung vorangegangenen helfenden Energien (der eingesehenen und erlebten Lernvorgänge), indem ich selbst während des Kontakts darin verweilte. Im Herz-Chakra lud ich mitfühlend noch einmal dazu ein, die Trauer loszuwerden, doch da war kaum mehr eine vorhanden. Behütend ließ ich die astrale Wunde der Verletzung sich noch zur Gänze schließen. Ich half hier astralisch ganz behutsam, mehr Liebe zu sich selbst und zum Austausch mit Freunden zu gewinnen. Im Kehl-Chakra ging es bei ihr darum, in mittige Balance zu kommen und beim Sprechen unterbewusst, weil sie unbefangen bleiben können soll, (selbst)vertrauensvoll offen bleiben zu können für den lockeren Austausch.

Durch den negativen Glaubenssatz drehte ihr Stirn-Chakra teilweise linksherum. Das wurde nun im Kontakt nach der vorangegangenen Sitzung konstruktiv und zügig in die positive Richtung geleitet.

Die beschriebene Chakra-Arbeit war speziell für diese Heilung nötig, deshalb führe ich sie an. Sonst fand die im Sitzungsüberblick des 1. Kapitels erwähnte Grundbehandlung statt, die mit den Fußsohlen beginnt. Die Behandlung mündete in die Stärkung der äußersten »Haut« der Aura. Abschließend vermittelte ich noch (vor allem an der Basis, Bauch, Herz und Hals) die Hara-Heilung – mühelose Präsenz.

Ich hörte dann viele Wochen lang nichts mehr von Klara. Eines Tages erzählte mir ihre Mutter: »Wenn's dich interessiert, was mit Klara nach deiner Behandlung im Herbst war? … Sie konnte es am nächsten Tag kaum erwarten und kaufte sich dann gleich eine Großpackung Chicken-Nuggets – und sie hat's *voll* vertragen … Dann aß sie, nachdem sie ja drei Jahre lang hatte verzichten müssen, zwei Wochen lang täglich irgendwelche Chickensachen – und jetzt kann sie sie nicht mehr sehen! Ich soll dir einen schönen Gruß von ihr sagen.«

Heuschnupfen, Pollenallergie

Es kommt Manfred, ein fünfzigjähriger Mann mit ausgewogenem Körperbau, in die Praxis. Er ist Familienvater und leitet ein Kaufhaus, wo er auch tatkräftig mitarbeitet und damit täglich Präsenz zeigt. Ebenso ist er jeden Tag bei seiner Familie, wo alle Mahlzeiten gemeinsam eingenommen werden. Seit 25 Jahren hat er Heuschnupfen, »sobald der Frühling einzieht, bis zur Erschöpfung. Nachts kann ich dann auch schlecht schlafen – und zu wenig…«

Manfred führt sein Geschäft von Anfang an mit Sorgfalt bis ins letzte Detail und hat alles im Blick, auch im Privatleben gibt er sein Bestes. »Aber tagtäglich kommt die Schwiegermutter mit freudlosem Gesicht, sie ist in Pension und sehr empfindlich. Sie findet immer irgendwo ein Haar in der Suppe! – Ab Mitte April kann ich kaum mehr ins Freie, weil sofort die Nase dicht wird und die Augen gereizt sind. Und das geht ewig nicht mehr weg.«

Manfred war sich seines Gefühls der Enttäuschung nicht wirklich bewusst, auch nicht seiner inneren Trauer angesichts dessen, dass er doch nach allen Seiten ein gutmütig Bemühter war. Er war oberhalb des Herzens betrübt, geschwächt, und noch weiter oben hatte er sprichwörtlich dauerhaft »die Nase voll«, immer allen alles recht machen zu müssen und doch nie genug getan zu haben.

Manfreds Empfindungen fasste ich durch mein Mitgefühl in Worte und führte ihn so ins Fühlen, das er beständig vermied, da er es ja niemanden merken lassen wollte. Nun führte ich ihn in Richtung Verletztheit, Wunde. Er hatte sich im Laufe der Jahre versteift aufs Perfekt-sein- und Alles-im-Griff-haben-»Müssen«, und dann kam täglich verbal oder nonverbal Kritik, wovon er verständlicherweise »die Nase voll« hatte.

Das physische Resultat ließ nicht lange auf sich warten. Er kam nur schwer an die Wunde heran, die er sofort verbal verteidigte, anstatt sie fühlend zu erleben. Es brauchte ein wiederholtes gemeinsames Hingehen, miteinander, bis er sie kurz spürte. In diesem Moment holte ich ihn sofort ins Atmen: »Atmen Sie!«

Mit Staunen begriff er, dass er sich das Atmen an entscheidender Stelle nicht erlaubte. »Ja, Atmen ist Eigenbewegung, ist Fließen! Nicht die Nase muss fließen, sondern Ihr Gefühl, und Ihre Lebenskraft soll fließen, oder?«

»Ja, genau!«, lautete seine Antwort. Er begann zu begreifen.

»Das Immunsystem – jetzt verlagert zur Fließnase und zum unterversorgten Hals und an der Stirn oben zum Stau – ist an das innere Verhalten gekoppelt«, erklärte ich. »Es kann nicht anders. Innerlich ist Ihre Seele angesichts Ihrer 120-Prozent-Leistung und einer dennoch erlebten täglichen gefühllosen Krittelei doch ein bisschen zum Schreien zumute, oder?«

»Eigentlich schon!«, sagte er.

»Machen Sie es doch, jetzt sofort!«, lud ich ihn ein.

»Das kann ich nicht«, kam es unmittelbar zurück.

Und warum? So tauchte nun die Angst auf: Angst vor einem Konflikt. Aufgrund dieser Angst blockierte Manfred sein freies gesundes Atmen, was sein Immunsystem in die allergische Reaktion brachte. Obwohl er der Leister und »Herr im Hause« selbst ist, flüchtete er vor dieser Angst in ein Streben nach Perfektion, die nie ganz erreicht werden kann. Das fühlt sich schwächend an: Nicht ausleben zu können, wie es der Seele geht, übermäßig Leistung zu erbringen mit vordergründiger Höflichkeit, dazu die Angst, dennoch als fehlerhafter, »schlechter« Mensch dazustehen – dass das energieverschleißend, schwächend ist, braucht man nicht weiter zu erläutern.

An einer solchen Stelle in der Sitzung kann man als Therapeut bewusst machen, dass der Mensch im Energiefeld des sozialen Gewebes normalerweise nicht wirklich etwas zu verlieren hat, wenn er sich erlaubt, seinen Unmut oder Zorn, seine Enttäuschung oder Trauer einmal spontan zu äußern. Es könnte hier schlimmstenfalls passieren, dass ein für die Schwiegermutter unangenehmer, aber auf Dauer lohnenswerter Lernprozess eintritt oder dass sie sich zurückzieht, in die andere Richtung der sicher innerlich ebenfalls gespürten Spannung. Dann könnte alles ruhiger und relaxter werden, oder? Der Klient kann und muss solche Optionen selbst abschätzen. Die Aufgabe als Therapeut oder Heiler ist es zu sehen, wo der Leidende Spielraum, Freiheit, »Luft« zum Atmen bekommt.

Die andere Möglichkeit ist, mit dem Patienten zu üben, wie er allein mit seinen Verhältnissen so umgehen kann, dass er gesund wird, ohne die Gegebenheiten verändern zu müssen. Einen Menschen gibt es auf jeden Fall, den er ändern kann, und das ist er selbst. Ich empfehle, Emotionen möglichst zeitnah auszuatmen und auszuleben, damit die Unterdrückung nicht erst irgendwann (mit der Zeit) auf der Körperebene zur Krankheit gerinnen muss.

Was hat das nun alles mit Heuschnupfen zu tun? Ich erklärte Manfred: »Die Pollen, das ist das sorglos verstreute und überall verteilte Wesentliche (die ganze Information der Pflanze), das der ›Pflanzenvater‹ und Chef in aller Ruhe überallhin fallen lässt. Es bleibt unkontrolliert und chaotisch irgendwo liegen. Trotzdem funktioniert die Pflanzenwelt, und die Arten leben gesund und vollständig weiter. Gegen dieses Prinzip wehren Sie sich. Sie haben Angst, wenn Sie lockerlassen, es sich leichtmachen, dass dann die Sache aus den Fugen oder außer Kontrolle gerät. Genau darauf hinzuweisen, dass dies ausgelebt werden muss, blieb nun Ihrem Körper, sprich dem Immunsystem überlassen. Der ›Nasenbetrieb‹ ist jetzt außer Kontrolle, ebenso wie seine Umgebung. Der Mensch ist ein universelles Gesamtwesen und befindet sich in fließender Balance, wenn er gesund lebt. Die Balance in puncto freier (Seelen-)Atem haben Sie sich seit Langem nicht mehr erlaubt. Ihr persönlicher Gefühls- und Selbstempfindungsfluss muss wieder den entsprechenden Raum bekommen! Dazu gebe ich Ihnen nun die Medizin in Form von Übungen mit.«

Dann übte ich mit ihm, sein jeweils momentanes Gefühl auszusprechen, auch seine körperliche Befindlichkeit. Somit wurde er aufmerksam auf sich (statt immer nur auf das Betriebsgeschehen, die Familie und die Schwiegermutter, also das Außenherum). Ein weiterer Bestandteil der Übungen war das Ausleben der veränderten Befindlichkeit nur in Form von Atmen.

Allmählich fühlte sich Manfred leichter. Nun fügten wir zu dieser Übung noch das Entspannen hinzu. Dies sollte er ab sofort täglich mehrmals üben. Gerade auch mitten im Betriebsgeschehen, wenn es am dichtesten wird, um innerlich in Lockerheit ähnlich einem fröhlichen Tänzer zu kommen.

»Das zu erreichen kann sogar Spaß machen«, regte ich ihn an. Sofort probierten wir zusammen, was gemeint war, bis ich sah, dass er es übernommen hatte.

»Wie fühlt es sich jetzt an?«, führte ich ihn in die Selbstempfindung.

»Ja, gut! Ich fühle mich wohler und freier.«

Zur Stärkung des Äther- und Empfindungskörpers im Hals- und Nasenbereich empfahl ich ihm, sich mindestens dreimal täglich für eine halbe Minute vorzustellen, er sei im Freien unter blauem Himmel und atme frei in der weiten Umgebung des Himmelsblaus. Diese Übung stärkt die genannten energetischen Körper innerhalb von etwa einer Woche. Als Letztes trug ich ihm auf, sich täglich mindestens einmal irgendwo »fallen«zulassen, auch und gerade in einer Situation, in der er sich so etwas bisher nicht erlaubt hatte, beispielsweise im Betrieb während des Gesprächs wirklich locker auf einem Stuhl zu sitzen. »Ziehen Sie sich mitten am Tag einmal zurück, nachdem Sie beispielsweise in der Familie die fünf oder zehn Minuten angekündigt haben, die Sie dazu brauchen, und tun Sie es einfach, möglichst formlos, schräg bis chaotisch – eben nach dem ›Pollenstaub-Prinzip‹. Und dabei genießen Sie die körperliche Lage und achten auf ungehemmtes Ausatmen!«

Wir programmierten den alten negativen Glaubenssatz »Sobald das Frühjahr einzieht, ist die Nase zu ...« in ein tägliches »Sobald das Frühjahr einzieht, atme ich frei und fühle mich leicht und froh«. Diese Stimmung sollte er einige Sekunden zu bewahren üben, ohne sich ablenken zu lassen. »So lange, bis Sie, vielleicht nach drei Wochen, automatisch, also auch ›versehentlich‹, nur noch dies ohne inneren Zweifel oder Widerstand in entspanntem Zustand denken!« Dann ist die unterbewusste Umprogrammierung erfolgreich verlaufen und wird nachhaltig wirken.

Ich gab ihm Blatt und Stift, und nachdem ich ihm geholfen hatte, die Übungen für zu Hause zu notieren, durfte er sich »jetzt so bequem wie möglich auf die Strandmatte [hier Behandlungsliege] legen und alle viere von sich strecken«, um zur Behandlung überzugehen. Mit einem Lächeln tat er dies.

Bei solchen Leidenscharakteren ist, bevor man überhaupt mit dem Behandeln oder Scannen beginnt, die Atmung zu beobachten, ein wesentlicher psychoenergetischer Aspekt, der das Druckbe- und -entlastungsverhalten eines Menschen zeigt. Bereits zu Beginn des Gesprächs hatte ich bemerkt, dass Manfred oft stark ziehend einatmete, sein Ausatmen jedoch zart und unhörbar war. Es lag also eine gewisse Einseitigkeit vor. Folglich übte ich mit ihm, obwohl in Rückenlage ohne Kopfunterlage seine Nase gleich noch mehr verstopfte. Eine Weile nach Behandlungsbeginn wurde die Nase freier.

Im Kontakt mit seinem Wurzel-Chakra vermittelte ich das Vertrauen, dass »sich alles löst«, und blieb dabei so lange, bis sich das in Ruhe auch stabil so anfühlte. Dann erst löste ich mich davon und wandte mich dem Nabel-Chakra zu. Das bei Manfred fast zur kleinen Kugel verschlossene zweite Chakra kontaktierte ich und führte es in die Öffnung durch fühlendes Wahrnehmen und Annehmen des eigenen Körpers und dessen Befindlichkeit. Das Sakral-Energiezentrum kontaktierte ich und induzierte die Orangefrequenz, indem ich die Farbe visualisierte, mit ihr verschmolz und sie ihm zur Harmonisierung darreichte, dann stärkte ich es öffnend zu genügend starker rechtsdrehender Energieaufnahme, die das Immunsystem braucht. Beim Solarplexus-Chakra (3A [Bezeichnung nach Barbara Ann Brennan], siehe Kapitel 6) ging ich mit ihm ins Loslassen von Kontrolle, zuerst mental mit dem Gedanken: »Dann klappt alles noch leichter, entspannter, und es wird sich immer irgendeine Lösung finden. Ich sorge mehr für mich. Die Schwiegermutter zum Beispiel ist eben so gestrickt, wie sie ist. Das liegt an ihrer Vergangenheit. Die kann und muss ich nicht ändern, aber ich kann und werde mich entspannen. Alles reguliert sich.«

Danach ging ich mit ihm zusammen ins fühlende Loslassen. Beim Herz-Chakra und darüber gab es einiges an seelisch Trübem wegzuräumen, vor allem im Astralkörper. Da half ich Manfred, sein Herz für den inneren Jungen liebevoll zu öffnen. Seelisch ließ ich den Klienten nun annehmen: »Sie sind ein guter Mensch«, indem ich geistig zu ihm sprach (bei relativ Abwesenden spreche ich auch äußerlich hörbar). Es dauerte eine Weile, er hatte hier noch das Annehmen zu lernen. Im Kontakt mit und in dem Kehl-Chakra ermöglichte ich ihm ein Auftanken von Energie, soviel er nehmen konnte, dann führte ich ihn in die Öffnung zur Weite (im Luftraum und im seelischen Umfeld), nun in die Leichtigkeit, in die leichtere bis entspannte zarte Atmung. Dabei ging ich bis zum optimalen Atmungsverhalten mit.

Der Heiler hat hierbei natürlich darauf zu achten, dass er nicht mental eine ideale Führung anstrebt, sondern selbst in diesen Momenten jene entspannte Leichtigkeit im aufmerksamen inneren Kontakt beim Chakra lebt. Beim rückwärtigen Hals-Energietor, dem Nacken-Chakra (5B), wurde die Gedankenenergie vermittelt: »Ich nehme mir in gesundem Selbstbewusstsein Raum und Luft, frei und leicht.« Zu Beginn der Behandlung hatte ich eine bläulich graue astrale Wolke, »das Zuviel, das ›Die-Nase-voll-Haben‹«, weggenommen, damit Manfred schon mal leichter in Rückenlage atmen konnte. Nun fand ich noch eine Schicht, eine etwas dunklere Wolke, die ich ebenfalls entnahm. Es sah hier jetzt ganz transparent aus und fühlte sich leicht an, luftig. Ich blieb, bis es stabil war. Dann ging ich sofort daran, den wie Schleim aussehenden, bei ihm relativ tief liegenden, gefühlt dämpfenden Klumpen zu entfernen. Durch jahrzehntelanges phasenweises Unwohlsein resultierte der Klumpen an dieser Stelle zuerst im Äther- und dann auch im physischen Körper als Nasenschleimhautschwellung. Dies erforderte mehrere »Handgriffe« meinerseits. Anschließend wurde die Stelle im Empfindungskörper mit entsprechender Selbstannahme und im Astralkörper mit Liebe »gefüllt« und ausgeglichen – bis sich die Stelle heil anfühlte. Dann stabilisierte ich es ein Weilchen. Ich verband mich energetisch mit der leicht entzündeten und geschwollenen Nasenschleimhaut und führte sie fühlend und visualisierend ganz langsam in den optimal gesunden Zustand. Dies erfordert Konzentration, In-Verbindung-bleiben-Können und Angstfreiheit (vor »Ansteckung« etwa). In der Stirn initiierte ich ein Loslassen, dann eine Stärkung, schließlich die Gewissheit: »Wenn es nötig ist, kann ich [Manfred] alles locker in den Griff nehmen. Falls ich nicht mehr alles bis ins Letzte regeln mag, kann ich umorganisieren, meine kompetenten Angestellten denken ja auch mit; wir haben ein gutes Verhältnis und hinreichend Potenzial.«

Danach peilte ich meinen, dann seinen, schließlich wieder meinen Zentralkraftstrom an. Dieser verbindet alle menschlichen Energien (wie eine Mega-Energieautobahn zwischen oben und unten). Um Manfred den Kontakt mit seinem zu vermitteln, ging ich wie folgt vor: Ich initiierte einen Fülleausgleich an seinen Schwachstellen Hals und Nasenhöhle bis zu den Augen. Abschließend vermittelte ich ihm von Kopf bis Fuß gelassene Vollpräsenz in müheloser Power. Besonders in den genannten Schwächebereichen, die ich langsamer, mit größter empfindlicher Aufmerksamkeit und zugleich völliger Gelassenheit versorgte. Dies funktioniert im Kontakt ebenfalls wie das Gesetz der harmonischen Induktion: Die menschliche Wesenskraft des Heilers wird hierbei von der menschlichen Wesenheit des Klienten angenommen, und zwar vollkommen. Es ist eine Illusion zu glauben, dass dies tote Geräte ohne Herz und Mitgefühl genauso vermitteln könnten. Unzählige Male erlebte ich bei jenem geistigen Akt, dass just in diesen Sekunden, in denen man mit der Aufmerksamkeit beim Atemweg ist (der Heiler äußerlich total still und ohne körperliche Berührung wirkend), der Klient plötzlich tief durchatmet – wie sonst während der ganzen Sitzung nicht.

Weil bei Manfred eine Fünffach-Allergie plus Hals- und Kopfschmerzen zu heilen waren, brauchte er insgesamt drei Sitzungen, bis alles gut war. Danach nahm er, wie er mir freudig berichtete, seine Medikamente aus dem Schrank und entsorgte sie.

Der Mann blieb nach einer kleinen allergischen Welle am zweiten Tag nach der ersten Behandlung symptomfrei. Er konnte es kaum fassen und war glücklich, nach 25 Jahren die Frühlinge und Sommer wieder ohne Probleme im Freien genießen zu können. Immer wieder wunderte sich Manfred, auch wenn ihn alte Bekannte erstaunt ansprachen, »wie das möglich ist – ohne jedes Medikament«.

Chronische Dickdarmentzündung, Morbus Crohn, künstlicher Darmausgang

Armin, ein 35-jähriger verheirateter Akademiker, arbeitet in höherer Position in der freien Wirtschaft. Seit dem fünfzehnten Lebensjahr litt er immer wieder an Entzündungsschüben, Darmschwellungen, oft lang anhaltenden, mitunter extremen Bauchschmerzen, die seine Leistungsfähigkeit minderten. Beispielsweise hatte er oftmals nach dem Genuss von Mahlzeiten Schmerzen mit Durchfall und bekam Geschwüre. Bei Stress bekam er schmerzhafte Blähungen. Er war inzwischen fünfmal operiert worden, wobei ihm mittlerweile zwei Drittel des Dickdarms entfernt wurden und der zusammengenähte Rest diagonal durch den Bauchraum verlief. Innerhalb von neun Monaten wurde er viermal operiert, und er hatte sehr schmerzhafte Erfahrungen rund um die OPs. Bei einer Darmspiegelung wurde (schon) einmal durchgestoßen.

Und jetzt hatte man einen sogenannten Konglomerattumor festgestellt. Ein neuer OP-Termin war für den folgenden Monat anberaumt. Armin gab zu, Angst davor zu haben. Und wie sollte das überhaupt weitergehen? Er probierte Alternatives, ließ sich zum Beispiel einen speziellen chinesischen Tee mischen. Dann wurde er von einer Bekannten auf mich aufmerksam gemacht. Er glaubte aber nicht, dass ich bei seiner schweren unheilbaren Darmkrankheit viel bewirken könne. Schließlich hatte einer der Chefärzte ihm zuvor gesagt: »Mit diesem Seitenausgang werden Sie für immer leben müssen.«

Über den bevorstehenden Besuch bei mir dachte der Pragmatiker: »Nützt es nichts, so wird es sicher auch nichts schaden!«

»Vor der letzten OP-Naht ist eine Engstelle, da sind wieder Fisteln entstanden«, berichtete er. »Ja, wenn wir da ein paar Millimeter Platz gewönnen, damit die Verdauung einigermaßen normal hindurchkäme und diese Fisteln abschwellten, dann wäre schon viel gewonnen, und diese OP könnte vielleicht unnötig sein.«

Das war sein ganzer Anspruch an meine Arbeit.

»Probieren wir's halt mal«, sagte ich.

Während ich ihn Details erzählen ließ, peilte ich selbst zwischendurch, wo überhaupt aktuell kritische Stellen im Darm waren. Dann fragte ich ihn, wo sie seien. Er bestätigte die Positionen. Das mache ich sehr oft bei Klienten, hüte mich jedoch davor zu sagen, was ich wahrgenommen habe, denn die »Eigenleistung« ist im Verstehen und für den Lerneffekt des Leidenden sehr wichtig. Der andere Grund ist, dass ich vom deutschen Gesetz her nicht diagnostizieren darf. Ich halte mein Training im übersinnlichen Wahrnehmen auf diese Weise vital, indem ich zuerst wahrzunehmen beginne, bevor mir Diagnosen mitgeteilt werden. Dann vergleiche ich.

Da ist natürlich auch manch anderes dabei, was ich nicht zur Sprache bringe (denn dies würde ablenken und zu viel Zeit beanspruchen), jedoch heilend mitbehandle, soweit es in der Sitzung Platz hat. Krankheiten, die gerade im Entstehen begriffen sind, können ja schon früh im Energiekörper wahrgenommen werden. Das Wohl des Klienten ist mein oberstes Ziel. Armin nannte die Stellen, die ich bemerkte, außer einer. Damit beunruhigte ich ihn erst gar nicht, sondern merkte es mir für die Behandlung. Sein künstlicher Darmausgang in durchsichtiger Kunststofffolie ließ ein Stück des Dickdarms in seinen momentanen Bewegungen gut beobachten. Die nachfolgende Darmstrecke war stillgelegt.

Armin arbeitete sieben Tage die Woche, egal, wie er sich gesundheitlich fühlte, und nahm sich kaum Zeit für private Kontakte. Er war ein smarter Karrieretyp. Im Sommer absolvierte er drei Wochen nach der OP eine Bilanzbuchhalterprüfung und ging gleichzeitig auch noch in die Vollstelle als Chefcontroller eines internationalen Unternehmens.

Im Gespräch wollte ich herausfinden, wie es denn mit Armins seelischer »Verdauung« aussehe. Dabei hatte ich den Dickdarm mit seiner unbewussten Dauertätigkeit des Verdauens im Fokus. Einen aufschlussreichen Einblick gewann ich schon gleich mit der Frage, wie sehr er sich selbst während des Arbeitstags spüre und für seinen Bauch sorge. Armin vergaß oft das Essen und Trinken zur rechten Zeit, er spürte sich viel zu wenig, merkte sogar den Hunger oft stundenlang nicht, während er völlig absorbiert von Arbeitsprozessen in seiner leitenden Tätigkeit aufging. Von seinem Privatleben gewann ich das Bild, dass er sogar am Sonntag nach einem Besuch, statt ihn nachklingend zu genießen, sich darüber in Ruhe auszutauschen oder eine Pause einzulegen, sofort wieder am PC saß, um für die Firma den Montag vorzubereiten. Er ließ in der Regel also keine »seelische Verdauung« zu. Das machte ich diesem Mann eindringlich klar – ebenso, dass im Menschen die Organe alle zusammenhängen, und zwar auch mit der Psyche.

Armin verdrängte beziehungsweise blockierte seine »seelische Verdauung«. Das war schon ein altes Muster. In solchen Fällen ist es natürlich interessant zu erfahren, wann beziehungsweise wobei Armin sich das angewöhnt hatte. Ein paar Sitzungen später rückte er damit heraus, dass seine Mutter während seiner Pubertät gestorben war. Und der Junge ging gleich weiter in die Schule, ließ sich nichts anmerken und bemühte sich, unauffällig zu funktionieren. Er verhielt sich nach allen Seiten hin »brav«, angepasst.

Bald darauf kam der erste »Schub« im Darm. Ohne erkennbare Spur von Regung hatte Armin einmal den Tod seiner Mutter in einem Nebensatz erwähnt und sofort weiter über etwas anderes gesprochen. Da unterbrach ich ihn mit einem Laut des Mitgefühls (den er sich selbst nicht genehmigt hatte) und sprach dann Worte, die jenem gravierenden Lebenseinschnitt Rechnung trugen, um ihm die Richtung zur Wunde zu weisen. Ihm war jedoch weiter keinerlei Empfindung anzumerken. Nach wiederholtem Versuch konnte ich nur seine tief innerliche Regung wahrnehmen: In seinem Astralkörper begann sich aus dem ins Unbewusste Verdrängten im Bauch eine ganz dunkle, ins Grau gehende und leicht rötlich werdende Wolke des übergangenen blockierten Traumaschmerzes auszudehnen. Dann hielt er sie wieder an, indem er weiter über etwas anderes sprach. (Für Kollegen: Bei der vorhin rigid ignorierten beziehungsweise abgewehrten Verwundung trat jetzt die orale Abwehr in den Vordergrund. Siehe Fußnote 16.)

Es braucht entschieden allen Herzenseinsatz mit klarer Führung, um bei solcherart Leidenden den lösenden Durchgang durch die Wunde zu erreichen. Hier fand das wiederholt »nur« innerlich statt (ohne Weinen und Schreien). Der ganze Bauchraum war ja auch jahrelang schon gemartert und geschwächt. Da darf der Therapeut nicht irgendwelche »Idealziele« anstreben wollen, sondern er braucht eine möglichst realistische offene Verbindung, mental, liebevoll, mitfühlend und ganz, eben als ganzheitlich empfindender Mensch.

Wir setzten während des Traumaerinnerns sofort ein mit dem bewussten Atmen, und ich leitete ihn in sanfte Atemübungen bei gleichzeitigem Spüren des Bauches. Dies wurde verfeinert und wiederholt bei jeder Sitzung geübt. Er sollte sich täglich auch während der Arbeit mindestens einmal stündlich mit den Händen auf dem Bauch erst mal spüren, dann fühlend atmen und währenddessen darauf achten, was der Bauch wohl gerade bräuchte, um etwas Gutes für ihn zu tun. Dies sei eine Erweiterung des Selbstheilungspotenzials, erklärte ich ihm: »Stellen Sie sich einen Timer, damit keine Stunde vergeht ohne diese Übung! Sie brauchen eine Verbindung zu Ihrem Bauch, den Sie außerdem als etwas Gutes und nicht als etwas Halbkaputtes oder Defektes betrachten dürfen!«

Ich coachte ihn also, eine liebevolle Beziehung zu seinem Bauch zu entwickeln. Dann natürlich auch dazu, seinen inneren Jungen zu spüren, zu sehen, was sich da zuzeiten regt, der Sensibilität da drinnen im Herzraum treu zu bleiben – sie nicht zu verlassen (etwa wegen anderer). Dem Akademiker waren solche Übungen ganz und gar nicht vertraut, zunächst auch nicht spürbar. Doch da er ein gewissenhafter Perfektionist war, befolgte er die Anleitungen sorgfältig und führte sie offensichtlich täglich aus.

Bei der nächsten Sitzung ließ ich mir die Übungen vormachen, um zu sehen, ob er sie wirksam umsetzt. Wo nötig, korrigierte ich ihn. Ich erklärte ihm, dass der Dickdarm mit seinem unbewussten Seelenleben gekoppelt sei und wie dieser mit verdrängten Anteilen (unterdrückte Trauer um die eigene Mutter, Trauer um sich selbst und anderes) des Lebens beeinträchtigt wird oder Raum, »Luft, Zeit« bekommt, weich (Gefühle) sein darf und damit sich erholt oder eben gestaut wird (Entzündungsfaktor beziehungsweise Geschwürpotenzial).

Zum Lernen der seelischen Verdauung trug ich ihm auf, nach gewissen Erlebnissen wie Besuchen, besonderen Nachrichten oder schönen Augenblicken mit der Partnerin ein Päuschen einzulegen, wobei er einfach nur nachspürt, inwieweit es sich angenehm oder unangenehm, vor allem auf den Bauchbereich achtend, zuträglich oder unwohl anfühlt. In beiden Fällen muss er nun akzeptieren, was er spürt, beim Erspüren des Bauches mindestens eine »gute Minute« bleiben und »dem Unangenehmen da drinnen Raum lassen, dabei bewusst atmen, damit die ausgleichenden Autoregulationskräfte bestmöglich arbeiten können, und dem Angenehmen ebenfalls mit spürendem und genießendem Atmen Raum lassen, damit die Selbstheilungskräfte und das Immunsystem in seiner wohlbalancierten Kapazität gesund am Platz wirken können«. Das müsse nun als Dauerprogramm eingeschaltet, eine Gewohnheit werden. Armin notierte sich das und übernahm es. »Sobald ein Schmerz auftaucht, ihn achten und ihm Raum geben!«

Des Weiteren sprach ich mit ihm eindringlich darüber, dass er nicht mehr ununterbrochen sieben Tage die Woche arbeiten dürfe, wenn er denn geheilt werden wolle – Karriere hin oder her. Er müsse Pausen einlegen, zu Hause am besten wohl im Gespräch mit der Partnerin. »Es muss eine gewisse Regelmäßigkeit, ein Rhythmus in das Leben des Darms kommen, denn das beleidigte Organ lebt total rhythmisch, eben peristaltisch, und wie fleißig es werkelt, sehen Sie ja hier im Beutel!«

Zu Beginn der Behandlung sollte der Klient im Liegen den Bauch empfinden und aussprechen, was er wahrnahm. Damit sollte der einst völlig blockierte Weg vom Darm hinauf ins Bewusstsein und mit der Stimme in den Raum gehend (atmend) gebahnt, gelernt und gelebt werden. Dann folgte eine entspannende Beruhigung im Bauch (sonst kann man den kranken Stoffwechsel weniger leicht ändern). Beim Wurzel-Chakra nahm ich Unregelmäßigkeiten und gravierende Schwächungen wahr, die von den mechanischen Eingriffen herrührten (Darmspiegelungen und mehreren Operationen, Schnitten, Nähten und so weiter und schließlich dem künstlichen Ausgang). Die Schwächungen wiederum hatten sein Vertrauen in den eigenen Körper schwinden lassen. Hier blieb ich mit totaler Präsenz eine Zeitlang in Kontakt, bis ich sein Vertrauen in den Körper nähren konnte (für den Heiler ist dies spürbar als weiche zunehmende Fülle bei gleichzeitiger Entspanntheit). Im Empfindungskörper wurde energetischer Schleim aus dem ersten Chakra entfernt, der von multiplen Schmerzerfahrungen stammte (das resultierte in diesem chronischen Fall längst auch in »schleimigem Stuhlgang«). Das Wurzel-Chakra änderte sich dabei schrittweise deutlich von verschieden großen, ganz dunkelgrau- und braunrötlichen Feldern zu einem klareren, frischeren Rot, zwar in der ersten Behandlung dieses chronisch Kranken noch relativ dunkel, aber deutlich näher zur gesunden Farbe, die Mittelrot wäre.

Als ich die Umgebung peilte, wurde deutlich, dass ja der ganze Enddarm seit Monaten stillgelegt und schwach war. Dies sollte reichen am Basis-Chakra. Man muss immer auch sensitiv bleiben, um gerade bei schwer Erkrankten sofort zu spüren, in welchem Moment genug ist. Denn mehr Energie einzuströmen, als der Energiekörper momentan verarbeiten kann, ist schädlich. (Tumoren, insbesondere maligne, würden weiter eskalieren. Einfach nur Energie einzuströmen, noch dazu wie andernorts mit gefühllosen stromgesteuerten Geräten, hat mit Heilen nichts zu tun.) Wir müssen die Kapazität des Gleichgewichthalten-Könnens im jeweiligen Gesamtstatus des Leidenden achten, und zwar spürend, nicht denkend.

Bevor ich mich dem Nabel-Chakra näherte, meldete mein Energiekörper, zunächst der Empfindungskörper, dass da so einiges an Chemie in Form von Medikamenten und Narkotikaresten im ganzen Darmbereich »herumhing«. Das behinderte sowohl den Stoffwechsel als auch die Selbstheilungskräfte und musste zuerst umfassend gereinigt werden. Wie? Man spürt seinen eigenen Empfindungskörper, das heißt in diesem Fall den Bauch, zumindest den ganzen Darmbereich und dann dessen Umgebung einschließlich der Leber. Danach richtet man entspannt die Aufmerksamkeit in die eigene Hand und wartet, bis die Hand ebenso empfindungsfähig und in der ebenso gesunden Balance wie der Bauch ist. Nun führt man die Hand an den Bauch, um sie durch ihn kalibrieren zu lassen. Dann löst man die Aufmerksamkeit vom eigenen Darmzustand und geht mit der energetischen Hand, die ja viel größer als die physische ist, in den entsprechenden Bereich des Klienten, und zwar mit aller Empfindsamkeit. Das geschieht ohne jede Abwehr, das heißt ohne Bedenken, sich »etwas dabei holen« zu können, und ohne sich der Perfektion zu verschreiben.

Wenn man in offener Wahrnehmung auf das Scannen von Medikamentenresten eingestellt ist, geht man mit der Hand sozusagen als Sonde über den infrage kommenden Raum. Was man dabei wahrnimmt, merkt man sich für die Entfernungsgriffe, oder man ergreift es sofort zusammenholend und zieht es aus dem Energiekörper heraus, um es der Erdenergie, aus deren Boden die Elemente stammen, zur Auflösung zu übergeben. Das wiederholt man, bis nichts mehr davon da ist. Dann wird noch einmal wie am Beginn aus freier gesunder Balance wahrnehmend gescannt, ob in puncto hinderlicher »chemischer« Reste alles entsprechend passt. Abschließend an dieses behandlungsvorbereitende Detail lässt man die Stellen, mit dem Empfindungskörper fühlend, wieder voll werden, das heißt in gesundes Wohlsein kommen. Dann braucht das Ganze einen Moment Ruhe, wobei gar nichts getan wird.

Nun macht man dasselbe mit der Leber. In Armins Leber lag beziehungsweise hing auch einiges. Im Bauchraum war, was den Empfindungskörper des Klienten anbelangte, noch so manches an Schleimartigem und Klumpigem zu lösen, was aus schmerzhaften Eingriffen, aber auch aus Schmerzphasen überhaupt »hängen geblieben« war. Dies hatte sich an gestörten, auch alten Stellen, bei den aktuellen Fisteln und dem Tumor, allen bisherigen OP-Stellen und am künstlichen Ausgang angesammelt beziehungsweise »eingehängt«.

Der Bauchraum des Kranken ist auch seelisch (astralisch) zu reinigen, von einer stagnierten pessimistisch gewordenen Lebenseinstellung, die den gesamten Stoffwechsel ebenfalls belastet, von der Enttäuschung über den eigenen Körper, von Trauer und Ähnlichem. Das macht man ebenso vorweg in dieser Phase der Behandlung oder nach dem Behandeln des Kehl-Chakras.

Man geht dazu in reiner Menschenliebe mitfühlend in diese seelische »Etage«. Nach dem Scannen und Entfernen jener als trübe (»betrübte«) oder verdunkelte »Wolken« erscheinenden Astralkörperpartien »erfüllt« man die Stellen mit Liebe.

Nun näherten wir uns Armins Nabel-Chakra, seinem zweiten psychosomatischen Tor. Das sah nicht weniger verändert aus.

Nach der »Erstuntersuchung« komme ich stets behutsam in Kontakt durch das Annehmen. Das bringe ich als Heiler mit, und was im physischen Bauchraum, im Seelischen, in allen »Etagen« an Schmerz, unterdrückten Gefühlen, altem Eingeschlossenem und so weiter wahrnehmbar ist, alles akzeptiert man fühlend, erfühlt man akzeptierend und lässt es erst mal so, ohne es verändern zu wollen. Denn du kannst nur »wegbringen«, was du zuerst einmal genommen, hingenommen, angenommen, also akzeptiert hast. Und schon hast du es in der Hand.

Ich blieb bei Armin, bis ich die zur heilenden Veränderung nötige Weichheit und Entspanntheit im Feld empfand. Das war natürlich nicht sogleich möglich in der schmerzenden Fistel und im Konglomerattumor. Hier war auch nichts anderes zu erwarten, doch verblieb ich da, besonders tief den Status quo annehmend, und ging in empfindende Präsenz, damit etwas verändert werden konnte. Dieser Behandlungsmoment löst natürlich mitunter spürbaren Schmerz beim Klienten aus, weil auch er, statt zu blockieren, hineinspürt in die bedürftige Stelle, er also darin präsent wird. Diesen Schmerz bestätigte ich als positives Zwischenergebnis der Behandlung, ließ atmen und machte weiter.

Es galt, einiges an »Schleimigem« aus dem hier enorm blockierten Chakra zu eliminieren. Meine annehmende Präsenz hatte Vorrang, doch weiter wurde, was blockiert, unter achtsam empfindender Präsenz des Heilers entfernt. Und sofort wurde wieder liebevoll, wo eben Altes, Trübes entnommen worden war, Verbindung aufgenommen und eine Weile (zusammen) geblieben. Sehr langsam waren nun lösende Veränderungen im Chakra wahrnehmbar.

Allzu lange kann man so bei der Behandlung auch wieder nicht bleiben, da sonst im Chakra eine die Autonomie beeinträchtigende Erweichung (temporäre »Wohltat, Genuss«) entstünde, welche die Anzahl der Sitzungen vergrößern würde (man würde den Klienten abhängig machen, statt ihn möglichst bald in autonomer Gesundheit zu entlassen). Ich widmete mich bei dieser ersten Sitzung vor allem dem Wiederaufbau des Nabel-Chakras, das hier das psychoenergetisch hauptsächlich relevante Zentrum für alles erkrankte und gestörte Darmleben ist und mit den Themen des Muttertodes, des braven Perfektionisten, des Partners und so weiter bis hin zu den Lebens- und Ernährungsansichten steht oder fällt, krank oder gesund jeden Moment lebt. Präsent ist das alles im Wesentlichen jedoch fühlend und unterbewusst, es wird nicht gedacht, sondern mehr oder weniger »verdaut«, in und mit allem, was dabei an Bewegungen des menschlichen Stoffwechselkosmos dazugehört. Und nicht zu vergessen: Wenn hier alles gesund ist, dann spürt man und denkt man sich – nichts!

Mit dem rückwärtigen Sakral-Chakra war ich angesichts der dramatisch entgleisten Darmenergien mindestens ebenso behutsam. Hier ging es vor allem ums Freimachen und Harmonisieren, nicht aber ums Energetisieren. Es waren ein paar Anteile (Wirbel) dieses Chakras völlig blockiert, und zwar seit vielen Jahren. Hier ging es auch um Selbsterlaubnis von Emotionsenergien, die nun nicht mehr von alter Angst gehalten und blockiert werden sollten.

Beim Solarplexus-Chakra waren die unteren Wirbel verdunkelt – durch Verunsicherung bezüglich der Verdauungsfähigkeiten und der gesundheitlichen Zukunft, auch infolge der schulmedizinischen Odyssee, und verformt durch die Überforderung des Systems im Bauchraum. Hier ging es in der Heilarbeit um die Rekonstruktion des ursprünglichen Vermögens und um die Harmonisierung, dann gleich um eine ausführliche Stabilisierung dieses umfassenden Tores zwischen bewusst Mentalem und unbewusstem Bauchleben sowie zwischen der Umgebung und dem Körperinneren. Dies ist ein machtvoll intuitiv wirkendes Zentrum des Menschen (wenn es intakt ist, also wieder frei gemacht, geöffnet, ist es das geniale Bauchhirn und sorgt auch für eine gesunde Intuition).

Im Herz-Chakra war mir sehr wesentlich, dass Armin liebevoll offen und hinwendungsbereit für seine Bauchverfassung würde, und zwar jederzeit. Das Zweite war, dass er sich dem »inneren Jungen« entschieden zuwenden lernte, ihn genügend achtete, liebte. Und dazu sich seine Gefühle zumindest frei zu veratmen erlaubte.

Im Kehl-Chakra ging es darum, dass er über sein Bauchempfinden wenigstens privat spricht, auch über wahrgenommene Stimmungen oder Gefühle des inneren Sensiblen. Das ist würdig praktizierte Selbstachtung, die für einen hinreichenden Erholungs(zeit)raum sorgt. Hier und ebenso beim anschließenden sogenannten Gehirnausgleich öffnete ich ihn dafür, sich ein regelmäßiges Empfinden von Bedürfnissen des Körpers und die Einstellung anzugewöhnen, für deren Befriedigung möglichst gleich zu sorgen. Eine Dauerwahrnehmungs»leitung« wurde also eröffnet. Dazu das Vertrauen, dass all dies gutgeht.

Beim Nacken-Chakra vermittelte ich die Einstellung, dass es gegenüber jeglichen Außen»stressoren« mindestens ebenso wichtig und richtig ist, für sich, auch während der Arbeit, zu sorgen – und zwar entschlossen (das wurde in der Sitzung davor besprochen). In den relevanten tieferen Gehirnzonen spürte ich räumlich kleine Beeinträchtigungen, die aus den Langzeitdefekten der Verdauung resultierten, welche ich ätherisch und im fünften sowie im sechsten Energiekörper »auftanken« ließ. Man kann diese Art Auffüll- und Ausgleichsarbeit nicht mit Worten beschreiben, der Leser wird es aus dem Zusammenhang erahnen können.

Nun ging ich zur Fistel. Erspüren, um zu kontaktieren, ist immer das Erste. Da wurde gleich das Entzündete deutlich, ebenso die stoffwechsel- und gewebsmäßig entartete Stelle. Hier kann man höchstens beschreiben, welche Schritte man zum Heilen unternimmt, nicht jedoch, wie man diese ausführt. Ersteres will ich nun versuchen.

Man bleibt einen Moment im Spüren (oder Sehen), bis sich

das Objekt deutlich genug abzeichnet. Dann wird danach geforscht, ob sich das Gewebe beziehungsweise Organteil rückbilden und wieder in den ursprünglich gesunden Verband eingliedern lässt oder nicht. Hier war die Entscheidung einfach: wieder eingliedern. Nach der erfolgten Befreiung der Selbstheilungskräfte durch die vorhin beschriebene Reinigung (Entnahme) auch an dieser Stelle verband ich mich energetisch mit dem entzündeten Prozess. Aufgrund der zuvor geleisteten Heilarbeit in den Chakren war das Gebiet seelisch und energetisch genügend bereitet, sodass ich jetzt die Entzündung beruhigen konnte. Dazu erweiterte ich meinen Kontakt in die nahe Umgebung, um hier zugleich Verbindung mit Armins seelischer Basis aufzunehmen (gelassenes Vertrauen in die Autoregulationskräfte), damit ich nun zusammen mit ihm und seiner unbewussten »Hitze« Hand in Hand temperaturmäßig »herunter«gehen konnte in den ursprünglichen Normalbereich. Mit der Umgebung und zugleich der unterbewussten »Seelenstelle« verweilte ich, bis ich spürte, dass sie »normal« war. Dann balancierte ich nochmals nachträglich eventuelle Temperaturdifferenzen zwischen Fistel und Umgebung aus, die sich ähnlich wie ein leicht drückender Stau anfühlten, bis es spürbar so belassen werden konnte.

Anschließend nahm ich empathisch die Totalverbindung mit der Fistel auf, erdete mich besser als vorher, um mit genügend Energie (und Atmung) in empathisch-intuitiver Verbundenheit die Rückbildung mitzugehen. Dies kann man sich ähnlich wie einen 3-D-Zeitrafferfilm vorstellen, der die sukzessive Rückwärtsentwicklung, jedoch in vorwärtslaufender Zeit zeigt. Nur sieht der Heiler hier nicht zu, sondern er ist eins mit dem »Objekt« (ekel- und angstfreies Einssein), er erlebt das Ganze mit, ist völlig verbunden und zugleich betreibend.

Sofort nachher, wenn er merkt, dass es genug ist, geht der Heiler weiter, zwischen Gewebeumgebung und Fistelursprung hin und her wechselnd, hier hauptsächlich die Dickdarmwand mit ihrer ganzen zellulären Innenausstattung entlang, bis die Stoffwechselenergie und die Strukturkräfte in der perfekten »Form« sind. Nun muss man noch eine Weile dabei bleiben, verbunden und spürend, bis die Sache sich selbst überlassen werden kann. Denn all das ist »jung«, sensibel und instabil, es braucht noch eine gewisse begleitende Anwesenheit, bis es wieder ganz losgelassen werden kann.

Dann werden mit den energetischen Fingerspitzen (die über die physischen hinausragen) die wichtigeren ätherischen Meridianflüsse wieder verbunden – sie waren durch die Fistel gehindert, abgedrängt oder gar unterbrochen worden. Nachdem der Kontakt klar ist, geschieht dasselbe im mentalen (dritten) und auch im ätherischen Negativkörper (fünften Körper). Der Energiestrom in den jeweiligen Meridianen wird mittels alternierender Energiefingerbewegungen entlang der ursprünglichen Hauptmeridiane empfindend gecheckt.

Anders ging ich bei der Heilung des Konglomerattumors vor: Der war nicht entzündlich, sondern fühlte sich an, als sei er etwas »taub«. Eine kompensierende Entartung, die von unterdrückten (eingeschlossenen) Gefühlen resultierte. Schwachstelle war eine OP-Naht, an der die Wucherung losbrechen konnte. Unter der Voraussetzung, dass die eigentliche Tumorantriebsquelle, die bisher unterdrückten Gefühle und unterlassene seelische Verdauungszeit, in Regulierung gebracht beziehungsweise in den Lernprozess (Raumgebung) getreten sind, stehen die Chancen gut, den Tumor nicht nur in seinem Wachstum aufzuhalten, sondern zu schrumpfen. Zuerst sorgte ich dafür, dass sofort nochmals Emotionen »an die Luft« geleitet wurden (das geht meiner Erfahrung nach zur Not auch durch rein astralisches Mitmachen beziehungsweise Ausleiten durch den Heiler), damit das Gebiet hier druckfrei ist. Ich bereinigte nochmals die Stelle und holte den dort ins Wuchern gekommenen Ätherkörper zurück in das normale ideale Netzwerk. Dann suchte und verband ich mich mit dem Empfindungskörper des Gebildes und entzog ihm die Wucherenergie. Nun verfuhr ich ebenso mit dem psychischen Anteil des Tumors, den ich entnahm (er sah bläulich grau aus). Ich blieb offen wahrnehmend und präsent, um zu sehen, wie der Tumor jetzt energetisch aussah, und erlebte, dass er energetisch zusammensackte. Damit war mir klar, dass er sich auch physisch zurückzubilden begann. Abschließend wurde die Stelle – wie vorhin bei der Fistel beschrieben – in gesund balancierte Verbindung mit der Umgebung gebracht.

Dann versorgte ich die sehr empfindlich gewordene Darmaustrittsstelle, an welcher der Ausgang hing, prinzipiell ganz ähnlich wie die Fistel. Nun scannte ich den Darmbereich, um noch weitere Entzündungsherde auszumachen, und führte diese wie am Anfang der Fistelbehandlung zum Rückgang. Dazu induzierte ich das weitere Zurückgehen der Entzündung in Verbundenheit mit dem gesunden Umgebungspotenzial. Das funktioniert eben bei echter Verbindung und läuft nach meinem Rückzug weiter über die Behandlungsstunde hinaus. Genauso ist es mit den anderen psychoenergetischen »Eingriffen«.

Gegen Schluss der Behandlung vermittelt man im Darmbereich die vertrauend entspannte mühelose Präsenz der gesund entfalteten Darmfunktion (»Hara«).

Insbesondere wegen der gelösten Medikamentenrückstände und der beim Fistel- und Tumorabbau frei gewordenen Substanzen riet ich Armin, zu Hause viel zu trinken, damit die Abfall- beziehungsweise Giftstoffe ausgeschieden würden.

Bei den folgenden Sitzungen wurde dies alles wieder durchgearbeitet, wobei wir je nach Bedarf im Coaching und in der Behandlung Schwerpunkte setzten.

Nach der zweiten Behandlung berichtete Armin, dass im Stuhl kein Schleim und kein Blut mehr aufgetreten waren. Er sagte die geplante OP ab. Nach circa fünf Sitzungen zeigte die CT, dass die Fisteln weg waren. Und die Ärzte stellten fest, dass sogar der Konglomerattumor ganz verschwunden war.

»Es wird nichts herausgeschnitten!«, sagte der spürbar erleichterte Klient. Sein ursprünglicher Wunsch war bereits übererfüllt, auch war er inzwischen nach allerlei Mahlzeiten so gut wie schmerzfrei geblieben. Armin pausierte mit dem »Job«. Da er nichts vom künstlichen Darmausgang mit dem Dickdarmteil vor dem rechten Unterbauch und der Entleerung im Beutel sagte, fragte ich, ob er den lassen will oder ob wir versuchen sollen, dass er abgenommen und rückgebildet werden kann.

»Wenn das geht?«, sagte er. »Der restliche Darm ist aber schon lange stillgelegt und der Schließmuskel zu eng.«

»Die Strecke müssen wir dann revitalisieren und das Ende verändern hin zu dem, wozu es früher fähig war«, erklärte ich.

Er sagte: »Ja, probieren wir das!«

Nun erhielt Armin mental die Umprogrammierung der geglaubten alten Aussage, dass dieser Ausgang lebenslänglich bliebe, in die Zielvorstellung etwa so: »Was mein Bauchgefühl bejaht, kann ich alles essen und vertragen; der Stuhlgang wird leicht und von selbst passen.«

Neben sanftem Bauchbürsten und Streichen bis Bewegen mit den Händen im Uhrzeigersinn trug ich ihm noch Übungen mit dem Schließmuskel auf. Dann behandelte ich außer dem beschriebenen anderen insbesondere die restliche Darmstrecke revitalisierend und »elastizierte« den besagten Muskel (aus Distanz mit den energetischen Händen).

Ich habe auch zwei ärztlich festgestellte narbige Stenosen im Analkanal erweichend und gesund wiedereingliedernd behandelt. Es gab noch entzündliche Schleimhautläsionen im Enddarm, die ich mitbehandelte (im Astralkörper reinigend, im Empfindungskörper bereinigend, ätherisch reorganisierend und aufbaubegleitend, bis in dieser Sequenz das Erreichen des Normalstatus spürbar wurde; insgesamt dauerte dies circa vier Minuten).

Wir besprachen, welche Nahrung nach der Rück-OP des künstlichen Ausgangs günstig wäre. Ich meinte: »Zunächst wenig, flüssig bis breiig, dann langsam immer fester, Wohlbefinden vorausgesetzt, nichts Scharfes. Gekochter Hafer wirkt günstig für die Heilung der OP-Verletzungen im Darm und zugleich entzündungsheilend.«

Die Ärzte verlangten vor der »auf eigene Verantwortung« durchgeführten gewünschten Rückoperation noch eine Darmspiegelung.

»Das hätten wir uns nicht träumen lassen!«, sagte der zuständige Arzt schließlich zum Zustand des Darms. »Alles weg und entzündungsfrei!«

Das war nach sieben bis acht Behandlungen erreicht. Die Rückverlegung wurde durchgeführt, danach kam Armin noch einmal zu mir: zur Versorgung und für die rasche Ausheilung.

Inzwischen ist er zwölf Jahre »komplett gesund und kann alles essen! Ich brauche kein Schnitzel mehr zu verfluchen… und lebe wieder!«

Mit dreißig Jahren war er im Business weit oben gewesen, aber ernsthaft krank. Und »… jetzt bin ich wieder Mensch, bin froh um jeden Tag, das habe ich bei Ihnen gelernt. Und ich lebe, statt nur zu funktionieren. Ich bin dieses Jahr monatelang gar nicht mehr am Arbeitsplatz gewesen, in vollem Bewusstsein, dass ich diese Stelle verlieren könnte. Ich dachte, falls ich sie verlöre, bekäme ich schon eine andere. Das Prestige war mir ziemlich egal geworden. Ich habe die Firma schließlich gewechselt, und alles ist gut. Ich bin gelassener geworden. Bei einem Anruf mit einem sehr verlockenden Jobangebot sagte ich: ›Vielleicht in vier Monaten‹, in dem Wissen, dass die nicht so lange warten würden. Ich habe es sogar geschafft, das (früher so) verlockende Angebot eines Lehrstuhls an der Universität abzulehnen, und bin glücklich. Alles läuft gut. Ich kann wieder ganz normales Essen genießen, kann schwimmen gehen nach Lust und Laune, saunieren und so weiter!«

Armin arbeitete nach der Reha nur halbtags. Danach fand er eine passende Firma und schrieb inzwischen ein Buch.

»Innerhalb eines Jahres ist bei mir persönlichkeitsentwicklungsmäßig Entscheidendes passiert«, sagte er später. »Ich bin froh um jeden Tag, an dem ich gesund aufstehen und mich dorthin bewegen kann, wohin ich will. Ich kann mich nun richtig freuen auf Dinge wie in der Therme plantschen und Ski fahren, das war vorher undenkbar! Balance halten inklusive Genießen habe ich gelernt, nach ›oben‹ danken gelernt habe ich auch.« Diese erste religiöse Äußerung erstaunte mich.

Ich hatte zunächst Bedenken, inwieweit die Selbstheilungskräfte überhaupt freigelegt werden könnten, weil Armin so gar keine Emotionen zeigte. »Ob das wohl in einiger Zeit machbar ist?«, hatte ich mich gefragt. Doch der Mann war »gerade geschaltet« bis nach innen: durch ehrliche Worte, Mitdenken und Begreifen in unseren Sitzungen. So war es dennoch möglich, alles vollständig und bleibend zu heilen.

Hätte ich die Behauptung »Morbus Crohn mit künstlichem Darmausgang ist nicht heilbar« akzeptiert und nicht fallengelassen, so hätte ich es nicht versucht, und dieser Mensch wäre jetzt nicht geheilt. Hier erkennt man den Stellenwert unseres Geistes und was es bedeutet, seinen Geist frei zu lassen beziehungsweise bereit für die richtigen Einfälle zu sein. Das braucht Offenheit.

Zusammengefasst war hier (außer der Wende durch die Begegnung mit einem ganzheitlich arbeitenden Heiler) wesentlich: einmal mehr die seelische Wunde aufzusuchen, dann, sich spüren zu lernen und für den erkrankten Bereich zu sorgen, seelisch »verdauen« zu lernen und großzügig zu werden in Hinblick auf die Zeit für sich selbst. Und die Balance zwischen dem Außen (vor allem im Beruf) und dem Innen (im persönlichen Leben) zu finden.

Zungenkrebs mit großer Metastase

Kerstin, eine angenehm sanfte und ausgeglichene, ein wenig zurückhaltend wirkende Frau Ende dreißig, kam mit der Diagnose Zungenkrebs in meine Praxis. Der breitete sich aggressiv aus und hatte bereits eine sechs Zentimeter große sichtbare Metastase am rechten Hals gebildet. Für die Heilung waren folgende drei Fragen zu stellen:

1. Wodurch konnten sich auf der Zunge und am Hals die gesundheitserhaltenden Struktur- und Stoffwechselkräfte nicht mehr halten? Was störte beziehungsweise blockierte sie?
2. Was fehlt hier psychoenergetisch (von Kerstin) an Ort und Stelle, sodass der Krebs Platz greifen konnte mit seinem ausufernden und auf der Zunge an mehreren Stellen destruktiven Wuchern?
3. Wie verhelfe ich den gesunden Kräften dazu, diese Körperregion wieder zu dominieren?

Kerstin sprach ruhig. Sie schien keine Emotionen zu haben, auch keine deutliche Angst. Später stellte sich heraus, dass sie schon als Kind gelernt hatte, »sehr brav« zu sein und sich selbst immer hintanzustellen. Als ich nach der Angst fragte, argumentierte sie, dass es wichtig wäre für ihre Familie, vor allem die Kinder, dass sie wieder gesund werde. Ihr Eigenes, ihr Inneres, hatte sie weder als Emotion im Hals noch als Worte auf der Zunge. Da dämmerte es mir gleich. Im weiteren Verlauf wie auch im nächsten Gespräch war dieselbe Linie erkennbar.

Wichtig für Kerstin waren also vor allem »die anderen«. Einer der krebsbegünstigenden psychischen Faktoren ist, dass man sich grundsätzlich selbst hintanstellt (das gesunde Gegenteil wäre, dass jeder zuerst einmal für sich selbst und seinen Zustand verantwortlich ist). Nach ihrer Angst gefragt, ging sie denn auch in die Vorstellung, wie es für ihre Familie wäre, wenn sie der Krankheit erläge. Die aufkommende Trauer und das Mitgefühl für die Familie unterdrückte sie.

Sofort half ich ihr dabei, hier einen Moment zu bleiben, damit zumindest diese Trauer Platz bekäme, fließen könnte und nicht verschluckt würde. Das gelang zuerst nur ganz kurz. Aber immerhin.

Beim zweiten Anlauf zum Thema Angst trat die Befürchtung zutage, dass sie vielleicht einmal nicht mehr mit den anderen würde sprechen können. Hier blieben wir – bis sie den Atem blockierte. Kaum dass ich sie zum Atmen (zur Freiheit, sich Luft zu machen) eingeladen hatte, spürte sie die Wunde ganz kurz, und es geschah ein kurzes, ganz unauffälliges »Hinein und durch«: die Wende. Da wurden die Augen feucht, Kerstin wurde etwas gelöster. Ein kleines bisschen Fluss (der Selbstheilungskräfte) war schon mal entstanden. Ich empfahl ihr, sich hier gleich »gehen«zulassen. Doch viel mehr war fürs Erste nicht drin.

Ich animierte sie dazu auszusprechen, was »sein könnte, wenn…«. Da kam von ihr verhältnismäßig wenig. Schließlich meinte sie, dass sie sich ja auch schriftlich mitteilen könne. Also irgendeinen Weg gäbe es. Sie atmete auf. Jetzt erschien Kerstin leichter und klarer. Die Angst war gewichen. Sie war, mit etwas Hilfe, als bloßer Gedanke erkannt worden, als Hirngespinst. Bald war nichts mehr davon da, auch während sie in der Angst zu verweilen versuchte. Nun war die Klientin innerlich in diesem Aspekt unblockierter und gelassener. Damit war in der ersten Sitzung ein Stück der relevanten Selbstheilungskräfte freigelegt.

»Die Familie und andere, ja«, begann ich. »Doch wie geht's *dir*, was für ein *Gefühl* hast du für dich selbst, wenn du denkst, du hast einen aggressiven Krebs?«

Da kam zunächst nichts. Sie war konditioniert, sich für das ganz persönliche Gefühl keinen Gesprächsraum zu nehmen, als sei das irrelevant.

»Bist du traurig deswegen?«

»Traurig?«, fragte sie nachdenklich. »Hm, weiß ich nicht!« Dann begab sie sich weiter ins Überlegen – noch immer nicht ins Fühlen.

»Oder ärgert dich das vielleicht?«

»Nein, wozu?«, lautete ihre Antwort, die wiederum vom oberen Körperbereich herkam, nicht aus der Mitte.

»Hast du auf jemanden Wut? In den letzten Monaten?«

»Nein, ich habe auf niemanden Wut. Ich habe keine Wut. Ich bin kein zorniger Mensch.« Sie erlaubte sich das Fühlen nicht wirklich, es wurde im Keim erstickt (im Hals behalten beziehungsweise noch auf der hinteren Zunge).

Mir war klar, dass sie dies blockierte – wie viele Krebs-, insbesondere Leukämie- und Darmkrebspatienten –, und zwar aus Angst, das Gespräch werde durch unkontrollierte beziehungsweise »unschöne, störende oder peinliche« Gefühlswellen chaotisiert. In respektive unterhalb dieser Angst liegt eine Verletzung verborgen, eine Wunde. Bei Kerstin war das Ungewöhnliche, dass ihre Wunde erst bei der zweiten Sitzung ans Tageslicht kommen konnte. Da die große Metastase ganz rechts außen wucherte, peilte ich bereits auf den wesentlichen männlichen Bezugsmenschen ihres Lebens, also den Vater (»weiblich« wäre die linke Seite). Ich fragte erst nach ihrem gefühlsmäßigen Verhältnis zur Mutter (grundsätzlich, um als Forscher bis in die Stimme hinein neutral Bestätigung oder Widerspruch für psychosomatische Annahmen und ein System zu erhalten), dann nach der gefühlsmäßigen Beziehung zum Vater. Die Antwort war zunächst immer noch »... keine Wut«.

Nachdem ich für sie reflektiert hatte, dass sie in der ersten Sitzung »die anderen« wichtiger nahm als sich selbst, konnte ihr dämmern, dass sie in der Kindheit ihrem Vater »egal« war. Er habe sie stets übergangen und ignoriert. Sie war das pflegeleichte unauffällige Kind gewesen, die Schwester hingegen »war emotional und eigenwillig« und fiel ständig auf, war Gesprächsgegenstand und erfuhr Beachtung.

»Es wurde während meiner Kindheit in der Familie viel geschrien«, erinnerte sich Kerstin. »Der Schwester wurden auch allerlei Wünsche erfüllt, zum Beispiel ein bestimmtes Kleid. Mir nicht. Ich bekam dann solche, die der Schwester zu klein geworden waren.«

»Und da hast du dich nicht beschwert?«, fragte ich.

»Das hätte ja nichts gebracht«, meinte Kerstin jetzt noch.

Damit war ein negativer (blockierender) Glaubenssatz ans Licht gekommen. Der hatte unmerklich jahrzehntelang den freien selbstbezogenen verbalen Ausdruck geklammert. Ich notierte ihn nebenher zum späteren Umprogrammieren. Nachher wurde daraus: »Wie ich mich fühle, das äußere ich frei; und so werde ich beachtet, das ist schön.« Das letzte Wort öffnet hier zu selbstvertrauendem Wohlsein – vom Verdrängten ins Bewusste.

Dass nicht sie, sondern die anderen Thema waren und Kerstin stets dezent im Hintergrund blieb, hatte ihren Entfaltungsraum, Schwung und auch die Achtung vor sich selbst schwinden lassen. Das ließ ich ihr bewusst werden. Nun keimte in Kerstins Bauch als breite dunkle Wolke die alte Wut auf ihren Vater, weil er die Brave stets »links liegengelassen« hatte. Ich motivierte sie, stärker zu atmen, und sprach zu ihr in Mitgefühl und Respekt, aber bestimmt: »Spür es! … Voll verständlich! … Atme, ja voll! … Lass es raus! Schrei es einfach raus!« – »Ich kann nicht!« – »Doch, du kannst, jetzt!« – »Ich kann nicht schreien!« Schnell flüsterte ich: »Schau, da steckt es in deinem Hals und verdickt ihn! Bring's hier [ich zeigte auf meinen Mund mit einer Auswärtsbewegung] raus – raus!«

Und schon schrie sie. Kerstin war nicht wiederzuerkennen, sie schrie aus Leibeskräften. Sie schrie direkt aus der selbstgefühlten Wunde. Und noch mal mit krassem Ton, ja, sehr gut!

Nun brach die »perfekte (krebskrank gewordene) Chefin« eines pädagogischen Instituts heulend zusammen. Wie gut! Ich hielt sie schweigend und mit Respekt, achtete nur darauf, dass sie noch eine Weile in diesem offenen ungehemmt fließenden Zustand ohne jede Beherrschung weilte, solange es ging.

Dann wunderte sie sich sehr über sich selbst, dass so etwas möglich war. Sie spürte, wie gut ihr das tat. Ihr Energiefeld war nun hell, sanft (heilend), transparent und zugänglich für alle heilenden Kräfte, die bis durch die Metastase reichen würden.

Nach einer Weile, sie hatte sich inzwischen erholt – ich glaube, es war in der nächsten Sitzung –, führte ich sie in die Lösung der Zungenblockade. Es gelang ihr nach zwei Anläufen, ungehemmt Sätze, die die Kindheitssituation mit dem Vater betrafen, frei zu äußern, »an die Luft zu bringen«. Ich unterstützte einen möglichst unmittelbaren Ausdruck, bis es sich frei und ruhig anfühlte. Ist das Ganze »an die Luft gesetzt«, dann schiebt es nicht mehr im Körper, und die gesunden Energiewege der Seele im Körper sind wieder gebahnt.

Wir übten eine Weile auch, dass sie sich mir gegenüber spontan äußerte, weil sie sich etwas Derartiges aus Angst, andere zu verletzen, stets versagt hatte. Eher ließ sie sich traumatisieren oder verachten. Dieses Ungleichgewicht und ihre Befürchtungen mussten überwunden werden.

Grundsätzlich achte ich bei Krebspatienten darauf, inwieweit der Betreffende einen Hass oder negative Gedanken im Zusammenhang mit dem Trauma (hier der Ignoranz) in sich trägt. Dieser Unmut richtet sich in der Regel auf eine Person, die im Gedächtnis für das Trauma steht. In manchen Fällen ist er gegen die eigene Person gerichtet, was ich als Auslösefaktor einer Autoimmunerkrankung sehe. Da resultiert das psychische Selbstzerstörungsprogramm in einer Gewebs- beziehungsweise Selbstzerstörung. Unterdrückter Hass wirkt destruktiv und macht eine Geschwulst bösartig. In einer Heilsitzung muss er »an die Luft« gebracht werden und kann dann leichter losgelassen, verabschiedet werden.

Ist das geschehen, dann suche ich nach Gedanken des Verzeihens. Notfalls helfe ich dabei. Kann die Klientin etwa sagen: »Er hat es halt nicht besser gewusst, er war so gestrickt, er wurde selbst noch härter erzogen und wusste nicht, wie er sich anders verhalten sollte«, dann ist die Lösung in Gang, weg vom »inneren Hundegebiss« (das im Körper automatisch die eigene obere männliche, rechte Seite bei der Artikulation bedroht). Die unbewusste verdrängte innere Bedrohung der gewebeangreifenden Wut, der wütende Krebsantrieb beziehungsweise -motor, ist aufgelöst. Zu Hause sollte Kerstin auch weiterhin diese Denk- und Empfindungsrichtung üben.

Nun ging es darum, sich selbst zu verzeihen. Kerstin fand es »blöd« von sich, dass sie sich so lange so verhalten und still gelitten hatte. Hier haben wir einen Energiefaktor, der gegen sich selbst leise-aggressiv wirkt. Kerstin verstand zwar, weshalb sie sich so verhalten hatte, konnte es sich aber bisher nicht verzeihen. Das wäre dadurch sichtbar geworden, dass sie sich selbst im Gespräch beistünde und verträte, das heißt ihr Sosein und ihre Gefühle artikulierte, bei Bedarf zum Gegenstand machte – auch gegenüber einem Mann.

Da Kerstin selbst viel mit Kindern zu tun hatte und sie ein solches Verhalten bei ihnen umso mehr verstand und Mitgefühl aufbrachte, erwuchs bei ihr aus eigenem Leid ein Segen für andere. (In deiner Wunde liegt der Keim einer wertvollen menschlichen Gabe für die Welt.) Im Gespräch führte ich Kerstin also dazu, die eigene Intelligenz zu schätzen, ihre soziale Fähigkeit schon als Kind in der Familie, und schließlich das eigene Seelenwesen mit seiner Empfindlichkeit zu würdigen. In diesem Frieden konnte sie ihr Verhalten akzeptieren, loslassen, sich vergeben und verzeihen. Ich empfahl ihr, dies zu Hause nochmals langsam zu durchleben, damit es eine Dauerwirkung entwickeln konnte.

Nun waren in Kerstins Energiezentrale, in der Psyche, im Astralkörper, die krebsbetreibenden Faktoren »geknackt« und in Auflösung begriffen. Die Veränderung im Bewusstsein und Verhalten war auf »gesund« gerichtet. Die Selbstheilungskräfte könnten in diesen Bereichen eintreten beziehungsweise mit der Behandlung eingeleitet werden.

Für die effektivste Heilung führte ich sie nun in die Übungen ein, die sie »als Medizin« zu Hause selbstwirksam würde praktizieren können:

Zur Einleitung der Selbstheilungskräfte sollte sie sich empfindend auf ihre Zunge konzentrieren und aufmerksam dabei bleiben, möglichst eine ganze Minute oder länger. Was immer sie bemerkt, auch wenn es Taubheit ist, genau akzeptieren und »Platz« dafür lassen. Dann eigene Gedanken, ihre Stimmung oder irgendeinen Eindruck äußern, frei und spontan. Das darf auch nur ein Ton, ein Laut sein. Danach ein paar Atemzüge lang entspannt den Frieden genießen.

Die andere Übung, um die Heilungskräfte in die Energiebahnen des Halses zu lassen, war diese: Bewege den Hals leicht, sodass du das Geschwür spürst, dann bleib mit der Aufmerksamkeit da und akzeptiere, was du gerade spürst. Verweile dort. Nun stell dir vor, dass hier am Hals und rundherum das freie weiche Himmelblau (die Energiefarbe des gesunden Kehl-Chakras im Empfindungskörper) als Raum zur Verfügung steht. Atme bewusst und lass einen spontanen Ton aus dem Mund. Wiederhol das und finde ein spontanes Wort oder einen Satz, mit denen du dich auf einfachste Weise befreist. Und nun versetz dich in einen Zustand der Liebe derart, wie du zum Beispiel ein kleines Kind liebst, und lass diese Liebe in und durch deinen Hals und über die Zunge hinausströmen. Schließlich kannst du auch liebevoll deine Hände am Hals auflegen. Eine Minute reicht.

Da Krebs psychoenergetisch eine »Abwesenheitskrankheit« ist, sollten diese mehrmals täglich durchzuführenden Übungen die Klientin auf Verbindungskurs bringen. Ziel war die unterbewusste Permanentpräsenz ihrer Seele in den erkrankten Stellen, damit anstelle des Karzinoms ihr Wesen dort bereit und aktiv ist.

Noch vor der Behandlung gab ich ihr diverse weitere Tipps, um die Selbstheilungskräfte zu unterstützen.

Die Behandlung verlief im Besonderen wie folgt (zur allgemeinen Basisbehandlung siehe Kapitel 1, »Der Aufbau einer Heilsitzung«). Im Wurzel-Chakra achtet man bei Krebs darauf, dass nicht einfach Energie eingespeist wird, weil das einen Tumor prinzipiell in seinem Wuchern stärkt. Man achtet auf feine strukturierende und kontrolliert heilsame Energie, ebenso flutet man beim Sakral-Chakra nicht einfach. Davor warne ich ausdrücklich! Auch davor, im Gespräch Emotionen aufzuheizen und zu bestätigen (nicht Partei ergreifen!), statt ihnen unbewertet Raum zu verschaffen und sie wie in den bisherigen Beispielen lösen zu helfen, damit danach an ihrer Stelle ein positives Bewusstsein entstehen kann.

Beim Sakral-Chakra gehe ich bei jeder Krebsbehandlung in das Wesen des Immunsystems. Dieses Chakra ist energetisch gewissermaßen der Haupteingang der Immunenergie, etwa wie die Nase für die Luft. Von dort verteilt sich diese stille Kraft, die im Blut und in den Geweben Krebszellen und lebensfeindliche Erreger zerstören und wegbefördern kann, über die Lymphbahnen und deren Stationen (Knoten) im Körper. Dabei nehme ich aufmerksam den Zustand der Thymusdrüse im Bereich des Herz-Chakras wahr und lege ihre Kapazität frei. Hierbei wird nach demselben Wirkprinzip wie beim Chakra-Stärken genügend Anregungsenergie übertragen. Die Thymusdrüse programmiert Lymphozyten, die Krebszellen aufzuspüren und zu vernichten. Vom Herzen aus – be*herzt* eben!

Während ich mit ihrer Thymusdrüse und deren Zellen in Verbindung bin, erweitere ich meinen Bewusstseinshorizont bis zu den Krebszellen und spiele genau diese Energie in die Drüse ein, immer noch beherzt, und die Abwehrkraft – eines meiner Geheimnisse – bekommt noch viel mehr Effizienz, wenn sie eingebettet und von einem Astralraum energetisiert wird, der »liebevolle Begeisterung« heißt, und nach allen Seiten losstürmt in die treffsichere Krebszellenabwehr. Während des Vorgangs spürt man, wann es genügend läuft. Man fühlt exakt mit, wann die Grenze zur Reizung (sprich Entzündung) erreicht ist, und lässt dann davon ab. Eine Chemo oder ein Gerät kann diese seelische Energie niemals bieten.

Nachträglich wird die Qualität der Leistung oder Wirkung überprüft, indem man sich entfernt, loslässt und noch einmal unbefangen Verbindung bis ins Spüren aufnimmt. Ein etwaiges Zuviel, Zuwenig oder Einseitigkeit (kommt nur bei temporärer Ablenkung vor) wird dann noch ausgeglichen. Das ist in Kursen gut lernbar.

Der beschriebene Weg vom makromenschlichen energetischen Kosmos aus, also von außen, durch das Sakral-Chakra, wird zügig weiterverfolgt bis in die ruhigeren Gebiete des Immunsystems hinein, zur Milz und zu den vielen Stellen des leukozytenerzeugenden Knochenmarks im Skelett. In letzteren Bereichen lag bei Kerstin keinerlei Problem vor. Bei Leukämie wären diese jedoch vorrangig.

Warum war das Immunsystem von Kerstin für die Krebsabwehr zu schwach? Bekanntlich gibt es täglich karzinogene Einwirkungen, und unser Körper eliminiert einzelne »Krebszellen«, um die Gesundheit aufrechtzuerhalten. Kerstins Herz-Chakra erschien im rechten Teil wie mit dunklen Löchern, und einige der beim gesunden Menschen zwölf rechtsdrehenden Wirbel waren ziemlich blockiert, noch wie im Knospen- statt schon im Blütenzustand, ein paar sogar verkehrt herum, also linksdrehend. Dem damit in Verbindung stehenden mitfühlenden Heilerherzen war bei diesem Anblick sofort klar: Kerstin trug bis heute unterdrückte Wut gegen sich selbst in ihrem Inneren. Von Selbstliebe keine Spur. Sie hatte kein »Herz« für sich selbst, für ihre empfindende Seele, sondern verurteilte sich sogar in allen möglichen Momenten. Das drehte jene beiden Herz-Chakren-Wirbel links herum, verkehrte ihre Kraft. Somit fehlte auch der Thymusdrüse, die ganz in diesem Energiefeld lebt, die nötige Energie gegen den Krebs. Daneben lagen noch die ziemlich verschlossenen Wirbel. Diese waren seit Langem zugehalten aus Angst, andere durch Gefühlsäußerungen zu stören, zu verletzen oder danach von anderen selbst verletzt zu werden. Im Gespräch war dies offenkundig geworden. Und wir arbeiteten bereits an einer Wende zum Positiven.

Das Herz-Chakra brauchte, obwohl diese Frau nach außen hin durchaus liebevoll erschien (sie war freundlich, weich und sanft), viel Liebe und Heilwerden, Rundwerden und auch Selbstliebe.

Bevor man an den Krebs geht, hat man die hauptsächlich relevanten Chakren zu versorgen. In Kerstins Kehl-Chakra war sehr viel zu reinigen, auch Altes in ganz tiefen Zonen. Alles vorhin Beschriebene hatte dort seit der Kindheit schon Spuren hinterlassen. Die Restrukturierung des Seelenorgans brauchte höchste Achtsamkeit. Hier waren bis tief nach innen linksverdrehte Wirbel an der rechten Seite, dunkel und krass aussehend, innen rötlich bis schwarz. Solche durch Hass beziehungsweise unterdrückte Wut, zusammen mit bösartigen Gedankenneigungen verdrehte Chakren-Wirbel kannte ich von anderen Krebsfällen.

Nach der energetischen Reinigung geht der Heiler mit feinsten Sinnen und bewusst respektvoll in die gefühlsgeführte Heilarbeit am Chakra. Man restrukturiert und berichtigt mit aller Hingabe seine Funktion. Meist erst am Ende der psychoenergetischen Heilarbeit wenden wir uns den Beziehungsfäden tief in der Mitte des relevanten Chakras zu, deren Energiezustand möglicherweise eine Dauerstörung der sanften und vertrauensvollen Seele zeigt. In diesem Fall Kerstin und ihr Vater: Wie steht es um diese Beziehung?

Es war wahrnehmbar, dass hier lange nichts mehr geschürt worden war und sich das Verhältnis mit der Zeit beruhigt und entspannt hatte. Der Fluss im »gemeinsamen Draht«, der »gemeinsamen Leitung«, war nur gebremst und zäh, nicht aber abgerissen. Hier konnte ich im inneren achtenden Gewahrsein beider Individuen dem Fluss zwischen ihnen mehr vertrauensoffene Leichtigkeit vermitteln.

Noch bevor ich an den Tumor ging, scannte ich den gesamten Körper in einer Art innerem Panoramablick nach Krebszellen. Das waren hier nicht gerade wenige. Im Kontakt über unsere Energiekörper »trieb« ich den destruktiven »Motor« der Krebszellen mit sehr hoher »Frequenz« (dies sollte das feine Niveau ihrer DNA treffen), klarem Willen und Helligkeit ähnlich einem silbernen Licht in die Inaktivität und »räumte« die

Zellen energetisch aus dem Feld. Das schwächte sie sofort, und zwar in einem Ruck. Dann wurden sie von Kerstins Immunsystem eliminiert. Um ihre Ausscheidung zu erleichtern, sollte man nach der Behandlung mehr trinken als üblich.

Nun ging es an die Heilarbeit am, besser gesagt im Primärtumor auf der Zunge. Die Vorgehensweise war ähnlich wie im Beispiel des Morbus Crohn beschrieben. Da vom Krebs chaotisiert zerstörtes Gewebe und destruktive Zellkernaktivitäten in Gang waren, achtete ich beim Herausnehmen beziehungsweise Ausräumen auf Gründlichkeit. Nach der »Operation« scannte ich nochmals das Umfeld auf Reste, um auch diese wegzuräumen. Man braucht sich allerdings nicht zu sorgen, ob bei solch einer energetischen Operation dieselbe Streuungsgefahr aus eventuell übersehenen Rückstandteilen des Tumors besteht wie bei ausschließlich physischer Chirurgie. Hier handelt es sich um eine Inaktivierung mittels eines vollständigen humanen Energiekörpers (des Heilers) im sich räumlich überschneidenden Energiefeld, der das betreibende Psychische des Karzinoms im Bewusstsein hat. Diese Energie lässt nicht Teile des Karzinoms unbehelligt weiterwüten.

Bei Kerstins Zunge blieb ich eine ganze Weile im Restrukturieren des Ätherkörpers und des nächsthöheren, des Empfindungskörpers, wie ich das grundsätzlich bei Primärtumoren mache, damit das bereits in einigen Teilen zerstörte Gewebe gut regenerieren kann. Bei der sechs Zentimeter großen Metastase am Hals suchte ich zuerst intensiv nach einer Wiedereingliederung in die ursprünglichen Gewebsfunktionen im Verband mit der Nahumgebung. Wie ich dabei bemerkte, war hier bereits vieles so chaotisiert, dass diese Wende nicht in Reichweite war. Also ging ich wieder an die »Schrumpfungsarbeit«.

Beim Stirn-Chakra (6A) vermittelte ich Kerstin insbesondere Stabilität und die Fähigkeit, das im vorangegangenen Gespräch Verstandene behalten zu können. Im Hinterkopf-Chakra (6B) ging es um genügend Energie, in den Lernprozessen und Übungen bis zur Gesundung »dranbleiben« zu können.

Der Zentralkraftstrom in Kerstins Halshöhe erhielt nun eine ganze Weile entspannte Vervollständigung dargeboten. Die Außenhülle ihres Energiekörpers brauchte eine Zugabe zur Heilung der »Hüllenhaut« über der Krebsstelle mit ihrer langen Geschichte.

Bei der Verabschiedung war erkennbar, dass Kerstin sich alle Tipps zu Herzen nehmen würde. Vier Tage nach der ersten Behandlung fand eine genaue medizinische Untersuchung statt: »[Im Vergleich zur letzten Untersuchung] keine Erweiterung der Karzinome auf der Zunge, der Metastase und in etwaigen Lymphknoten« war das Ergebnis. Der aggressive Krebs war zumindest gestoppt. Kerstin berichtete: »Die Ärztin war total verwundert und überrascht, und sie sagte: ›Unglaublich, die Zunge sieht sogar deutlich besser aus jetzt!‹«

Nach zwei weiteren Sitzungen und zwei Fernbehandlungen, zwei Wochen später, hatten die Ärzte »auf der Zunge nichts mehr gefunden«, es gab keine neuen Metastasen mehr, und die große Metastase war von 6 auf 2 Zentimeter geschrumpft. So machten wir weiter (einmal war auch Kerstins Beziehung zu ihrem Mann Thema), bis sie ganz geheilt war. Soweit ich weiß, blieb es bis heute so.

Man mag sich vielleicht fragen: Wie kann es sein, wenn in der Kindheit die Wunde entstand, dass erst mit 35 Jahren im Zusammenhang damit Krebs ausbricht?

Zuerst tauchen solche Erlebnisse oft unter, werden sozusagen »über-lebt«, in der allgemeinen jugendlichen Vitalität eingepackt, und sie bleiben verdeckt. Mit zunehmendem Alter wird der Körper (respektive sein Energiefeld) transparenter und durchlässiger. Wenn nun im empfindlicher gewordenen Energiefeld noch eines Tages anhaltender Stress hinzutritt, etwa im Beruf oder in einer zentralen Beziehung, dann können die Immunleistung und der ätherische Körper so weit in die Knie gehen, dass der Krebs ausbricht. Dazu triggerte hier Kerstins hingebungsvolle private wie berufliche Arbeit für Kinder, die Ähnliches erlebten wie sie, diese Thematik. Dabei war sie achtsam ihnen gegenüber, wodurch die Missachtung ihrer eigenen Gefühle, unter der sie als Mädchen zu leiden hatte, nur noch umso deutlicher unter die Hautoberfläche drang und sich in den »dicken Hals« und auf die Zunge begab. In diesen Bereichen war der innere Groll und eine Art wachsende Wut aber unterdrückt und als destruktive Energie im Gewebe behalten, nicht »er-löst« worden. So konnten die bisherigen strukturierenden stoffwechselnden Kräfte die gesunde Balance schließlich nicht mehr aufrechterhalten. Doch wie man sieht, ist auch so etwas heilbar.

Allgemeine Tipps zur Unterstützung der Selbstheilungskräfte

In schweren Fällen gab ich den Klienten Tipps, wie sie die Selbstheilungskräfte des Körpers zu Hause aktiv unterstützen könnten. Diese seien hier kurz zusammengefasst.

Bei der Ernährung sollte man auf seinen eigenen Körper, auf den eigenen Bauch und Appetit hören, nicht einer Theorie oder den Vorstellungen anderer gemäß essen. Rohes sollte man bis zur Gesundheit meiden, außer dem empfehlenswerten Obst (Äpfel – natürlich »bio«, rötlich sowie süßlich – sind ein universelles Heilmittel). Auch Obstsäfte sind in Maßen zu empfehlen sowie grüner Salat. Generell sollte man sich nicht voll laden, aber auch nicht hungern.

Günstig zur Gesundung von Krebs sind zum Beispiel Brokkoli, Oliven in jeder Form und Knoblauch. Statt Zucker nehme man Agavensirup oder etwas Ähnliches. Kaffee und reizende Substanzen lässt man, wenn man nicht leicht darauf verzichten kann, gleich nach dem bescheidenen Genuss stehen. Anstatt Butter verwendet man besser Bio-Pflanzenmargarine. Tomaten, außer vom eigenen sonnigen Garten, empfehle ich bei Krebs ebenfalls zu meiden, auch Auberginen. Hülsenfrüchte wie Bohnen, Linsen und Erbsen (somit auch Hummus) erschweren dem ohnehin geschwächten Organismus die Erholung. Grüntee, den man 8 bis 10 Minuten ziehen lässt, kann man über den Tag verteilt trinken (bis zu drei Tassen).

Da wir hier von Energien und Wahrheit reden, ist es auch

wichtig, dass die Produkte von Menschen hergestellt werden, die sich der Liebe zur Erde, ihren Pflanzen und Tieren verschrieben haben (solche findet man zum Beispiel unter dem Demeter-Siegel). Diese Produkte sind in vieler Hinsicht weit höher zu bewerten als zahlreiche Bioprodukte. Dem Krebskranken empfehle ich ebenfalls in der Heilungszeit grüne Pflanzen aus eigenem Garten oder Balkon, denn dabei weiß man, inwieweit diese Licht und guten Geist enthaltende Nahrung sind.

Während der Mahlzeit sollte man nur so viel trinken, dass man das Essen selbst schmeckt, am besten stilles Wasser in angenehmer Temperatur. Man sollte auch keine negativen Nachrichten und Themen mitschlucken, indem man sich beispielsweise während des Essens die Nachrichten anschaut.

Weglassen sollte man besonders bei Krebs raffinierten Zucker und Zuckerersatz wie Aspartam, die handelsüblichen »Light«-Produkte, soweit diese Aspartam enthalten, Tabak und Alkohol, wenn dies ohne zusätzlichen Stress möglich ist. Denn wesentlich wirkt bei dem Ganzen auch die Stimmung! Man sollte nicht gramvoll etwas meiden, sondern gern für die Erleichterung zum gesunden freien Leben auf etwas Störendes, Belastendes verzichten.

Elektrosmog reduziert man durch den Austausch oder das Abschalten von Schnurlostelefon-Basisstationen, die dauernd funken und somit ein mehr oder weniger starker Sender im Haus sind. Die WLAN-Feldstärkendisposition kann man reduzieren, indem man zumindest den eigenen Router nur bei Bedarf eingeschaltet lässt. Den PC sollte man mindestens ein paar

Meter vom Schlafplatz entfernt halten, wenn er nicht ganz abgeschaltet ist, ebenso Bluetooth. Starke Elektrogeräte und Lautsprecherboxen sollten vom Ruhe- beziehungsweise Schlafplatz in Distanz gehalten werden, zumindest bei einer Krebserkrankung.

Im Auto rate ich bei einer Geschwindigkeit von mehr als 40 Kilometern pro Stunde alle Handys oder Smartphones auf Flugmodus zu schalten. Warum? Damit die x-fache Strahlendosis der senderanpeilenden harten Signale, welche die Blechkarosse auch ohne Telefonat immer wieder mit Höchstleistung zu durchdringen sucht und dabei zusätzlich zum Krebs einzelne Gene in unseren Zellen verändert, ausgeschaltet wird. Ein ganz gesunder Körper kann viele wieder reparieren.

Mit all diesen Maßnahmen kann man die Heilung und Erholung bei einer Erkrankung fördern. Ich möchte aber klar zum Ausdruck bringen, dass meiner Erfahrung nach die materiellen Tipps zweitrangig und das Emotionale (ein liebevoller Umgang, auch mit sich selbst) sowie Mentale (Positivität bis hin zum Glauben) die Hauptsache im Gesundungsprozess sind.

Erkenntnisse aus der Erfahrung des Heilens

Wie wir an den bisherigen Beispielen gesehen haben, ist es also möglich, dass ein Mensch einen anderen ohne jedes materielle Hilfsmittel zur Gesundheit führt. Denn eine Erkrankung oder ein Leiden beginnt oder wurzelt in der Psyche. Sie kann daher mithilfe der menschlichen Psyche geheilt werden.

Der Allergiker reagiert beispielsweise nicht auf einen Stoff selbst allergisch, sondern auf das Wesen, das Prinzip, die Energieart, die diesen Stoff erzeugt hat. Wie? Er verwehrt sich selbst diese Eigenschaft und das entsprechende Verhalten. Deshalb wehrt seine stoffwechselbeherrschende Seele das »Allergen« resultierend auf der Körperebene ab (mittels Gegenströmen der Lymphe und so weiter).

»Stoffe« sind den Energien untergeordnet. Energien sind dem Energiequell untergeordnet. Der Energiequell stammt von einem übergeordneten »System«, und dieses System ist intelligent. Hinter aller menschlicher und natürlicher (sowie kosmischer) Energie steht ein ursächlicher Quell: Wille, Kreativität – ein Selbst. Es muss etwas wie ein »Makro-Selbst« geben. Das Universum funktioniert von »selbst«.

Und wir? Ein Selbst kann nur von einem (weiteren) Selbst stammen. Daher steckt hinter allen energetischen Phänomenen, hinter dem letzten und dem ersten, das größere Selbst, das uns Verursachende.

Ein Symptom braucht zur Heilung Annahme und Achtung statt Verdrängung, Entfernung oder Zerstörung (zum Beispiel durch Strahlen). Die Vorgänge, Kräfte oder Verhaltensweisen, die dieses Symptom hervorgebracht haben, sind zu suchen, wahrzunehmen und in die Tiefe zu verfolgen bis zur Wurzel – dem Ausweichen oder Entgleisen, Versagen der ursprünglich sanft und perfekt waltenden Flüsse durch eine bestimmte Angst.

Diese muss erkannt und gelöst werden, damit die Wunde gefühlt werden und heilen kann.

Erkrankung hat mit Blockierung von Emotionen und mit mentaler Verdrehung ins Negative (durch Glaubenssätze und falsche Überzeugungen) zu tun, auch damit, dass der Mensch die Verantwortung für sein Unwohlsein, seine Art, sein Verhaltensmuster und so weiter einem anderen zuschiebt oder überlässt.

Negative Glaubenssätze halten im Menschen das entsprechende ungesunde Energiemuster, das krankmachende psychoenergetische Programm, am Platz. Dasselbe gilt bei der Blockierung von Emotionen: Wut, Ärger, Hass, Angst und so weiter bringen, wenn sie aufrechterhalten werden, körperliche Störungen bis schwere Erkrankungen mit sich. Deshalb müssen sie durch Selbsterkenntnis und -verantwortung (statt der Projektion auf andere), Akzeptanz, Verzeihen und Toleranz aufgelöst werden. Wo das nicht gelingt, ist der gesündeste zweite Weg, die Emotion allein innerhalb des eigenen Energiefelds auszuatmen beziehungsweise auszuleben, bis ein Zustand der offenen emotionalen »Windstille« eintritt.

Oft braucht man dazu dennoch jemand Kundigen zur Unterstützung. Denn der Prozess gelingt einem Laien besonders bei Angst nicht allein. Sogar erfahrene Therapeuten schaffen das in vielen Fällen nicht bei sich selbst. Der Mensch braucht den Menschen. Schließlich ist das Trauma, die Wunde, ja auch interaktiv entstanden.

Negative Glaubenssätze und Überzeugungen sind hinsichtlich Gesundheit oder Krankheit ebenso ernst zu nehmen wie negative Emotionen. Gesundwerden braucht Änderung beziehungsweise Umprogrammierung derselben. (Wie das geht, erfährst du im Abschnitt »Die energetischen Lebensverhältnisse umprogrammieren« [Kapitel 4].)

Wenn man seine Wunde spürt, achtet und annimmt, sie nicht hinter einer Wand der Angst hält, sondern auf sie zu-, in sie hinein- und durch sie hindurchgeht, dann kann alles heilen. Blockierte seelische Schmerzen, Verletzungen sollen gefühlt und freigesetzt werden. Dadurch werden die Selbstheilungskräfte initiiert.

In deiner Wunde liegt der Keim einer wertvollen menschlichen Gabe für die Welt.

Positives Denken, Akzeptanz und das »Freilassen« des anderen wirken sich unmittelbar auf die Gesundheit aus.

Unheilbar ist nur, wer sich nicht öffnet – dem Prozess des Lernens, dem Erkennen, dem Sichändern gegenüber. Zwischen Krank- und Gesundsein muss eine Änderung im Energiefeld passieren. Der »Betreiber« des Energiefelds ist das innere Selbst beziehungsweise die Seele des Menschen. Dieser ist (respektive wäre) permanent mit universeller Gesundheit gespeist von der natürlichen kosmischen Menschenenergie. Deshalb ruft Krankheit nach Besinnung, damit man selbst die Störung, Verdrehung oder Blockierung der natürlichen Energieaufnahme berichtigt und sie löst.

Dass Krankheit nach Besinnung und Änderung ruft, heißt, sie macht uns darauf aufmerksam, dass wir nach einem körperlich wie seelisch menschlicheren Leben und nach der Entfaltung eines vernachlässigten eigenen Wesensteils streben. Eine Krankheit zeigt auf, dass die persönliche und/oder soziale Entfaltung entsprechend blockiert ist, und birgt den Schlüssel für eine gute Entwicklung.

Der krank gewordene Mensch braucht kundigen Beistand, um die seelische beziehungsweise mentale Ursache sowie die Lösung für das Umlernen ins gesunde Leben zu finden.

Es steckt ein Sinn hinter jedem Leiden, Weisheit, denn die Evolution will Bewusstwerdung, damit der Mensch zunehmend »menschlich«, das heißt sanft (auch mit sich selbst) und »ganz« zu leben lernt. Damit er der umfassende, akzeptierende, nicht der abwehrende, sondern der liebende, der »kosmische« Mensch wird.

Nach unzähligen Heilungserfahrungen ist mir klar: Es ist kein Zufall, weshalb eine Person ein bestimmtes Leiden an bestimmter Körperstelle hat. Und dass man dies herausfinden und helfen kann, begeistert mich.

Wie recht hatten Steiner, Humboldt, Hippokrates, Jesus und schon Platon, der monierte: Der größte Fehler bei der Behandlung von Krankheiten sei, dass man einen Arzt für die Seele und einen anderen Arzt nur für den Körper nehme, wo doch beides nicht voneinander getrennt werden könne.

Es ist erhellend zu erleben, wie bei Menschen mit gleichen Symptomen auch in entsprechender psychischer Hinsicht Übereinstimmung herrscht. Das ist mir mehr als Beweis dafür, dass zum Heilen Körper und Seele gemeinsam behandelt werden müssen, dass dieses psychoenergetische Betrachten und Heilarbeiten der richtige und menschengemäße Ansatz ist.

Das Erleben, welch immense Selbstheilungskräfte wir in

uns tragen, zeigt mir, dass der Mensch nicht nur vom universellen »kosmischen Menschen«, dem wesenhaften Universum, stammt, sondern stets auch mit ihm verbunden ist. Durch den Energieraum, in dem wir leben. Hier sind auch die Entwicklungskräfte – von der Befruchtung an – ebenso wie die Heil- und Regenerationskräfte verortet.

Diese Art des Heilens wird sich durchsetzen. Denn sie macht den Menschen frei, kann ihn wirklich heilen und kommt auf Dauer ohne Krücken wie Geräte oder Medikamente aus. Sie ist diejenige, welche den heilen, ganzen Menschen leben lässt. Diese Art des Heilens ist die wahrhaft menschenwürdige, denn sie wahrt die Würde des Kranken ebenso wie die Würde des Heilers. Beiden bietet sie den größtmöglichen Raum zur Entfaltung der Menschlichkeit.

3

Negative Emotionen: Angstwärts, schmerzwärts – und durch!

Werden wir angesichts des Verhaltens eines unserer Zeitgenossen »sauer« oder wütend, so hat es uns aus der Balance gebracht. Weshalb kommen wir aus dem Gleichgewicht? Weil wir die innere Sicherheit und Ruhe verloren haben oder zu verlieren glaubten. Wir haben an (Selbst-)Vertrauen verloren, weil wir Angst hatten, zum Beispiel die Angst, dass wir abgelehnt oder verurteilt würden, wenn wir uns frei äußerten oder ein Ansinnen abschlägig beschieden. Wir haben eine bestimmte Angst, weil wir genau in Zusammenhang mit dem betreffenden Thema eine Wunde tragen. Und wir glauben, eine erneute Ablehnung wäre uns zu viel, unerträglich, nicht auszuhalten.

Die innere Wunde wird mit Angst beschworen, die Angst wird abgewehrt von der negativen Emotion, zum Beispiel Wut, man hat eine Negativüberzeugung (man könne etwas nicht vertragen) und geht wieder in Abwehrhaltung. Dies alles verlagert beziehungsweise drängt die (ätherische) Körperenergie, bis im

Stoffwechsel eine physische Störung auftritt, das Symptom. Ganzheitliches Heilen beachtet und behandelt alle diese Bereiche (siehe auch die Grafik).

Was würde demzufolge eine bloße Symptombehandlung bewirken? Mit dem Symptom zeigt der Körper, dass der Mensch unterhalb der erkennbaren Störung auf tieferer Ebene einen Leidensweg beschreitet. Das Symptom macht »nur« darauf aufmerksam, dass ein Patient mit sich selbst auf Blockier- beziehungsweise irgendeinem »Nichtentfaltungskurs« fährt. Wenn – um es einmal stark überzeichnet darzustellen – das Symptom die Zunge wäre, mit der die Seele sich artikuliert, um Hilfe für die Kurskorrektur zu erhalten, so würde der reine Symptombehandler die Zunge abschneiden, damit man die Äußerung des Inneren nicht mehr hört. Damit wird der Mensch, der seinen Leidensweg über die Zunge äußern will und muss, natürlich nicht geheilt.

Macht man das so, dann versucht die Seele in ihrem Lebensfluss, mit dem nächst-

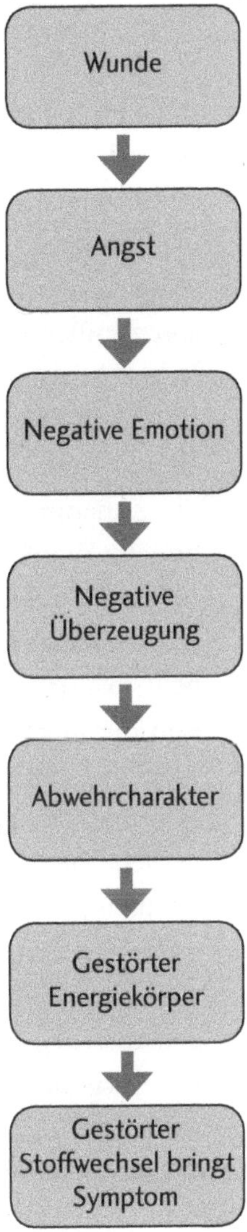

Die Entstehung eines Symptoms

schwereren Symptom den Lebenskorrekturbedarf zu zeigen. Unterdrückt man beispielsweise die noch harmlosen Symptome einer leichten Hautkrankheit, könnte sich das zugrunde liegende tiefere Leiden dadurch Aufmerksamkeit zu verschaffen suchen, dass man asthmatische Symptome entwickelt. Wird die Krankheit wiederum nur symptomatisch behandelt, was geschieht dann? Die Krankheit setzt tiefer an, etwa in einer entsprechenden Bluterkrankung, oder sie eskaliert stufenweise weiter. Mit jeder einzelnen Unterdrückung der Symptome erhält die Psyche eine Absage bei ihrer Bemühung, wieder gesund zu werden, oder es kommt noch schlimmer: Der Körper kann die Zunahme der Beeinträchtigung nicht mehr ausgleichen, und die Krankheit läuft auf den Tod hinaus.

Hat man den oben beschriebenen Zusammenhang hingegen verstanden, wird klar: Wenn man die eigentliche Wunde heilt, löst sich der krankmachende Vorgang im Energiefeld auf, und die ursprünglichen Selbstheilungskräfte können die Erkrankung auflösen. Befasst man sich wie in den beschriebenen Heilsitzungen mit den sieben Stufen, so kommt auch die körperliche Heilung sofort in Gang. Buchstäblich von allen Seiten strömen die Selbstheilungskräfte in das erkrankte Gewebe und ordnen es zum gesunden Funktionieren.

Das Kollabieren der krank machenden Energie und die dauerhafte Heilung kann meines Erachtens nur erreicht werden, wenn das Bewusstsein – zuerst beim Heiler – erkennend und verstehend dem Leidenden aus Einsicht umzulernen hilft, von der Angst, der negativen Überzeugung und der Abwehr wegzukommen. Dann entsteht erst gar kein Krankheitssymptom.

Angst, das Gegenteil von Liebe

Sogar am Herzen selbst, in der Herzfrequenz, kann man die generell beeinträchtigende energetische Wirkung durch eine negative Emotion feststellen. Die Grafik zeigt, wie sehr Angst den harmonischen Rhythmus beziehungsweise die Fülle der Herztätigkeit beeinträchtigt.

Unschwer ist hier zu erkennen, welche Beeinträchtigung eine negative Emotion auf das zentrale Organ der Lebenskraft ausübt. Doch nicht nur hier, sondern auch im gesamten Kör-

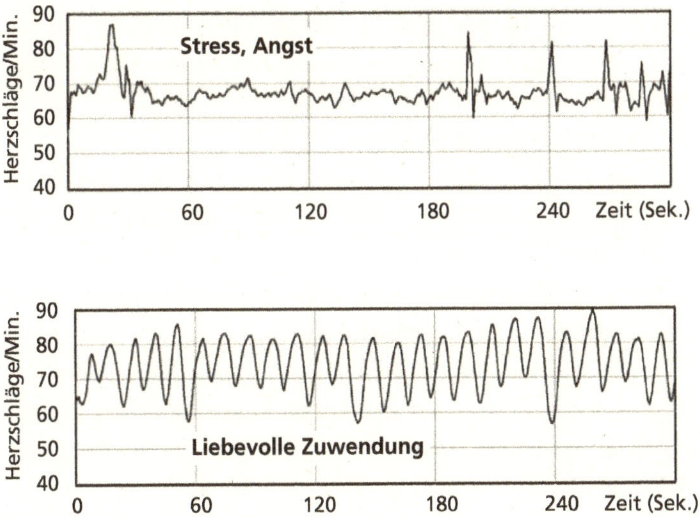

Muster des Herzrhythmus und Gefühle[15]

per wirkt die Angst. Man spürt die Angst eines Menschen im Raum über sein Energiefeld hinaus. Altbekannt ist der Spruch, dass Angst »ansteckend« ist. Als geübter angstfreier Mensch kann man noch mehr erfahren. Ich kann zum Beispiel spüren, ob eine Angst neu oder schon ein paar Jahre alt ist, auch, ob sie aus einer früheren Inkarnation stammt (siehe dazu den Abschnitt »Reinkarnation: Einfluss aus früheren Leben« in Kapitel 7). Um das zu erkennen, braucht man nicht zu analysieren, das spürt man direkt. Ich teile einen solchen Eindruck nicht sofort mit, vor allem, weil ich dem Klienten die Gelegenheit lassen will, selbst etwas über sein Problem herauszufinden. Oft helfe ich mit zurückhaltenden Fragen oder Andeutungen; und falls ich dabei bemerke, dass die Person gegenüber dem Thema verschlossen ist (oder das noch bleiben will), dann lasse ich es ruhen. Mein Prinzip ist: Dränge niemandem etwas auf, wozu er kein Interesse oder keine Bereitschaft zeigt, es anzunehmen.

Viele solcher Ängste aus einer früheren Inkarnation nennt man in heutigen Praxen einfach »irrationale Angst«. Man sagt: »Es gibt keinen Grund.« Oder: »Schau, das ist doch Unsinn, du brauchst keine Angst zu haben!« So ist dem Menschen nicht weitergeholfen. Die Angst bleibt bestehen.

Im Energiekörper schwächt die Angst, sie zieht zusammen, blockiert den Menschen und umklammert das Herz. Trauer lastet auf Lungen und Nieren, sie drückt nach unten. Wut »knödelt«, drückt und »schiebt« im Bauch oder, wenn sie durch die Kehle ausgedrückt gehört, im Hals. Ein Gefühl der Machtlosigkeit kann uns zentral »lähmen«.

Hält man Wut unterdrückt und trägt man sie lange Zeit mit sich, hat man diese Emotion so sehr verdrängt, dass man sie nicht mehr fühlt – und ist sie mit Hass, Flüchen oder anderem bösartigen Gedanken»gut« verbunden (das wirkt im Körper Tag und Nacht), dann nagt, frisst und schiebt sie, bis schließlich eine Krebserkrankung oder ähnliche Auswüchse »schieben« und »wüten«. Das Resultat erscheint dann an der psychosomatisch relevanten Körperstelle als Symptom. Deshalb muss die unterdrückte Wut gefunden und freigesetzt werden.

Emotionen, die unsere Lebenskraft sehr belasten, sind Scham, Schuldgefühle, Kummer, Angst, Ärger, Hass und unterdrückte Wut. Wenn man eine dieser Emotionen überspielt, schluckt oder sich davon ablenkt, so wirkt sie mit uneingeschränkter Macht im Energiekörper weiter. Je mehr und je länger man eine dieser Regungen verbirgt, umso schädlicher ist das für den Energiehaushalt und die Gesundheit.

Besonders stärkend und gesundend hingegen sind Liebe, Lebenslust, Spaß, Freude, das Empfinden von Dankbarkeit, Verehrung, Begeisterung, Zufriedenheit, Selbstachtung und Vertrauen. Für bleibende Gesundheit und Energie sowie für den gesunden zwischenmenschlichen Kommunikationsfluss und gegenseitige Wahrnehmung sollte man also seine Gefühle achten und sich erlauben, diese bewusst wahrzunehmen und angemessen auszudrücken. Dabei kann man grundsätzlich wie folgt vorgehen:

- Erlaube dir, dem Gefühl entsprechend zu atmen.
- Spüre, wie es dir geht – deine Emotion.

- Kannst du sie benennen? Ist es Angst oder Machtlosigkeit, ist es Enttäuschung? Ist es Wut oder Trauer?
- Akzeptiere, dass du eine Emotion hast, und verurteile dich nicht dafür! Sie hat einen tieferen Grund.
- Wenn du in einem Gespräch bist und Wut in dir aufsteigen spürst, kannst du vielleicht sagen: »Moment mal.« Oder: »Jetzt steigt Wut in mir auf, ich brauche eine Pause.«
- Falls du den Mut dazu nicht aufbringen kannst, könntest du dich entschuldigen und den Raum verlassen, um die Emotion ungestört zulassen zu können (zur Not in der Toilette), ohne jemanden damit zu verstören oder zu verletzen. Der andere käme sonst leicht in eine Abwehrhaltung, was niemandem wirklich weiterhilft und deinen momentanen Lebensfluss zusätzlich erschwert.

Dies kann Teil eines optimalen Gesundheits-Selbstmanagements sein, ohne einen zusätzlichen Konflikt oder unnötigen Stress zu erzeugen.

Warum eigentlich so?

Es ist *mein* Thema, wenn *ich* die Balance verliere. Ich schiebe anderen möglichst keine Verantwortung für meine Gefühle zu. Ist es nicht besser, die Verantwortung für meine Gefühle und Emotionen selbst zu übernehmen? Ich will doch frei sein! Das heißt unabhängig vom Tun und Lassen des anderen.

Fang auch du jetzt an damit – indem du deine Gefühle selbst zu handhaben lernst. Du kannst üben, dich selbst um deinen Gefühlsraum, den Astralkörper, zu kümmern. In diesem Buch beschreibe ich alles, was du dazu brauchst.

Ein altes Sprichwort sagt: »Der ist der größte König, der über sich selbst herrscht.« Herr über sich selbst zu sein meint vor allem, Herr zu sein über seine eigenen egoistischen und »primitiven« Triebe sowie über negative Emotionen. Doch das bedeutet nicht, diese aus Angst, Scham oder welchen Gründen auch immer zu leugnen oder zu unterdrücken! Zum einen würde das unterbewusst der möglicherweise im Gleichgewicht befindliche Mitmensch spüren und dadurch etwas irritiert werden (es ist ein gruppendynamisches Phänomen, dass dann oft dieselbe Emotion beim anderen auftaucht – dann würde sie dir wiederum gespiegelt), zum anderen stört das unmittelbar und nachhaltig deinen Energiehaushalt und deine Gesundheit.

Der gesunde Umgang mit einer negativen Emotion

Meist können wir mit einer Emotion nicht angemessen umgehen. Es fehlt in unserer Gesellschaft noch das richtige Verständnis für negative Emotionen. Das sollte zum Lernstoff in der Schule gehören. Und natürlich in die Lehrerausbildung. Es müsste selbstverständlich sein, dass eine Emotion den nötigen Platz für ihre Freisetzung bekommt, ohne andere über Gebühr zu beeinträchtigen, und nicht zerredet wird.

Wenn nun eine der obengenannten negativen Emotionen in dir aufgekommen ist und du dich freigestellt hast, diese durch Ausagieren loszuwerden, dann gehst du wie folgt vor:

Richtig mit Wut umgehen

Begib dich möglichst an einen Platz, an dem du ungestört bist. Atme intuitiv. Lass ein heftiges Einziehen und Ausstoßen der Luft zu, wie es von selbst ohne Hemmung geschieht. Erlaub es deinen Armen, mit lockeren Fäusten (also ohne diese zu drücken) beim Ausatmen in die Luft zu schlagen oder auf eine weiche Unterlage wie Polster, Kissen, die Couch oder das Bett. Mach das so frei, bis kein Antrieb dazu mehr da ist.

Sobald Wut in der Kehle aufsteigt, kannst du eventuell gleich vor dem Schlagen, den Oberkörper rund nach vorn gebeugt, mit faustähnlich locker gerundeten Händen nach freiem Einatmen ungehemmt einen Schrei »Aaah!« loslassen. Du brauchst keine Energie zum Formulieren oder Verurteilen zu verbiegen, sondern kannst sie auf diese Weise pur äußern. Anstatt seine Macht zu blockieren, wird der Schrei optimalerweise aus dem Bauch entlassen. Dort ist die Energiequelle der Wut und zugleich der Power. Erlaub dir dies so lange, bis der antreibende Druck vollkommen nachgelassen hat. Wenn ein solcher offener Schrei nicht möglich ist, weil du andere nicht stören möchtest, könntest du in ein Kissen brüllen und dadurch die Lautstärke abdämpfen – oder du schreist in deinem geparkten Auto hemmungslos.

Eine weitere Option wäre dann, die Wut in derjenigen Körperregion auszuagieren, wo sie schiebt. Falls das im Bereich der Atmung sein sollte, kann man das weiter mit tieferem Stoßatmen machen (nicht künstlich oder mit Mühe – wegen

Schwindelgefahr –, sondern nur eben ohne Hemmung!). Dabei kannst du auf und ab schreiten, also die Wutenergie durch die Motorik des Gehens ausleiten. Dabei dauert es allerdings deutlich länger, bis die Wut herausgesetzt ist, als mit ein paar Schreien oder Schlägen ins Kissen.

Nimm dir so viel Zeit dafür, bis dein Körper und deine Nerven wieder ohne Wutantrieb sind, zwar noch vibrierend, aber in Fluss und voll Energie und nicht geschwächt. Lass dir ein paar weitere Minuten, um zu spüren, ob nochmals eine Welle Wut auftaucht. Dies kann leicht passieren, falls du dir ein solches Freisetzen der Wut schon lange nicht mehr oder noch gar nicht erlaubt hast. Dann kann sogar noch eine dritte, meist kleinere kurze Welle auftreten.

Ist die Wut so ausagiert, erlebst du ein Gefühl der »Gesamtruhe«, des Friedens. Lass diesen gesunden Energiefrieden zu und gib ihm ein paar Minuten – oder besser mehr. Vielleicht legst du dich ein Weilchen hin. Dabei solltest du noch nicht denken, noch nicht in den Kopf gehen, sondern die energetische Rundherum-»Windstille« genießend wirken lassen. Während dieser Phase finden verschiedenste gesundende Integrationsprozesse im Körper statt. Des Weiteren »atmet« sich deine Seele in diesem Moment in Richtung Balance und wiedererrungener eigener Macht.

Diese »Windstille« ist heilig. Lass sie einfach geschehen, mit »leerem« Kopf. Irgendwann kommt von selbst ein neuer Anfang, als Impuls zum Aufstehen, zum Sprechen oder zu etwas anderem. Dann ist das Neue (vielleicht ein Gedanke oder Impuls zum Tun), das ganz von selbst entsteht, meist genial.

»Von selbst« heißt bei mir immer »vom höheren Selbst, also wirklich frei, vom großen genialen Selbst«.

Das war nun das Freisetzen derjenigen Emotion, die im Falle ihrer Unterdrückung nach einiger Zeit vor allem Geschwürleiden hervorbringen kann.

Wenn du eine solche Emotion auf die beschriebene oder auf ähnliche Weise freisetzt, dann atme nur bewusst, spür deine Füße auf deinem Stück Erde, und lass dem anderen seinen Raum, den er braucht. Lass ihn und sag erst mal nichts. Dabei verschließt man sich nicht, lehnt nichts ab, atmet gut, spürt sich und fühlt sich auch nicht wegen der Emotion schuldig, sondern lässt das Phänomen unter Selbstachtung und -wahrung zu, bis die »Windstille« eintritt (natürlich, ohne Übergriffe jeglicher Art zu dulden). Frühestens nach dieser Stille ist der betreffende Mensch allmählich wieder offen für ein langsam anklingendes Gespräch (frag ihn und warte gegebenenfalls als beherrschter Mensch, bis er wieder dazu bereit ist). In Verbindung von Seele zu Seele, in gegenseitiger Achtung und in Respekt. Kopflastige Rechthaberei würde hier nur Schaden anrichten, Verletzungen erzeugen und Abwehrmechanismen auslösen.

Wie könnte man unter Partnern oder in der Familie Raum für den Atem der gesunden Seele und damit Zentrales für die Gesundheit aller schaffen?

Zum Beispiel haben wir in meiner Familie für die gesunde Energie eines jeden miteinander vereinbart: Wenn jemand eine

Emotion verspürt, darf er das sagen und bekommt in der beschriebenen Weise sofort Raum, oder falls er das gerade nicht kann, darf er die Emotion ruhig sehen lassen. Für den anderen gilt nun, dass er versucht, die Freisetzung der Emotion zu respektieren. Erst mit Eintritt der »Windstille« beziehungsweise sobald der eine kann oder will, kann darüber gesprochen werden.

Kommt beispielsweise einmal bei einem meiner Söhne eine solche Emotion nach einem Telefonat vor, so höre ich im anderen Zimmer einen Wutschrei und bleibe ruhig. Es läuft mittlerweile so, dass wir nicht einmal nachfragen: »Was war denn los?«, sondern es so selbstverständlich wie etwa ein Husten nehmen. Wir wissen ja, dass wir bei Bedarf miteinander sprechen können. Begegnet man sich dann wieder, so ist alles entspannt, in Ordnung, fließend bis fröhlich.

Trauer angemessen überwinden

Wenn die Wut freigesetzt wurde, dann folgen oft Tränen. Die Seele spürt Trauer um nichtgelebtes eigenes Leben oder wegen des Leids aus der Vergangenheit.

Wie entlässt man am effizientesten Trauer? Damit sie nicht zu lange auf die Organe drückt, soll auch sie ungehemmt ausgelebt werden. Aus der gesunden Weisheit der Volksseele mancher Völker heraus gab es früher – und gibt es noch heute – in manchen Gegenden die sogenannten Klageweiber, die helfen, die Trauer auszuleben. Somit waren sie eine Einrichtung für die gesunde Energie des Dorfes oder der Sippe. Sie halfen beim freien Trauern, laut und mit Tränen und hinreichend lange. Danach war das Bedrückende bald überwunden, und ins Leben kam wieder »Auftrieb«.

In Trauer erlaubst du dir am besten das freie Ausatmen. Dies geschieht meist fast stoßend, fallend. Die Welle des Auslebens ist vollkommen und dauert viel kürzer, wenn du dir gestattest, laut zu weinen, und wenn du dich aufs Sofa oder Bett fallen lässt. Lass dich total »einsacken« und schlaff hängen. Bleib dabei, bis die seelische »Windstille« eingetreten ist. Verweile darin, ohne darüber nachzudenken. Fühle deinen Körper, vielleicht die Schwere noch, und lass sie ganz zu. Gib dir keinerlei Mühe, etwas zu unterdrücken. Falls nochmals eine Welle der Trauer hervorkommt, verfahre ebenso. Eventuell kommen noch eine dritte und vierte Welle oder noch eine weitere. Bleib dabei, bis in der »Windstille« nichts mehr folgt. Dann kannst du dich ganz langsam wieder aufrichten. Sei behutsam mit dir und deinem Körper, lass dir noch Zeit. Dann sorg für dich und trink Wasser oder etwas anderes Gesundes.

Je mehr du die Emotion auslebst, umso schneller wirst du darüber hinweg sein und wieder in deiner Energie leben. Du wirst dich wahrscheinlich sogar wie gereinigt fühlen. Herz und Lunge bekommen allmählich und sicher wieder Auftrieb und bleiben gesund.

Das optimale Lösen von Machtlosigkeit

Entweder du weißt nach dem Lesen dieses Abschnitts, dass du mindestens zehn Minuten Zeit dafür hast, oder du stellst beim Entschluss, durch die Machtlosigkeit zu gehen, gleich einen Wecker, am besten auf fünfzehn oder zwanzig Minuten.

Bei dem starken Gefühl »Da kann ich nichts machen« oder »Da bin ich machtlos« lässt du deine Arme hängen. Falls du das Empfinden hast, dir würde »alles« herunterfallen, lässt du dich eventuell frei zusammensacken, wenn das ohne Verletzungsgefahr und unbeobachtet möglich ist – etwa auf den Boden oder die Couch. Der Atem ist zunächst schwach, dies lässt du zu.

Du bleibst so lange »hängen« oder liegen, bis deine Lebensgeister ganz von selbst in die Glieder zurückkommen und der Körper wieder mehr Luft einatmet. In Beobachtung deines Körpers und deiner Gefühle bleibst du, ohne zu denken oder zu bewerten, in dem Zustand des einfachen Existierens, des einfachen Seins. Ist weiter keine Machtlosigkeit mehr spürbar, lässt du dir Zeit im Neuankommen. Raum und Zeit sind vergessen, bis ein Gedanke von selbst eintritt.

Es ist äußerst wertvoll, die Zeit vom Tiefpunkt bis zum »Vollwerden mit Energie« in dieser ruhigen Weise entstehen zu lassen, die dein Energiefeld braucht. Diese Zeit ist heilig. Du spürst die Qualität der leichten »Von-selbst-Erholung«. Reduzierst du diese Zeit, so wird die »Amplitude« im Leben nachher weniger hoch.

Der Umgang mit einer Enttäuschung

Bemerkst du, dass du wegen einer bestimmten Situation oder von einem Menschen enttäuscht bist, dann ist das der erste Schritt zum Wiedererlangen der vollen Energie. Verdrängst du es, so kann dich das im Unterbewusstsein und im körperlichen Gewebe mehr oder weniger lange Zeit schwächen. Stellst du eine Enttäuschung fest, darfst du fragen: Welche Erwartung hatte ich? Du hattest es dir anders vorgestellt oder gedacht. Erwartungen können eben Enttäuschungen nach sich ziehen. Keine Erwartung – keine Enttäuschung. Und: Was ich nicht ändern kann, muss ich eben akzeptieren.

Entschließe dich dazu, einige Minuten des Energiemanagements für die Enttäuschung aufzuwenden.

Fühl die Enttäuschung. Spürst du sie vor allem im Herzbereich, so leg deine Hände aufs Herz und empfinde akzeptierend das sich wie leer anfühlende Innere. Verweile dabei ohne grüblerische Gedanken und lass es so sein, wie es ist. Wahrscheinlich wirst du sehr bald die Arme als schwer empfinden. Dann lass sie hängen, einfach hängen. Falls der ganze Körper schwer wird, so gib ihm nach, um ein paar Minuten loszulassen. Bleibst du so, ohne müde zu sein, lässt du damit gleichzeitig langsam innerlich und äußerlich die Enttäuschung los. Du lässt sie sein oder los – egal. Auf jeden Fall kehrt bald deine Kraft von selbst zurück. Nimm dir für diese mühelose leichte Phase Zeit, sie ist wertvoll. Diese ist die wesentliche Energie-Erholungsphase.

Erfolgreich die Angst loswerden

Vorweg muss ausdrücklich gewarnt werden: Die folgende Anleitung darf nicht von Asthmatikern, Menschen mit Panikneigung oder -erfahrung durchgeführt werden, auch nicht von Herzpatienten! Sie darf ebenso nicht von psychisch Kranken und nicht von Suchtpatienten ausgeführt werden! Diese Personen könnten sich durch die Übung in akute Gefahr begeben.

Wenn du sicher bist, dass du zu keinem der vorgenannten Personenkreise gehörst, dann empfehle ich immer noch, zu einem Profi zu gehen, der dich durch einen solchen Angstlösungsprozess führen kann. Wenn du es auf eigene Verantwortung versuchen willst, dann kann dir das Folgende helfen.

Bemerkst du eine Angst oder wird dir eine Angst bewusst, so kannst du versuchen, diese selbst zu durchschreiten und loszuwerden. Wie gesagt ist Angst erfahrungsgemäß allerdings die Emotion, die ein Mensch, selbst ein Therapeut, nicht ohne Weiteres bei sich selbst lösen kann, vor allem wenn sie im zwischenmenschlichen Bereich entstanden ist. Dann braucht man jemanden, der das kann und einen führt, damit man eben vom Kopf, vom Denken und Vorstellen, herunter ins Herz und die Mitte kommen kann.

Für Perfektionisten und rigide Menschen kann das erste Problem schon darin liegen, sich selbst überhaupt einzugestehen, dass sie vor etwas Angst haben. Weißt du, was dich ängstigt?

Ja? Falls du dich entschlossen hast, dich der Angst ganz zu stellen und sie loszuwerden, dann kannst du das Buch als Guide offen vor dich bereitlegen:

- Mach dir klar, wovor du Angst hast.
- Geh nun ins Fühlen dieser Angst.
- Du bemerkst flaches, vielleicht schnelleres Atmen. Erlaub es deinem Körper so.
- Nun versuch, direkt in den Angstzustand zu gehen, mit dem Gedanken, der dir Angst macht.
- Bleib dabei. Nun bemerkst du vielleicht leises Zittern oder Druck ums Herz und dass du kaum atmest.
- Lass das alles zu, soweit du nicht zusätzlich *Angst wegen unliebsamer Körperreaktionen* bekommst. Falls doch: Spür deine Füße langsam wieder, und *brich den Vorgang gleich hier ab!*
- Falls du keine Sorge um deine Körperreaktionen hast, dann akzeptierst du ohne Weiteres die Neigung zur Zusammenziehung und lässt dich eventuell zusammengekauert auf dem Sofa nieder.
- Wenn dein Körper gesund ist, fragst du dich jetzt in Hinblick auf die Angst: »Was wäre das Schlimmste, was (in diesem Zusammenhang) passieren könnte?« Nachdem du eine Antwort und gegebenenfalls Befürchtungen gefunden hast, lässt du wieder die Angst zu (die im Moment kaum schlimmer wird) und bleibst im Zulassen der Körperreaktionen, der flachen Atmung, vielleicht der Anspannung und so weiter.
- Und verweilst dabei nun noch etwas, ohne weiter darüber

nachzudenken, im Zustand des Zulassens deiner Körperreaktionen.

- Nach einer Weile wirst du bemerken, dass die Enge und der Druck ums Herz nachlassen und langsam schwinden. Auch die anderen Reaktionen. Achte dich, bleib immer noch bei dir und lass diesem Vorgang Zeit. Lass dir Zeit, auch wenn du nichts Besonderes mehr bemerkst und vielleicht auch nichts denkst. Lass los und warte entspannt in der »Windstille«. Wahrscheinlich fühlst du dich jetzt leer und doch irgendwie frei.
- Dann bist du jetzt durch. Die Angst ist gelöst. Sie ist weg, obwohl du sie nicht verdrängt hast. Stimmt's? Der Körper ist ruhig und entspannt. Du bist geradewegs in die Angst hineingeschritten und durch sie hindurchgegangen. Mehr musst du nicht tun. Fertig.
- Entspanntes Ausruhen ist jetzt das Beste, und trink einen Schluck Wasser. Trinken hilft hier, durch den Prozess gelöste Stoffwechselendprodukte und Gifte aus dem Körper zu schwemmen, was die Regeneration erleichtert.

Nach einer Pause kann dir klarwerden, dass die Angst aus Befürchtungen im Kopf gestartet war, welche deine Astralkörper-Energie gegen das Herz zogen. Das resultierte in einem Druck- und Engegefühl ums Herz und in der atmenden Brust. Unabsichtlich negative Gedanken verdrehen die Funktion deiner Kopfenergie (das Stirn-Chakra dreht dabei gegen den Uhrzeigersinn) und saugen dunkle statt sonniger psychisch-geistiger Präsenz in Richtung Herz-Chakra.

Bei einem gesunden Stirn-Chakra strahlt eine helle psychisch-geistige Präsenz ins Herz-Chakra. Durch die im Kopf entstandene Angst verändert sich dieses gesunde Spenden. In der Angst wurde die »normale« Präsenz im Körper nicht mehr gespürt (wegen des magnetischen Kopf-Gedanken-Ziehens). Dabei tritt augenblicklich ein Energieverlust in den unteren Energiekörpern (Astral-, Empfindungs-, Äther- und physischem Körper) ein.

Angst ist eine Projektion von vergangenen Erlebnisbildern beziehungsweise -gedanken in die Zukunft. Beides ist aber nicht real. Jetzt ist nicht Vergangenheit, jetzt ist nicht Zukunft. Deshalb ist jetzt kein Grund zur Angst gegeben. Die Zukunft kann gestaltet werden!

Nun versetz dich in deine Liebe zum Leben. Das stärkt die Herzgegend. Dein ganzes Wesen wird wieder lichter und mühelos.

Die Lösung durch Liebe

Eine Möglichkeit des lösenden Umgangs mit negativen Emotionen, eben auch der Angst, habe ich noch entdeckt. Du kannst Folgendes versuchen: Vergegenwärtige dir jemanden, den du am meisten liebst. Das könnte auch ein geliebtes Tier sein. Lass die Liebe aus deinem Herzen quellen. Wenn nun dein Herz wirklich spürbar aufgegangen ist, dann kannst du die negative Emotion angehen. Und nun lenk deine Liebe da hinein.

Was geschieht? Gleich wirst du merken, dass die negative

Emotion im Ankommen schon aufschmilzt oder regelrecht »verduftet«. In der Liebe kann sich diese negative Emotion nicht halten. Du hast sie nicht nur mit Liebe besiegt, sondern aufgelöst. Es empfiehlt sich, diese Übung zu wiederholen und immer wieder die Erfahrung zu machen, dass deine Liebe siegt. So begreifst du, dass Liebe stärker ist als die negative Emotion.

Ja, so kannst du auch nachvollziehen, dass in der Menschheitsentwicklung nicht das Böse siegen wird, denn die Liebe wird weiter wachsen und letztlich die Oberhand gewinnen. So wird die alte Aussage der Eingeweihten verständlich, die sagten, am Ende siege die Liebe. Und der liebende Gott sprach auch durch Christus: »Ich bin der Anfang und das Ende.«

Die gigantische Kraft reiner Liebe kannst du auch erleben, wenn du es mit dem destruktiven Willen aufnimmst. Mach es genau so wie gerade beschrieben, und du erlebst, dass dieser Wille in der Ausführung gar nicht mehr böse werden kann. Er wandelt sich sofort in etwas menschlich Gutes. Er wird von der Liebe übermannt und fließt als guter Wille.

Also üben wir und lassen wir die Liebe siegen – für eine bessere menschliche Zukunft!

Liebe, Liebe oder Liebe?

Jemanden lieb zu haben ist gewöhnlich mit einem leichten Wohlgefühl bis zu einem angenehmen Strömen verbunden. Dieses Lieben erscheint dem Hellsichtigen im Astralkörper milchig-weißlich, mit etwas Gelb bis Rosa. Die reine Liebe, die bedingungslose selbstlose, erscheint als klares Leuchten. Sie ist ein Sichhinbreiten und eine große Weitung, weiß und wie das Sonnenlicht mitten am Tag, aber kristallartig durchsichtig.

Bei der erotischen Liebe richtet sich die Zuneigung auf einen anderen Menschen oder auch auf ein Ideal. Beim Verliebtsein lässt ein Teil von einem Ideal den Astral- und Empfindungskörper in eine Richtung strömen. In der erotischen Liebe befindet sich überwiegend das Nabel-Chakra beziehungsweise der Empfindungskörper und der sogenannte untere Teil des Astralkörpers im Strömen. Individuell entwickelte erotische Liebe ragt vom Herz-Chakra bis zum Ätherkörper. In den meisten Fällen ist die »erotische Liebe« jedoch trieb- oder lustgesteuert respektive vermischt und hauptsächlich im Empfindungskörper präsent.

Der freie Mensch kann mit allen Niveaus der Liebe leben und auf ihnen spielen wie auf einem Instrument. Er ist weder gezogen noch gedrängt und schon gar nicht getrieben, sondern unabhängig davon. Dieses »Instrument« ist der hell bewusste freie Mensch.

Wer nicht »rein« und bedingungslos geliebt hat, der kann Gott nicht verstehen, der auch auf den ersten Blick »böse« Taten und Leiden zulässt. Bei der reinen Liebe ist das Herz-Chakra viel weiter geöffnet als bei dem, was wir gewöhnlich als »Liebe« bezeichnen. Reine Liebe ist ein in sich ruhendes, lichtes Geweitetsein. Die reine Liebe ist zugleich ein geistiger Akt, eine zutiefst eigenständige Leistung. Sie ist geistig höher. Gewöhnliche Liebe geht in der Aura maximal herauf bis zum Herz-Chakra (abgesehen vom verbalen Ausdruck im Hals-Chakra). Die reine Liebe reicht bis zum Kron-Chakra. Sie wird zu einem hellsichtigen Schauen, denn sie leuchtet von selbst. Sie ist kosmischen Ursprungs.

Willst du diese Fähigkeit bewusst entwickeln, empfehle ich dir, über diese Beschreibung der reinen Liebe und ebenso die Sonne, das Sonnenwesen, zu meditieren. Dann beginnst du dein Bewusstsein weiterzuentwickeln. Du erlebst beispielsweise erkennend: Die Sonne scheint auf jeden, ob »gut« oder »böse« … Und ihr zeigt sich alles, weil sie ganz rein leuchtet. Und würde sie nicht rein weiß leuchten, sondern etwa rosa (man denke an die sprichwörtliche »rosarote Brille«), so käme die Wahrheit nicht in ihren echten Farbqualitäten zum Vorschein. Erkenntnis wird zum Wegweiser.

Jede Form der Liebe hat ihre Berechtigung. Allerdings: Je größer der Egoismus-Faktor dabei eine Rolle spielt, desto größer ist die »antisoziale Gefahr«. Wir sind auf dem Entwicklungsweg vom Beschenkten über die »magnetische« und animalische bis hin zur göttlichen freien Liebe.

Ängste, daraus entstehende Leiden und ihre Heilung – einige Lösungsbeispiele

Nach viel Generellem folgen nun erst einmal wieder einige Beispiele aus meiner Praxis, um am Thema »Angst« zu zeigen, welche Formen dieser »negativen« Emotion welche Leidensformen hervorrufen und welche Bedeutung die Lösung der Angst für die Heilung hat. Dasselbe gilt für die Prophylaxe beziehungsweise Gesunderhaltung. Anschließend zeigen wir auf, welche fünf Hauptwunden für die fünf vorherrschenden Ängste verantwortlich sind und welche fünf befreienden Schlüssel ihre Auflösung bewirken können.

Angst und Zitterlähmung

Fangen wir an mit einem alterfahrenen, gütig wirkenden Neurologen, der langsam in meine Praxisräume trat. Er litt an der Parkinson-Krankheit oder Zitterlähmung. In unserem Gespräch kristallisierten sich recht bald zwei massive Zentralblocker bei ihm heraus:

1. Er fühlte sich seit Jahrzehnten von einer Art Schuldgefühl gedrückt: »Ich verdiene kein Lob!« Damit hielt er sein Energiefeld schon auf einem bescheidenen Niveau.
2. Dazu hatte er von jeher die Angst, nicht gut genug zu sein. Es war ihm bewusst geworden, dass er, immer wenn er morgens den Arztkittel anzog, so etwas wie eine Maske aufsetzte. Allein das ständige unterbewusst angetriebene Bemühen »Gut sein! Besser sein« resultierte darin, dass er tagsüber wie auch nachts im Schlaf unzählige Male die Zähne zusammenbiss – mit der Folge einer ausgeprägten Parodontose.

Der liebenswert wirkende Arzt wurde immer sensibler und langsamer. Alle seine Bewegungen sahen bereits zeitlupenartig aus. Selbst seine Sprache war langsam und zart geworden. Im Gesicht war keine Mimik zu erkennen, kein Seelenausdruck, zurückgezogen hinter Jahren des Maskentragens. Er war »eingesperrt« in die lahme Körpermaske. Durch das dauernd drängende Bemühen, besser zu sein, hatten sich zentrale Energiebahnen verspannt und geschmälert, vergleichbar einer dauernden Muskelanspannung. Leistung folgt aber der *Ent*spanntheit, nicht der Anspannung. Eine gewisse »verspielte Lockerheit« wäre in seinem Berufsalltag energetisch positiver gewesen. Seit einigen Jahren drückte ihn auch die Angst, dass er finanziell nicht über die Runden käme. Tatsächlich hatten diese Hauptfaktoren bereits bis in die Zitterlähmung geführt, und zwar im fortgeschrittenen Stadium.

In der zweiten Sitzung gelang das Durchschreiten der Angst: Viel Geduld und Sicherheit waren erforderlich, um den hochbewussten (Fach-)Mann in seinem Denken und Fühlen zu führen. Seine im Moment vordergründige Angst war, dass jemand von seinen unzähligen Patienten ihn so würde sehen können. Man bedenke, welch hemmender Faktor allein dies ist, sobald man das Haus verlässt! Die nächste Angst darunter war, »dass ich zum Pflegefall werde« – wo er es doch immer schon so schwer hatte, Hilfe anzunehmen. Die nächsttiefere Angst: vor dem Sterben.

Man stelle sich das alles zusammen als Dauerprogramm vor – auf Schritt und Tritt. Aus Gründen des Personenschutzrechts für diesen relativ bekannten Arzt beschreibe ich den Angstlösungsprozess nur stark verkürzt. Ich wachte über seinen Seelenraum (Astralkörper) mit Liebe und Respekt und geleitete ihn bis mitten in die Todesangst. Er konnte darin ohne Widerstände in Ruhe bleiben. Ich hütete diesen einmaligen Moment der Schwelle zwischen Tod und Leben aufmerksam und blieb mit ihm in Verbindung.

Nach einer Weile, als ich sein Energiefeld durchsichtiger werden sah und sich entsprechend verändern fühlte, fragte ich: »Was ist im Moment?«

Langsam sprach er mit einem gewissen Staunen im Ton: »Es wird jetzt leichter. Der Rücken löst sich [er war mit starrer Wirbelsäule gekommen]. Die [verspannten] Beine lösen sich. Der ganze Rücken wird leicht!« Sein Kopf hob sich, und die Hände lösten sich mühelos von selbst. Dann sagte er, er fühle sich nun wie ein sich entfaltender Embryo.

Am Ende der Sitzung stand er auf und schwang mit seinem ganzen Körper wie zur Musik. Sein gesamtes Wesen war heller geworden. Freude keimte langsam auf, tief in ihm und in seinem näheren Umfeld, während er das alles spürte und staunte.

Der Durchbruch hatte im »schwarzen ›Nichts mehr‹« stattgefunden. An der Stelle, wo der Mensch immer ängstlich die alte (meist unterbewusst bestehende) Wunde verdeckt. Bei dem Psychiater war es das Verlassensein (auch seine Frau hatte sich von ihm getrennt). Bei solchen Klienten bedarf es des Dranbleibens mit Liebe, Ausdauer und Wertschätzung.

Übermäßige Selbstkontrolle

Der vierzehnjährige Sohn eines Konzernchefs hatte ständig Angst, etwas nicht richtig zu machen. Er war Klassenbester auf dem Gymnasium und stets extrem darauf bedacht, dass ihm kein Fehler unterlief. Lieber tat oder sprach er nichts als etwas, was vielleicht nicht ganz stimmte. Dies hielt schon lange die Schilddrüse zurück. Als ich seinen perfektionistischen Vater nach der von mir gefühlten Unterfunktion fragte, erhielt ich sofort die Antwort: »Extreme Unterfunktion.« Da sie dies bisher nur mit natürlichen Mitteln zu heilen versucht hatten, konnte meine Schilddrüsenbehandlung sofort greifen.

Der Junge war mit diesen Ängsten und seiner übermäßigen Selbstkontrolle kontaktarm und hatte längst alle Fröhlichkeit und Lockerheit verloren. Bei ihm staute die übermäßige Kopf- und Bewusstseinsaktivität während der Wachstumsphase das Größerwerden. Er war um etliches kleiner als seine Mitschüler, auch die Pubertät hatte noch nicht eingesetzt.

Mir war klar, dass seine zentrale Hormonsteuerung der Hirnanhangsdrüse (Hypophyse) das Wachstum nicht zulassen konnte, weil er sich vom Bewusstsein und seiner Befangenheit in Schach halten ließ. Wie bei anderen »Hormonstörungen« brauchten wir auch hier nur eine Sitzung, selbstverständlich mit Übungs»medizin« für zu Hause, die er gewissenhaft ausführte, und ein paar Vorgänge vor der Heilbehandlung. Wir übten in Richtung Lockerheit und spontanes Spielen. Für den Kopf erhielt er langsam gesprochene Affirmationen zum nötigen Ausgleich.

Nach circa drei Monaten kam die Meldung vom dankenden Vater mit genauer Angabe, wie viele Zentimeter der Sohn schon bald plötzlich gewachsen sei – »und die Pubertät hat ebenfalls merklich eingesetzt«.

Mediastinalkrebs im »Endstadium«

Boris, ein sechzehnjähriger Ukrainer, wurde mit Mediastinalkrebs und dem Brustraum voller Metastasen gebracht. Das Mediastinum (Mittelfellraum) ist eine Körperhöhle und erstreckt sich vom unteren Halsbereich bis zum Zwerchfell und vom Brustbein bis zur Wirbelsäule. Nach sechs Chemos hatten sich die Eltern entschlossen, weitere derartige Maßnahmen abzulehnen. Die Ärzte hatten in einer OP den Brustkorb geöffnet und gesehen, dass sie nichts mehr ausrichten könnten, und ihn so wieder geschlossen. »Zu spät«, hieß es, »Endstadium, der Junge ist nicht mehr zu retten.« Den Eltern wurde gesagt, dass er höchstens noch fünf Monate leben würde.

Der Fall wurde vom zentralen ukrainischen TV-Sender aufgegriffen und ausgestrahlt. Die Schulklasse des Jungen sammelte Geld, damit er ins westliche Europa reisen und einen Heiler finden könne. Man sagte dem Jungen nicht, dass er Krebs hatte und wie die Prognose sei.

Über eine Reihe sogenannter »Zufälle« erfuhren die verzweifelten Eltern über österreichische Bekannte von mir und entschlossen sich, mit einem Dolmetscher zu mir zu kommen. Ich empfahl, dass die Mutter mitkomme und zumindest im

Gesprächsteil dabei sei. Mutter und Sohn konnten kein Wort Deutsch oder Englisch. Der Dolmetscher, ein sehr bodenständiger österreichischer Handwerksmeister, wirkte ungeduldig und angespannt. Er bemühte sich mit aller Energie. Ich versuchte natürlich von Anfang an immer wieder, möglichst direkt mit dem Jungen in Kontakt zu kommen.

Boris zeigte mir die breite Narbe vom Hals bis fast zum Nabel. Er schaute mich mit ruhigem, offenem Blick an. Seine Mutter wirkte fast zusammengeknüllt und flehend. So waren wir zu viert im Praxisraum.

Nun in Kürze das Wesentliche zum Thema Negativemotion und Angst, deren Rolle bei der Erkrankung und Heilarbeit: Die Mutter war beherrscht von der Angst, dass sie schuld sei an dem Ganzen, weil sie glaubte, einen Mann geheiratet zu haben, dessen künftige Kinder alle von einem »Magier« verflucht worden wären. (Die Exfrau soll ihm prophezeit haben: »Du wirst nie wieder gesunde Kinder bekommen!«) Sie trug schwer daran. Sie ging gebückt, obwohl sie nicht alt war.

Das Schuldgefühl wurde (mit Elementen, die bereits in diesem Buch geschrieben worden sind) von ihr gelöst. Diese Frau betete täglich zu Christus, und so konnte ich mir erlauben, etwas für sie zu vermitteln (was man auch »Channeln« nennt). Dabei bekam diese beladene Seele genau das, was erlösend für sie war.

Auch Boris' Vater hatte tiefe Angst vor dem »Fluch«. Beide Eltern boten von Boris' Zeugung an also ein beladenes astrales Energiefeld (auch durch einen weiteren Beweggrund, den ich aus Personenschutzgründen nicht nenne). Boris, so wurde mir berichtet, hatte bereits als kleiner Junge von Dämonen geträumt, mit sechs Jahren einmal mit einem nicht rechtzeitig erkannten solchen Dämon in Menschengestalt gespielt, bis jener ihn wie ein Hund biss. Als Jugendlicher war Boris einmal beim Möbeltragen zusammengebrochen und lag wie tot da. Angeblich eine Woche lang, bis er »reanimiert« wurde.

Vor der Öffnung seines Brustkorbs während der OP, ein Jahr bevor er zu mir kam, soll er zwei starke feurige Wesen gesehen haben, die ihn packten und Richtung Hölle zogen.

Die christlich-orthodoxe Mutter betete auf Knien. Angst lag um die Herzen der Eltern, also ums Herz der Familie, Angst um Boris' Herz, das Seelentor. Das Gesamtbild, in dem Boris' Astralkörper eingebettet war: ein psychoenergetisch langfristig Krebs mit Metastasen(themen) fördernder Raum.

Nun extrem kurz wiedergegeben die weiteren Punkte, um die es außer der Heilbehandlung ging: Für den Vater setzte ich eine Art Fernheilakt ein, dem »Magier« begegnete ich auf seelischer Ebene so weit wie möglich lösend (Schuldfrage und -bewusstsein, Karmabewusstsein, sein Menschenseelen-Selbst). Für Boris' Mutter formulierte ich eine Art Gebets- und Meditationstext, den ich ihr täglich durchzugehen auftrug, wobei ich auf sorgfältigste Übersetzung des Dolmetschers drängte. Darin konnte sie das Gegenteil von Angst, die Liebe, erfahren. Boris war ebenfalls glaubensoffen. Er bekam auch Formulierungen, die ich nicht notierte und daher nicht mehr weiß. Ich erinnere mich noch, dass er diese direkt annahm, und ich erfuhr, dass er alles umsetzte. Den Durchgang durch die Wunde nahm ich bei Boris rein innerlich wahr, zumal sich der Junge ja von weiteren teils unbekannten Personen im Zimmer beobachtet fühlen musste.

Dieses Beispiel zum Thema »Angst« ist das einzige in diesem Buch, bei dem ich nicht allein an der Heilarbeit beteiligt war. Die österreichischen Bekannten der Ukrainer brachten Boris auch zu einer »Heilerin, die nur psychisch tätig war«, und die mit ihm nochmals an seiner Akzeptanz arbeitete.

Mehrere Wochen nachdem wir zusammengekommen waren, kam der Anruf, dass das Visum nicht verlängert würde und Boris in die Ukraine zurückmüsse. Ich »reichte« noch vier Fernbehandlungen dorthin nach, dann erfuhr ich nichts mehr von ihm.

Nachdem die von den ukrainischen Ärzten prognostizierte Überlebenszeit abgelaufen war, ereignete sich an einem Samstag Folgendes: Aus dem Fenster meiner damaligen Wohnung sah ich draußen alles weiß im Schnee. Ich hörte von der nahe gelegenen Kirche, genauer gesagt vom Friedhof, dass da eine Bestattung vorgenommen wurde. Und nun fiel mir Boris ein.

Dann checkte ich gewohnheitsmäßig meine E-Mails. Und da war eine Nachricht mit russischem Absender, den ich als Familiennamen von Boris wiedererkannte – mit Herzklopfen las ich, was da stand: »Lieber Herr Meier, ich bin gut.« Er lebte also, und es ging ihm »gut«! Ich sprang auf und atmete durch! Welch eine erfreuliche Nachricht! Er schrieb, dass er gerade mit einem Übersetzer meine Website lese. Ich schrieb zurück, dass ich mich sehr freute, und sandte herzliche Grüße an seine Eltern und an die Schulklasse.

Dann hörte ich nichts mehr. Fast zwei weitere »Überlebenslängen« vernahm ich weder von den Österreichern noch von Boris auch nur ein Wort. Mein Verstand wollte nach der knappen Aussage von damals wissen, ob Boris denn jetzt noch lebe. Ich rief den Dolmetscher an und fragte nach. Der sagte kurz und kompakt: »Ach ja, ich habe vergessen, Ihnen zu sagen, dass bei Boris laut letzter medizinischer Untersuchungen alles weg ist.« Da fragte ich noch mal: »Wie? Haben die eine bildgebende Untersuchung durchgeführt? Die zeigte, dass nichts mehr von dem Krebs vorhanden ist?«

»Ja, genau«, antwortete er. »Er ist gesund und hat neulich seinen Schulabschluss gemacht. Und ich sollte Ihnen einen schönen Gruß sagen!«

Wie ist es möglich, dass solch ein Krebs im Endstadium wider alle Voraussicht geheilt wurde?

Zwei massive Gesundheitsstörer hatte man zu lösen: Schuldgefühl in engster Sphäre (Mutter) und Angst (vor einem Fluch, Dämonen, dem Bösem). Aus meiner Sicht war dazu hier eine tragfähige Basis gegeben: Die Familie beziehungsweise Mutter hatte eine weite Reise mit all den Herausforderungen auf sich genommen, die Schulklasse und das Fernsehteam hatten sich eingesetzt, die Mutter engagierte sich mit innerster »nach oben« gewandter Seele, der Vater war offen, auch der Kranke wandte sich »hinauf«, und sie führten die gegebenen Übungen gewissenhaft aus!

»Ängste im Alltag«

Eine 22-jährige Frau hatte »Ängste im Alltag«. Sie klagte auch über Schmerzen am Steißbein. Spätestens bei diesem Wort ging mein innerer Blick zum verengten Wurzel-Chakra, um zu sehen, wie es wohl bei ihr mit (Ur-)Vertrauen und Klaustrophobie stünde. Im Wurzel-Chakra sind mitunter auch die Abstammungsverhältnisse energetische Faktoren, je nach Beziehung schmal, breit, frei oder unfrei, warm oder kalt und so weiter.

Täglich fühlte sie sich massiv von der Angst geplagt, »ausgeliefert zu sein« und »die Kontrolle zu verlieren«. Es war keine »obere«, kopfmäßige Angst, sondern sie war basal, existenziell. Sie litt unter Klaustrophobie – im Auto, in der Dusche und so weiter – und der Angst, »im Stich gelassen« zu werden.

Ihr Steißbein war »geknickt« von einem Unfall und brauchte ebenfalls Heilung. Vorrangig führt man jedoch in die Angstauflösung.

Die junge Frau war ein paar Jahre zuvor, als sie abends mit Freunden in einem Park saß und eine nette Feier genoss, von zwei schnell herankommenden Scheinwerfern geblendet und von dem außer Kontrolle geratenen Auto überfahren worden. Mit mindestens elf Knochenbrüchen, Ausrenkungen, einer Lungenquetschung, gerissener Milz und vielen anderen Quetschungen lag sie da, und um sie nur entsetzte Menschen, die nicht helfen konnten. Von einem Rettungswagen ins Krankenhaus gebracht, lag sie dort wach und hilflos ohne jegliche Bezugsperson… Sie hatte darum gebeten, dass man ihre Eltern verständige. »Ich habe tausendmal die Mama genannt, und sie haben sie nicht gerufen. Erst nach der ersten fünf- bis sechsstündigen Operation riefen sie die Mama! Viel zu spät!«

Sie fühlte selbst, dass dies eine zusätzliche Traumatisierung war: Im *Stich* gelassen (wörtlich, durch eine zwölf Zentimeter tiefe Pfählungsverletzung im Wurzel-Chakra-Bereich), ließ man sie auch noch ohne den mütterlichen Beistand liegen. Alle körperlichen Verletzungen heilten, auch die höllischen Schmerzen von der durch einen angeblichen Arztfehler geplatzten Milz ließen nach, aber die täglichen schlimmen Ängste blieben.

Nachdem sie in meine Praxis gekommen war, konnte das nächtliche Träumen von Unfällen und vom Tod bald geheilt werden und blieb aus. Die verständliche Angst, ausgeliefert zu sein und die Kontrolle zu verlieren, konnten wir ebenfalls zügig lösen. Die Klaustrophobie war auch eines der Resultate jenes Unfalls. Die Klientin beherzigte die Übungen, die ich ihr verschrieb, insbesondere auch Vertrauensübungen (Weitung der Wurzel-Chakra-Basis). Für die Lösung der Klaustrophobie musste zusätzlich allerdings das stark schmerzende Steißbein intensiv energetisch mit den damit verbundenen psychischen Themen behandelt werden. Denn dieser, wenn auch vergleichsweise kleine Knick wirkte sich gehörig auf die Lebenskraft- und Schmerzbasis aus. Die schmerzende Störung blockierte den senkrechten Basis-Energiekanal so, dass der Empfindungskörper daraus jene »Platzangst« generiert hatte, weil sie ihre Basis (Platz) als zu schwach, zu eng fühlte. (Inzwischen hat die Frau übrigens sogar ein Kind auf normalem Wege zur Welt gebracht.)

Nachdem »nebenbei« auch eine weibliche Hormonstörung zu heilen gewesen war, blieb von den Ängsten noch die Verlassensangst. Trug die junge Frau in dieser Hinsicht bereits ein größeres Trauma in sich? Als sie an die fünfzehn Jahre alt war, starb ihr herzgeliebter Großvater. Dass er plötzlich weg war, das war für sie so schlimm, dass sie sagte: »Es war gefühlt schlimmer als der Unfall.«

Man kann nur mit dem Herzen ermessen, was damals in dem Mädchen vorgegangen sein muss. Man hat gewöhnlich keine so tiefe Herzensverbindung zu einem Menschen, dass man das im Vergleich mit einem solch schweren Unfall glauben oder verstehen kann. Ein Heiler sollte immer versuchen, derartige Seelenregungen mitfühlend, verständnis- und respektvoll zu würdigen. Man muss ein Einfühlungsvermögen dafür entwickeln, wie schlimm das »Verlassenstrauma« sein kann, während andere Menschen diese Angst gar nicht auf solche Weise nachempfinden können.

Die Angst, »im Stich gelassen, verlassen zu werden«, blieb wie gesagt Jahre nach den Ausheilungen der schweren Unfallverletzungen immer noch als tägliche Bedrohung. Nach einer Behandlung und mehreren Übungen sagte sie beim nächsten Termin aber: »Ich habe seither nicht mehr vom Tod geträumt.«

Angst vor dem Alleinsein im Dunkeln, vor Verfolgung, vor Hilflosigkeit

Dieser Bericht führt gleichzeitig in die tieferen Zusammenhänge des Lebens und kann als Beispiel dazu genommen werden, seine eigenen Lebenstiefen besinnend auszuloten, wenn nicht sogar zu erkennen. Ich überwand mich, von diesem Fall zu berichten, obwohl mir klar war, dass mich manche Leser damit als nicht mehr so recht glaubwürdig einstufen könnten, weil sich diese Begebenheit für sie als nicht übersinnlich Wahrnehmende wie eine Fantasiegeschichte anfühlen kann. Der Bericht geht über die herkömmlichen Raum-Zeit-Verhältnisse hinaus. Doch mit dieser kurzen Klientengeschichte lässt sich eben ein Beispiel dafür präsentieren, wie das Leben aus tieferen Hintergründen seine Fäden spinnt und uns Menschen über unsere Intuition lenkt.

Eine Frau kam zu mir mit dem Thema »Angst, allein zu Hause zu sein«. Erst recht, »wenn es dunkel ist«, geriet sie in gewisse Zustände, weswegen sie an unzähligen Abenden nur noch nach Ablenkungstricks suchte. Seit ewigen Zeiten hatte sie auch immer wieder das Gefühl, es könnte »jetzt jemand hinter« ihr sein ... »Da kann mir etwas passieren, wo mir niemand helfen kann!« Sie hatte abends stets im ganzen Haus das Licht eingeschaltet, zumindest wenn ihr Mann nicht zugegen war. Im Bett hatte sie »immer nicht einschlafen können«.

Diese Angst kam nicht von Auslösern wie Krimis und dergleichen oder infolge irgendeines einschlägigen äußeren Erlebnisses. Das Ganze blieb also »irrational«. Um die Angst dieser intelligenten und freundlichen Frau möglichst von der Wurzel her zu lösen, leitete ich sie in die Tiefenentspannung und einen Trancezustand, wobei ihr Bewusstsein aber noch präsent blieb. Dabei achtet und führt man so, dass der Verstand nicht blockiert und nicht weglenkt vom tiefen offenen Seelenraum. Meine Wahrnehmungsfähigkeit öffnete ich nun bis zur Möglichkeit, dass auch etwas Vorgeburtliches zum Vorschein kommen könnte. Somit störte ich nicht die astrale Atmosphäre in diesem sensiblen Raum und blieb unbefangen offen.

Aus der tiefen (von mir bewachten) Ruhe tauchte in dieser Frauenseele zuerst Dunkelheit auf. Dann zeigte sich ein etwa sechzehn Jahre altes fröhliches Mädchen, es hielt sich in einem Burghof auf. »Alle schlafen, ich muss leise sein!« Sie spürte, aber sah nicht, dass noch jemand da war (»Eifersucht!«). Sie sah »ein dunkles schwarzes Loch« neben sich und spürte deutlich: »Jemand will mich weghaben.«

Plötzlich wurde sie in den Brunnen neben ihr geschubst und stürzte in die schwarze Tiefe. Sie schrie. Doch »es kommt keiner, es kommt keiner …«.

Sie sagte: »Es war ein verspieltes lichtes Leben. Mein Werdegang war jäh zu Ende.«

Im Anschluss kam der Frau ins Bewusstsein: »Ich habe mich schon so oft gefragt: ›Warum bin ich ausgerechnet hier?‹ Sechzehn Jahre bin ich jetzt an diesem Platz. Ich gehörte eigentlich woanders hin, habe ich mir oft gedacht. Von Geburt an habe ich ein traumatisches Thema mit Löchern, das sich keiner erklären konnte. Und schon als Kind hatte ich so oft Panik. Jetzt dämmert es mir, warum! Und ich wurde vom göttlichen Schicksal in diesem Leben [nach dem Tod im Brunnen in einer früheren Inkarnation] genau hierher ins Licht gesetzt!«

Sie hatte einen zentralen Arbeitsplatz in dieser Burg, und alle Bewohner und die Belegschaft mussten mit ihr in Kontakt treten. Sechzehn Jahre lang. Bald nach unserer Heilsitzung war ihr Arbeitsleben dort auch zu Ende, und sie konnte sich gut und ganz davon lösen.

Ein paar Monate nach der Angstauflösungsbehandlung berichtete sie mir: »Die Angst ist weg! Es ist ein unglaublich tolles Gefühl von Freisein!« Wie sie nun strahlte, das war wunderschön anzusehen.

Während der Regressionssequenz in jener Sitzung sah ich sie als sehr schlankes Mädchen, in diesem Folgeleben trug sie als mächtig gewachsenen Angstschutzwall um ihre immer noch lebhaft-jugendliche und sensible lichte Seele einen opulenten Körper mit sich. Sie zog ihre Seele, das heißt sich selbst, innerhalb ihrer Körperburg zurück, blieb »eingezogen« und hielt sich durch betonte Freundlichkeit die Menschen vom Leib. Von Geburt an barg sie eine seelische Narbe, ein nicht verarbeitetes (ehemalig) tödliches Trauma in sich.

Im nicht durch Geburt und Tod beschränkten Überblick zeigte sich das Folgende: Ihr Bedürfnis, die Angst hinsichtlich des unaufgelösten lebensbehindernden »Lochtraumas« aufzulösen, hatte sie zu mir geführt, als ich – das muss hier nachträglich gesagt werden – dort in ebenjene Burg zum Praktizieren gebeten worden war. Die Organisation des Ganzen hatte eine andere Person ausgeführt, die ich aus einer fernen Stadt kannte.

Für mich war dabei von Anfang an eindeutig spürbar: Nicht ich ziehe dahin, ich ließ mich dorthin ziehen.

Nun der Überblick ohne viel detaillierte Begründungen, in denen sich das Kräftenetz erkennen lässt:

Das Höhere Selbst, das in unserer Menschheit das gemeinsame Weisheitswesen ist, die geniale göttliche Intelligenz, die viele »Schicksal« nennen, zog mich über »Zufälle« dorthin. Es ist die Berechnung von hinter und über unserer materiellen Lebensbühne Fäden ziehenden Wesen, genannt »Cherubim« (siehe Anhang), unvorstellbar weit über Zeit und Raum hinausragenden Intelligenzen des Harmonisierens, des Ausgleichens und Balancierens. Wir könnten ebenso gut sagen, diese Frau beziehungsweise ihr Höheres Selbst zog mich dorthin in diesen (karmischen) Bereich alter Fäden, um mit meiner Hilfe das Trauma lösen, heilen zu können.

Theoretisch hätte ich nun der damalige Täter gewesen sein können. Doch in diesem Falle hätte ich dann mit dieser Angelegenheit zumindest irgendwann deutliche Gefühle gehabt. Dieses Indiz ist aber in keiner Weise aufgetreten. Von mir kenne ich viele andere deutliche karmische Verhältnisse (siehe dazu den Abschnitt »Reinkarnation: Einfluss aus früheren Leben« in Kapitel 7).

Der Täter, den ich hier nicht nennen will, war und ist dieser Seele auch im aktuellen Leben deutlich bekannt. Der Frau gegenüber nannte ich diesen ebenfalls nicht. Das ist nicht mein Sinn, meine Aufgabe. Ich vermittelte der lieben guten Frau in einem fühlenden Prozess, der anderen Person die Möglichkeit des Verzeihens und liebenden Mitgefühls zuteilwerden zu lassen. Das würde sie voneinander freistellen und die unterschwellige Bindung vom vergangenen Leben lösen. Eine ganze Reihe Menschen aus dem damaligen Leben waren in der Umgebung dieser Burg zur Welt gekommen und glichen nun verschiedenes aus.

Daraus folgt dann in der Regel mehr Freiheit von karmischen Bindungen, wenn man – außer gewissem Leistungsausgleich - negative Emotionen und seelische Narben löst. Das Maß des »Vorteils«, der Freiheit, die man durch solches Lösen und Verzeihen sich und dem anderen schafft, macht sich kaum ein Mensch bewusst! Es gilt, auszugleichen, zu lernen und zu lösen. Die freie Entwicklung ohne hemmende Bindungen ist unser innerster Bedarf.

»Irrationale« Angst vor einem Schuss in den Bauch

Ein zarter achtjähriger Junge wurde wegen eines »Energie-Lecks« und »seelischer Dünnhäutigkeit« zu mir gebracht. Die Eltern schilderten, wie feinspürig und wahrnehmungsoffen das Kind war.

Als Baby schon hatte der Junge Prostatakrebs gehabt und bekam eine Chemo-Reihe verabreicht, bis er barhäuptig war. Das Zahnwachstum blieb ebenfalls aus. Das alles hatte er überstanden. Vor neun Monaten hatte er sich bei einem Sturz auf einen Zaun von unten her aufgespießt. Wieder ein gravierendes Leiden »an der Basis«: Das war Grund genug, um mit Erdungs- und physischen Raum-Lage- sowie Vertrauensübungen zu arbeiten.

Die Behandlung erforderte eine ausgedehnte Rekonstruktion und Entfaltungshilfe des Wurzel-Chakras. Bekanntlich waltet im Wurzel-Chakra auch Abstammungsenergie. Diese zeigt sich mehr oder weniger gelöst und ausgeglichen, was auf eine wohltragende oder eben fehlende Vertrauensbasis zurückzuführen ist. Auch die Körpergeschicklichkeit hat hier ihre Basis.

Bei dem Jungen lag schon nach der Geburt ein »Altherrenkrebs« vor, ein Prostatakarzinom. Wie konnte das sein? Seine Eltern waren gesund. Sie erzählten mir, dass der Junge jedes Mal, wenn beim Betrachten von Fotoalben das Bild des Urgroßvaters zu sehen war, von klein auf sofort hindeutete und sagte: »Ich!« Die Eltern hakten beim ersten Mal nach: »Wer ist das?« Und der Junge sagte: »Ich. Ich bin das.« – »Der Urgroßvater ist das!«, bedeuteten ihm die Eltern. – »Das bin ich«, insistierte der Junge. Die Eltern betrachteten das zunächst als so etwas wie einen Spaß, dann wie eine Störung, schließlich aber als etwas Seltsames.

Einige Male ging die Familie einen Weg entlang spazieren, der an einem Wehrübungsplatz vorbeiführte. Jedes Mal hielt sich der Junge dort panisch den Bauch, drückte sich an Mutter oder Vater und rief: »Au, au!« Sie fanden keine Erklärung dafür. Eines Tages erkundigten sie sich bei einem größeren Familientreffen nach dem Urgroßvater des Jungen und erfuhren, dass er während des Zweiten Weltkriegs durch einen Bauchschuss getötet worden war.

Fazit: Was ich ebenfalls in seinem Astralkörper als ganz ruhiges Wissen wahrnahm, war inzwischen auch den erst erstaunten Eltern schon klar: Der Junge ist sein wiedergeborener

Urgroßvater väterlicherseits. Dem Vater wurde bewusst: »Mein Opa ist als mein Sohn wieder da!« Inzwischen ist das für die Familie Alltagsbewusstsein geworden.

Der Prostatakrebs des Säuglings war vom letzten Leben eine Art tiefsitzendes Wutelement des Mannes gewesen, der jene Tötungssituation im Nachhinein immer noch nicht zugunsten inneren (Manneskörper-)Friedens hatte loslassen können. Dieses Paket konnte relativ bald »über-lebt« werden, und die neue Bahn wurde freier. Die Heilung des Traumas brauchte tiefinnige Verbindung in Ruhe und Sicherheit, Vertrauenspräsenz und eine ganze Weile Geduld. Doch schon nach dem Aufstehen sagte der kleine Klient vor dem Vater plötzlich munter: »Jetzt ist meine Energieflasche wieder voll!« Und wir strahlten alle.

Wenn die Angst etwas mit der Geburt zu tun hat

Ja, kleine Kinder bringen so manche Information aus früheren Inkarnationen mit. Die meisten gewöhnen sich wegen ihrer unverständigen Eltern oder Großeltern, die meinen, sie müssten den Verstand der Kleinen schulen, solche Berichte aus dem Vorleben zügig wieder ab. Denn sie lieben ja alle und sind bereit, sich von ihnen prägen zu lassen. Dann vergessen die Kinder selbst ihre Erinnerungen, die einfach verglimmen.

Wenn Menschen jäh aus dem Leben gerissen werden, fehlt ihnen nach ihrem physischen Tod oft die Verarbeitung des Erlebnisses, die »Verdauung«. Falls ihnen der eigene Tod unbegreiflich blieb, tritt der Todesschlüssel in Form eines phobischen oder traumatisch wirkenden Symptoms in der reinkarnierten neuen Kindheit in vordergründig nicht erklärbarer Form zutage.

Ich möchte aber dennoch darauf hinweisen, dass ein solch rasches Wiederkommen innerhalb des gleichen Erbstroms überhaupt nicht die Regel ist. Am häufigsten kommt es bei Menschen vor, die in einem Krieg nicht wegen persönlicher Querelen getötet, sondern für ihr Volk geopfert wurden. Beispielsweise bei vielen Wiedergekommenen gegen Ende des 20. Jahrhunderts, weil für die Inkarnation des Lebensplans die geografische Lage sowie das Erbmaterial eine wesentliche Rolle spielt.

Hier darf man aber nicht spekulieren, damit könnte man Kindern gehörig unrecht tun! Die Fakten, das, was relevant ist, kommt ganz von selbst an den Tag, wie bei dem Jungen in dem vorangegangenen Beispiel.

Mit vielen Klienten erlebte ich in dieser Hinsicht klare Beispiele. Bist du zum Beispiel immer, wenn im Leben Enge entsteht – im Gesprächsverlauf, bei der Arbeit, in der Partnerschaft, im Spiel, im Umgang mit Geld, im Tunnel, bei einer Prüfung und so weiter –, jemand, der dabei leicht seine Ruhe verliert? »Platzangst« beziehungsweise Klaustrophobie hat? Und du hast kein Unfall- oder reales Prüfungstrauma erlebt, auf das du diese Reaktion zurückführen könntest?

Dafür gibt es verschiedene Erklärungsmöglichkeiten. Kaiserschnittgeborene zum Beispiel haben nicht das Durch-die-Enge-getrieben-Werden beziehungsweise Sichdurchzwängen, das erfolgreiche Aushalten der Enge (zur Geburt) absolviert. Sie erfahren sich einfach und unvermittelt aus dem Mutterleib gelöst. Diese Menschen erleben im späteren Verlauf ihrer Entwicklung eine Enge psychisch meist auch plötzlicher als andere. Sie neigen eher dazu zu hoffen oder verlassen sich darauf, dass jemand anders ihnen die Enge »abnehmen«, sie »rausholen« wird. Das geht hin bis zum Ausweichen oder zur Flucht vor den Durchbrüchen im Leben. Wie steht es diesbezüglich in deiner Partnerschaft? Oder bist du vielleicht deswegen erst gar keine eingegangen? Es gibt auch solche, die zur Kompensation verstärkt Gelegenheiten suchen, Hindernisse zu überwinden, etwa beim Hindernisparcours, Hürdenlauf, Bergsteigen oder im Survival-Camp.

Wenn hier Bedarf an ausgleichender Energie und mehr Selbstsicherheit nötig scheint, empfehle ich, möglichst viele Gelegenheiten des erfolgreichen Durchkommens oder Durchbrechens zu nutzen und diese Kraft zu trainieren, durch die du die Scheu oder Prüfungsangst überwindest. Einfache Möglichkeiten wären etwa schon die folgenden: Geh auf ein dichtes Gebüsch zu und zwäng dich durch, mach dich auf, durch Engstehendes zu dringen. Immer wieder mal. So behältst du diese selbstbefreiende Fähigkeit auf Dauer.

Fünf Hauptwunden hinter fünf Hauptängsten

Kommen wir nun zu den angekündigten fünf Hauptängsten. Beim Menschen treten zwar »denk-bar« viele verschiedene Ängste auf, und man muss, um dem Thema möglichst gerecht zu werden, angesichts aller Erfahrung den Horizont über das Pränatale bis in frühere Inkarnationen der Individualität ausdehnen. Die bereits genannten Beispiele mögen dahingehend eine Ahnung vermitteln. Man kann die Ängste aber in fünf Grundtypen zusammenfassen.[16] Mittlerweile habe ich mich Tausende Stunden mit konkreten Ängsten zwischen Wunde und Abwehr befasst, meist angesichts eines körperlichen Heilungsbedarfs. Wie ich dabei immer wieder feststellte, lässt sich jede der Ängste auf eine der folgenden Urängste beziehen:

1. die Angst, abgelehnt zu werden,
2. die Angst, nicht gut genug zu sein oder nicht genug von etwas zu haben,
3. die Angst, beherrscht zu werden oder die Kontrolle zu verlieren,
4. die Angst, verletzt oder gedemütigt zu werden, und
5. die Angst, loszulassen und etwas falsch zu machen.

Und die fünf Hauptwunden sind die folgenden:

1. abgelehnt, zurückgewiesen worden zu sein,
2. verlassen, »liegengelassen« worden zu sein,
3. verführt, missbraucht oder betrogen worden zu sein,
4. gedemütigt, als Kind zum Beispiel zum Essen gezwungen worden zu sein, und
5. getrennt von der eigenen Sexualität und Herzliebe worden zu sein beziehungsweise hier Ablehnung erfahren zu haben.

Die Angst vor Ablehnung wird unterbewusst und im Kopf mitgetragen aus dem nicht geheilten Trauma, der Verletzung, der Wunde, abgelehnt oder zurückgewiesen worden zu sein. Die Angst, nicht gut genug zu sein, erhob sich unterbewusst und im Kopf aus dem Trauma, der Verletzung, der nicht geheilten Wunde, verlassen, also »liegengelassen« worden zu sein. Die Angst, es nicht mehr im Griff zu haben, kam aus der nicht geheilten Wunde, verführt und missbraucht oder betrogen worden zu sein. Die Angst, verletzt oder gedemütigt zu werden, kam aus der nicht geheilten Wunde, als Kind zum Essen gezwungen und/oder gedemütigt beziehungsweise gemobbt worden zu sein. Die Angst, etwas falsch zu machen, kam aus der Wunde, als »Mädchen« oder als »Junge« herzlos abgewertet respektive abgelehnt worden zu sein.

Indem man die Verwundung meiden will, zieht man sie an. Aus Angst, neuerlich so traumatisiert zu werden, sucht man automatisch danach. Ein innerer, geradezu magnetisch dauerwirkender, negativ faszinierender Fokus auf das Befürchtete wird sozusagen permanent mitgetragen. Und der »Co-Creator« Mensch lebt immer auf »Senden« der entsprechenden Signale, die eine Attraktion auf die befürchteten Ereignisse ausüben. Das Blockieren oder Verstecken der Verletztheit lässt ihn immer wieder die Verwundungsthemen suchen und sie bestätigen, eben weil er sie sucht. So hält er die Wunde offen und blockiert die Heilung.

Zum Glück ist die geistige Macht des heutigen Menschen in der Regel nicht so wirkungsstark, dass die Energie des Befürchteten *direkt* und *unmittelbar* in die Realität dringt. Doch je stärker die Angst vor etwas ist, umso vehementer blockiert man die Entfaltung seines Menschseins insgesamt und nimmt Veränderungen im psychoenergetischen Körper an, die den traumatischen Wirkungen entsprechen.

Aus den Verwundungen und den aufrechterhaltenen Ängsten heraus gerät der Mensch mit dem Meidenwollen in eine Abwehrhaltung. Die dauernd mitgetragene, meist verdrängte oder versteckte Angst hält und treibt die Person in ein bestimmtes Vermeidungsverhalten und wird Gewohnheit oder Charaktereigenschaft. Dies schränkt die Persönlichkeit ein, blockiert Energien, beschneidet den Verhaltensspielraum und damit die Entfaltung. Entsprechend belastet sind die Beziehungen. Abwehr beziehungsweise Intoleranz eines anderen geschieht folglich als entsprechende Abwehr irgendeines eigenen Wesens- und Lebensteils.

Statt der Vermeidungshaltung ist es wie gesagt besser, sich *in die Wunde* aufzumachen. Und bist du im Schmerz, bist du wund, so lass jede Kontrolle fallen und sei! Sei nur, da, in diesem Moment, ohne jede Sicherheit, ohne jedes Konzept im Kopf.

Sturz und Fall und Chaos zugleich, Auflösung der Existenz und doch noch Existenz. Es wird licht. Der Durchtritt ist dann wie von selbst da.

Keine Vermeidung von irgendeinem Gefühl, im Kopf und im übrigen Körper. Reine Existenz. Wenn du da verbleibst und die Auflösung, die wahre Leichtigkeit und Offenheit erlebst, dann siehst du, es dauert nicht lange. Nicht einmal fünf Minuten, und der Durchbruch in die Befreiung ist gelungen. Und du bist da, wo du es erlebst: Die Angst ist Illusion.

Dieser Durchgang, hast du ihn schon einmal erlebt? Oder ist er deiner Seele ohnehin irgendwie bekannt?

Er wurde beispielsweise existenziell und total als Einweihungsritual in der Hochblüte des alten Ägypten bis in Echnatons Zeit durchgeführt. Systematisch wurde der Einzuweihende weisheitsvoll an die Durchbrüche durch die elementarsten Ängste herangeführt, und er musste allen Mut zusammennehmen: Nachdem er ja gesagt hatte, wurde er (erste Probe) an den dunklen Abgrund zitiert, und dabei gab es kein Zurück mehr (als Einsteiger in die höheren Geheimnisse und Aspirant für das Hohepriesteramt oder als vorgesehener Pharao), eine Mutprobe, ob er den Verstand verlieren (loslassen) kann. So sahen die eingeweihten Führungspersönlichkeiten, ob der Neuling die Intuition beziehungsweise Inspiration zulassen und leben kann. Dann musste er zum Feuer und all seinen Mut zusammennehmen, um hindurchzuschreiten (zweite Probe), dann (dritte Probe) durch unbeleuchtetes schwarzes Wasser, worin auch gefährliche Tiere sein konnten (da war keine Kontrolle möglich). Danach (vierte Probe) wurde er einer unwiderstehlichen Verführung ausgesetzt, und insgeheim beobachtete man, ob er den Sinnesreizen nicht verfällt und seine Psyche nicht zu schwach ist im Hinblick auf den für die Entwicklung wichtigeren übersinnlichen Anteil seiner Person. Zuletzt wurde er (fünfte Probe) in die Todeserfahrung gebracht. Er wurde in einen Sarkophag gelegt, der Totengesang wurde intoniert, die Lampe erlosch, und er war im Grab. Dort beließ man ihn allein, bis seine Glieder zu erstarren drohten und er in Lethargie versank. Die Seele begann sich vom Körper zu lösen und reichte ins Übersinnliche (jede Kontrolle, selbst den physischen Körper, hatte sie losgelassen). Der Vorbereitete kam allmählich ohne Raum- und Zeitgefühl durch unbeschreibliche Initiationserlebnisse in den Morgen eines neuen Lebens … Dann wurde er feierlich und mit Herzensfreude empfangen, und man stand ihm in der Verarbeitung der Erfahrungen bei. Dabei soll der neue Eingeweihte eine authentische, starke, angstfreie, wirklich spirituelle Seele geworden sein, deren Führung man sich dann habe anvertrauen können.

Interessanterweise waren diese Einweihungsproben ebenfalls fünf. Wenn man sich näher mit ihnen beschäftigt, dann spürt man sogar, selbst in der Reihenfolge, eine Affinität zu den fünf Hauptcharakteren der Angst.

Nun, solche Einweihungsrituale wie die soeben beschriebenen wird man heute in aller Regel nicht praktizieren. Doch wie kann man nach einem Angstlösungs- und Wunddurchgangsprozess in die freie gesunde Zielgerade kommen oder schon prophylaktisch einen Weg finden, auf dem man sich nicht in den unglücklichen Abwehrcharakteren verfängt?

An einem Urlaubstag, nach Stunden schmerzhafter Prozesse und einer Aussprache, war ich durch meine Wunde gegangen und geheilt. Ich fühlte mich komplett gelöst und glücklich. Der durchlebte Schmerz und der neue Durchblick trugen befreiende Früchte.

Mir war aufgegangen, dass es möglich ist, die ganze Abwehrenergie mit den Verspannungen, den programmierten Stress, die Krise und die Probleme (aus dem Kopf) fallen zu lassen und den entscheidenden Schritt direkt ins Heil zu machen.

Es muss aus entspannter, befreiter Mitte gestartet werden, es soll also keine Emotion aktuell drücken, auch keine Angst gerade durch den Astralkörper ziehen. Am besten, du gehst vorher langsam und gründlich meditativ in die unten formulierten Zielsätze. Dann beginnst du entschieden und mit offener, ganzer Seele, ehrlich und fühlend mit Liebe zu dem Kind, der Menschenseele, die du bist.

Wie oft du die unten genannten Schlüsselsätze öffnen musst, bis du frei von der Angst und Abwehr bleibst, das liegt an deiner Kapazität, dies zu erfassen, anzunehmen, bewusst und konsequent zu leben. Vielleicht genügt einmal total, mag sein täglich siebenmal, möglicherweise brauchst du es Hunderte Male über Jahre hinweg. Eventuell befreit es dich erst immer für fünf Minuten, später länger, vielleicht wirkt es einmal für Monate. Es liegt daran, wie ernsthaft du es machst, wie durchgreifend und gründlich du es vollziehst.

Raus aus der Abwehr: Fünf heilende, befreiende Schlüssel für dein entfaltetes Leben

Wenn du beginnen willst, dich von einem der stressenden Abwehrcharaktere von seiner Wurzel an zu befreien, kannst du folgendermaßen vorgehen: Ich empfehle, zuerst nicht deinen prägnantesten zu nehmen, also nicht mit deiner häufigsten (vielleicht verdrängten) Angst zu beginnen, sondern einer, die du nicht so oft »draufhast«. Bei dieser wird es dir leichter gelingen. Später wirst du den Erfolg bei deinem dominantesten Abwehrcharakter gleich intensiver spüren.

Zur Identifikation des jeweiligen Abwehrcharakters zwischen erstem und fünftem liest du die Punkte »1. die Angst, abgelehnt zu werden« (S. 153) und so weiter und wählst einen aus. Lies diesen langsam, reflektierend und empfindend durch. Leg den Schwerpunkt auf die Angst. Natürlich kannst du alle fünf wiederholend durchgehen. Bei einem wirst du am meisten Erleichterung erleben, dies ist dein zumindest momentan dominanter Energie- und Glücksräuber. Nun wählst du für den gewählten das Folgende aus und kannst die Übung beginnen.

Frei vom ersten Abwehrcharakter werden

> Ich nehme mich ganz an und mag mich mit all meinen Facetten, Mustern und so weiter.

Um das vollständig und stabil im Energiekörper zu erreichen,

1. frag dich, ob du entspannt bist. Sonst solltest du zumindest erst einmal durchatmen! Steh auf und fühl deine momentane Gestimmtheit. Nun nimm sie, wie sie ist, akzeptierend an.
2. Dann fühl deinen Körper, liebevoll innerlich wie äußerlich annehmend bis leicht genießend.
3. Spür eine Zeitlang in das Innere deines unteren Bauchs, entspannt, da, wo das zweite Chakra sich nach vorn und hinten am Zentralkraftstrom öffnet, und fühl deinen Körper hier eine Weile ganz annehmend.
4. Senk deinen inneren Ton (die Schwingung) sanft und langsam und empfinde den Bauch im Inneren, dann die Beine, und lass Lust aufkommen, dich in deiner Umgebung zu bewegen.
5. Nun sag dir innerlich oder leise für dich hörbar: »Ich nehme mich ganz an …« Sich zu mögen, auch mit »negativen Eigenschaften«, ist wichtig, um es unterbewusst in die Hand zur angestrebten Veränderung zu bekommen.

Frei vom zweiten Abwehrcharakter werden

> Ich bin gut (genug), so wie ich bin.

Um es vollständig und stabil im Energiekörper zu haben,

1. steh auf und zieh deine Schuhe aus, für mehr Erdung eventuell auch die Socken.
2. Denk daran, dass du starke Beine hast. Du stehst jetzt fest auf eigenen Beinen. So fähig bist du, auch im übertragenen Sinne.
3. Du besitzt eine starke Quelle. Erlaube dir, bei Bedarf automatisch von unten immer genügend Energie aufzunehmen.
4. Überall, wo du bist, empfange genug Energie. Leb das nun einige Schritte weit.
5. Jetzt sprich: »Und was ich sonst brauche, stelle ich fest und organisiere ich mir.«

Frei vom dritten Abwehrcharakter werden

> Ich vertraue und stelle mich (der Situation) offen (so bin ich in der rechten Macht).

Um das vollständig und stabil im Energiekörper zu erreichen,

1. stell dich hin, atme tief durch und lass die Knie locker.
2. Jetzt geh einen Moment ganz darin auf zu spüren, dass du hier stehst. Die Erde (deines eigenen Lebens) unter deinen Füßen. Sicher. Lass die Füße warm werden.
3. Dann geh mit deiner Aufmerksamkeit in deine Mitte (bis es sich seelisch ruhig anfühlt).
4. Sprich: »Ich bin in Frieden. Ich bin sicher. Ich bin ein guter Mensch.« (Richte dabei die Aufmerksamkeit nicht woandershin, sondern zu dir her.)
5. Sag weiter: »Ich habe den Mut, weich zu sein und loszulassen. Ich (weiß, ich) bin getragen.«

Frei vom vierten Abwehrcharakter werden

Ich bin vom Kern aus gut und bleibe heil.

Um das vollständig und stabil im Energiekörper zu erreichen,

1. steh auf, nimm dir Raum und atme durch. Mit lockeren Knien spür die Erde – annehmend.
2. Denk und spür, dass du mit einer wohlwollenden Umgebung verbunden bist. Dann lass alle gestaute Energie fließen – bis über die Haut hinaus in dein Energiefeld.

3. Leg die Hand leicht auf deinen oberen Bauch und komm zu dir – entspannt.
4. Da, in der Mitte, ist dein wunderbarer Kern, dein Selbst. Achte es.
5. Sprich leise oder im Geiste: »Ich bin stark und frei. Ich führe mein Leben selbst.«

Frei vom fünften Abwehrcharakter werden

> Ich bin auch in Unvollkommenheit passend im Universum, einmalig.

Um das vollständig und stabil im Energiekörper zu leben, gehst du am besten wie folgt vor:

1. Begreife: »Auch mit Schwachstellen und wenn mir Fehler passieren, bin ich bereits dieses einmalige Wesen, richtiger Teil des lebenden Universums. Das bin ich wirklich!«
2. Leg die linke Hand oder beide Hände aufs Herz und spür dich eine Weile dort drinnen. Lass deinen Atem weich sein und sprich zu dir ruhig und langsam: »Ich erlaube mir Gefühle, denn ich habe ein Herz.« Wiederhol das.
3. Erkunde, wem gegenüber du gerade ein sehr positives Gefühl hast. Überleg dir, mit welchen Worten du das dieser Person sagen kannst. Stell dir vor, sie steht jetzt vor dir. Nun sprich

diese Worte hörbar. Als nächsten Schritt kannst du das zeitnah in Wirklichkeit umsetzen und ihr sagen. Du wirst sehen, welche gute Energie damit frei wird, und es wird euch beiden sehr guttun.
4. Deine natürliche Weiblichkeit beziehungsweise Männlichkeit, so, wie sie ist: Nimm sie jetzt an, ganz an, sie ist gut.
5. In deiner Echtheit bist du einmalig. Authentizität leben macht frei und glücklich.

Ist dir die Übung der Befreiung von einem Abwehrtyp gelungen, dann spürst du, dass dein Energiefeld weicher geworden ist. Du fühlst dich nun freier, leichter.

Falls du merkst, dass du einen dieser Kernsätze nicht leben willst oder kannst, dann bist du ziemlich sicher in einer Abwehrhaltung und solltest mit diesem Satz weiterarbeiten. Wahrscheinlich musst du die Schritte langsamer tun. Beim Durchgehen der Übung solltest du nicht nachdenken oder »philosophieren«. Das kannst du mit dir vorher klären. Während der Übung solltest du die Aussagen am besten fast meditativ langsam und offen denken oder leise sprechen, bis du eins mit dem Satz bist (er verträgt auch geringe Veränderungen). Dasselbe gilt, falls du wieder eine der fünf Ängste erlebst. Dann ist Wiederholung angezeigt.

Im »Presencing« (siehe Kapitel 5) wird das Freiwerden von den Abwehrformen sozusagen »mit erledigt«. Derselbe Effekt tritt auch ein, wenn du das Höhere Selbst nicht abwehrst, sondern lebst.

4

Weitere wesentliche Faktoren für die Gesundheit

Wir haben gesehen, wie Emotionsblockierungen in körperliche Leiden führten: ungesunde Verdrängungen, selbstschädigende Verhaltensmuster und Abwehrcharaktere sowie dauerhaft störende Glaubenssätze. Bevor wir nun zu weiteren Maßnahmen zur Gesundung kommen, wollen wir uns noch einmal vergegenwärtigen: Wie ist denn im Gegensatz dazu ein psychisch vollkommen gesunder Mensch auf dem heutigen Entwicklungsstand idealerweise ausgestattet, dessen Energiefeld also im Optimalfall einen kerngesunden Körper gewährleisten wird?

Der psychisch kerngesunde Mensch

Jahrelang beobachtete ich mit dieser Fragestellung viele Menschen im großen Bekannten- und Klientenkreis unterschiedlich psychisch und körperlich Gesunder wie Leidender. Ich reflektierte, notierte und blickte auch auf unzählige aufwachsende Kinder, die ich mit einem Auge auf ihre sich gesund und kraftvoll entfaltende Psyche viele Jahre lang täglich erlebte und unterrichtete. Mein Fazit kristallisiert sich in folgenden Punkten:

- Ein psychisch kerngesunder Mensch vertraut dem eigenen Körper. Und er achtet ihn in Hinblick auf seine Ernährung, seine Bedürfnisse (seiner Lust/Unlust) und die unangenehmen Meldungen als Hinweis auf Korrekturbedarf.
- Er erfüllt sich seine körperlichen, seelischen und geistigen Bedürfnisse selbst oder macht sich dazu auf.
- Er verantwortet selbst seine Gesundheit beziehungsweise Krankheit und macht niemand anderen dafür verantwortlich. »Was *mich* verletzt, das zeigt *mein* Thema/*meine* Wunde.«
- Er hat Selbstvertrauen derart, dass er seinem »Bauchgefühl« (innerer Weisheit) und seiner Intuition als Entscheidungskriterien einen zentralen Platz einräumt.
- Er steht selbstbewusst da und kann von seinen Eigenschaften, Schwächen wie Kompetenzen, sprechen, ohne sich zu verspannen. Er kann auftreten und hat den Mut, sich selbst voll zu »bringen«.

- Er ist im Kontakt ungezwungen und ohne Verstellung (Maske), stressfrei austauschbereit, tolerant und teamfähig. (Falls er destruktives Verhalten beim Gegenüber empfindet, äußert er seinen Eindruck spontan, ohne die Würde des anderen zu verletzen.) Er ist partnerschaftsfähig und hat mindestens zu einer Person eine vertrauliche Beziehung.
- Er nimmt seine Gefühle (Dankbarkeit, Lust, Liebe, Freude und so weiter, auch Angst, Wut, Eifersucht, Trauer, Enttäuschung, Machtlosigkeit und dergleichen) wahr und erlaubt sich, diese (angemessen) auszudrücken. (»Jetzt steigt in mir Wut auf, ich brauch einen Moment Luft/Zeit.«) Er lebt sie zeitnah aus, bis die Balance wieder da ist. Er fühlt sich wohl in seiner Haut.
- Er respektiert seinen eigenen Willen ebenso wie den Willen eines anderen. Er kann sich entschließen und dies umsetzen. Er kann mit Belastungen umgehen und akzeptiert Veränderungen.
- Er erlaubt sich seine eigene Kreativität. Er ist produktiv, auch für die Gemeinschaft. Er ist offen für Humor und zu Späßen bereit.
- Er kann lieben, ohne etwas dafür zu erwarten.
- Er ist fähig zum Mitgefühl, offen für das innere Kind bei sich und anderen.
- Er lebt eine gesunde Sexualität und ist dabei achtsam, nicht bloß triebgesteuert, sondern mit Herz und Respekt vor der Persönlichkeit des Partners. Er nutzt niemanden dabei aus und opfert sich nicht. Er ist fähig zu bewusster Hingabe.
- Er achtet seine Gedanken, auch wenn sie den Meinungen

aller anderen entgegenstehen. Er sucht sein Denken ständig zu beobachten (zum Beispiel, ob es positiv, konstruktiv oder negativ ist). Er strebt nach Erkenntnis und ist bereit, zu lernen und sich zu entwickeln. Er kann sich für etwas begeistern. Er erlaubt sich selbst, die eigene Meinung auszudrücken, ohne andere zu verurteilen, und ist dabei ehrlich.
- Er erwartet (außer bei einer Vertragsbindung) nichts vom anderen.
- Er glaubt an höhere Bewusstseinsformen und ist fähig zur Devotion (spontan aufmerksame, wertschätzende, ehrende Zuwendung wie eine innere Verneigung), dies auch dem eigenen innersten Lebensquell gegenüber.

Anhand dieser Auflistung, die keinen Anspruch auf Vollständigkeit erhebt, kannst du dich orientieren und feststellen, in welcher Hinsicht du vielleicht noch etwas freizulegen hast, um glücklich und kraftvoll zu leben.

Exkurs: Ein Wort noch zum Thema Psyche bei Mann und Frau

In einer Zeit, in der sich in Europa dreimal so viele Männer wie Frauen das Leben nehmen,[17] ist es überfällig, dass man sich auch einmal auf die Seele in Bezug auf die Geschlechter besinnt. Wie wird zum Beispiel Männlichkeit in der heutigen Gesellschaft geachtet? Mit der Weiblichkeit sieht das mittlerweile besser aus, wie man beispielsweise an den vielen Veranstaltungen im breiten psychospirituellen Bereich sehen kann. Dann schau dir die Lebenserwartung der Männer heute im Vergleich zu Frauen an, durchschnittlich ist sie fünf Jahre kürzer. Das liegt nicht an den Genen. Was ich mir immer schon gedacht hatte, haben Klosterstudien gezeigt,[18] nämlich dass abseits vom heutigen Arbeits-, Freizeit- und Medienbetrieb Männer und Frauen etwa gleich alt werden. Also abseits vom Mainstream …

Unsere Gesellschaft muss sich angesichts dieser (zunehmenden) Fakten wieder mehr Achtung den männlichen Eigenschaften gegenüber erwerben und verstehen lernen, was ein Mann braucht. Die meisten Männer haben es selbst vergessen. Mir ging es auch so, dass ich aus der reichen Praxiserfahrung mit Frauen jederzeit in einem Atemzug essenzielle weibliche Qualitäten nennen konnte, doch nach männlichen gefragt, kam ich sofort ins Stocken, obwohl ich selbst ein Mann bin. Ich war darüber angesichts so vieler versteckt psychisch leidender Männer, die ich persönlich kenne, selbst erschüttert! In Schulen habe ich auch schmerzlich erlebt, dass die Kollegen und Kolleginnen in den pubertierenden Klassen viel weniger Verständnis für die Jungen als für die Mädchen aufbrachten, denen in diesem Alter oftmals das schönere Schreiben und die Schule näher liegen und leichter fallen als den Jungen, die eigentlich in diesen Jahren mehr Herausforderungen in Form von physischen Abenteuern bräuchten.

Es geht darum, dass sich Frauen und Männer ihrer weiblichen und männlichen Eigenschaften bewusst werden, diese schätzen und bewahren. Leider sind noch viele, ganze Gruppen, weit davon entfernt, zumindest seelisch und geistig. Ich plädiere für eine gesunde Gesellschaft, in der sich Männer und Frauen fern von jeder Rivalität mit ihren essenziellen Eigenschaften harmonisch zusammenklingend gleichberechtigt begegnen und im Miteinander wachsen. Eine Gesellschaft, in der man all die Qualitäten des Mannes und der Frau in gleichem Maße hoch schätzt, ja liebt. Wer den Menschen und sich selbst einigermaßen begriffen hat, der müsste eigentlich gar nicht anders können.

Liebe Männer, es ist Zeit, dass ihr eure männlichen Eigenschaften, das zielgerichtete Vorwärtswollen, eure Präsenz, euren Körper und seine Sexualität an sich erstens annehmt, zweitens achtet! Ja, achtet, mehr noch, ehrt die männlichen Qualitäten von Klarheit und Tatkraft, die unsere heutige Kultur, die Häuser, Fahrzeuge, Straßen, Technik und so weiter unter vielen Opfern, Leistungen und großem Verzicht hervorgebracht haben! Bleibt mal stehen und schätzt, ehrt mal eure Risikobereitschaft, euren Mut, euer Standvermögen, und lasst eure ganz eigene Initiativkraft zu, wie sie ist. Nehmt zuerst mal eure Männlichkeit so an, wie sie ist, genau so! Selbstakzeptanz, sich zu mögen, schafft »Ver«mögen. Wartet nicht darauf, dass euch erst eine Frau diese Schätzung und Achtung bietet. Mann, fang selbst auf der Stelle damit an! Lass dich nicht verführen zum Weiblichsein, das wäre für eine Frau normalerweise auch uninteressant. Du darfst männlich sein, deine ureigene Initiativkraft zulassen, und die Frauen dürfen weiblich sein. Mann, wir wissen, du brauchst Spielraum, um deine Potenziale zu leben. Männlich ist anders als weiblich.

Liebe Frauen, nehmt eure ursprüngliche Weiblichkeit an, eure Weichheit, eure umhüllenden, atmosphärebildenden, fürsorglichen, sanften Qualitäten, und tragt sie hütend mit euch! Ehrt eure gefühlvolle Tiefe und die Akzeptanzfähigkeit. Lasst euch nicht zum Männlichsein verführen, das entweiblicht euch und dezimiert das Spektrum der Partnerschaft, es macht euch für einen Mann uninteressant. Energiefruchtbar ist es, wenn Männliches und Weibliches in der Begegnung Männliches und Weibliches bleiben können. Probiert es bewusst neu aus und erlebt aus der gesunden natürlichen Spannung die aufkommende Energie. Idee und fruchtbarer Boden, Tatkraft und empfindender Raum, so begegnen sich männliche und weibliche Energien, und es wird die Verwirklichung von Ganzheiten folgen, Erfüllung, die gesund für die Zukunft aller ist.

Wie intensiv unser Körper heilen kann, wenn seine Energie nicht blockiert wird

Formgebung und Regeneration

Die energetischen Zusammenhänge unserer (negativen oder positiven) Überzeugungen wirken in den strukturierten Energiekörpern (siehe auch Kapitel 5), und zwar im siebten (kausalen Weisheitskörper), im fünften (umgekehrten Ätherkörper), im dritten (Mentalkörper) und im ersten (Ätherkörper). Der physische Körper liegt bekanntlich mittendrin. Bei ihm wirken wie in einer mathematischen Schnittmenge alle Energiekörper simultan und interaktiv. Wenn nichts in den Energieflüssen eines Organismus blockiert wird, dann herrschen völlige Gesundheit, Lebensfreude und Liebesfähigkeit. Resilienz.

Bei einer echten positiven Überzeugung ist im großen siebten Körper die entsprechende Energie dauernd aktiv, die im gesamten Energiekörper als Ursachenenergie fungiert. Im fünften Kraftkörper funktionieren optimalerweise alle Bahnen und bildenden Energien präzise wirkend, im dritten ist ein Glaubenssatz (vielleicht in Gedanken und gesprochenem Wort bewusst umprogrammiert [siehe weiter unten]) richtig vorhanden, und im Ätherkörper ist die Heilung respektive Regeneration dann ungehindert voll im Gang.

Um zu illustrieren, wie die formende (morphogenetische) Kraft des Energie-, speziell des Ätherkörpers, funktioniert, schauen wir uns jetzt einmal kurz das Beispiel der Innenohrbildung im menschlichen Embryo an: Das Gleichgewichtsorgan wird aus einem »Punkt« am Kopf entwickelt, der nach innen gestülpt zu einem Bläschen wird, das sich weiter vergrößert, streckt, wölbt und zum Organ bildet, gebogen und in die drei Dimensionen (für die Raumwelt der Geräusche nach der Geburt) einrichtet und orientiert. Gleichzeitig wird eine Schnecke (Spirale) gebildet, woran unzählige funktionsfähige Nerven angeschlossen werden; die Hörschnecke wird »gebaut«. Dann wächst das Ganze weiter und beginnt wenige Monate nach dem »Punktsein« schon zu hören …

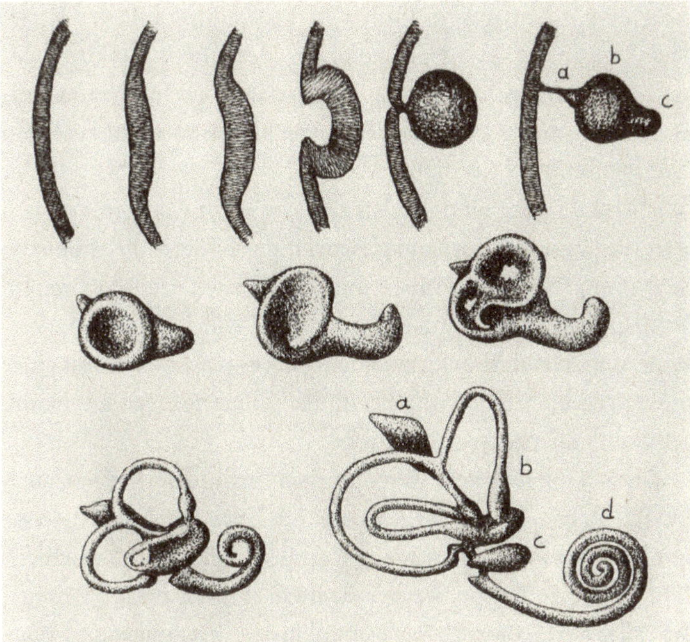

Die rechte der beiden Innenohrbildungen im menschlichen Embryo[19]

Über solche Tatsachen empfehle ich dem Heiler immer wieder zu meditieren, damit sein bewusster Anschluss an diese Kräfte lebt! Aus diesem Grunde führe ich in Workshops und Seminaren durch verschiedene reale Beispiele. Denn jedes Organ wird nach demselben Prinzip speziell geformt: aus einem Punkt, lebend, allseitig, bis es sieht, tastet, pocht (Herz) oder eine andere Funktion ausführt, für die es bestimmt ist. Zum Beispiel wird in nur fünf Wochen aus zwei fadenartigen Blutgefäßchen durch Wölbungen und Formungen in Kammerbildungen mit

Ein- und Ausleitungen, immer in Verbindung mit der Kreislauf-Umgebung, das Herz geformt. Der Rhythmus des eigenen Herzschlags ist schon zu Beginn der beschriebenen Entwicklung, am 21. Tag nach der Befruchtung, von Embryologen wahrgenommen worden, *bevor* es also das Herz gibt. Von der Wirbelsäule sprießend, finden alle Rippen in wenigen Wochen den Weg, um sich vorn am gleichzeitig gebildeten Brustbein zu schließen. Die ganze Menschengestalt ist nach drei Monaten im Prinzip entwickelt. Dann beginnen Wachstum und weitere Verfeinerung. Neun Monate nachdem eine einzige Eizelle mit einer einzigen Samenzelle innig bis in die Zellkerne zusammenkam, wird ein neuer Mensch geboren.

Diese Kräfte wirken, wenn sie nicht behindert werden, auch bei der Regeneration des Körpers. Ich hatte mir beispielsweise einmal versehentlich an meiner großen Zehe alle Hautschichten, die ganze Kappe, weggeschnitten. Binnen zweier Wochen war alles perfekt neu gewachsen inklusive Tastsinnes- und Wärmesinnesfunktion.

Jede lebende Hautzelle bringt lebenslang immer wieder neue mittels Zellteilung hervor. Der gesamte Hauterneuerungsprozess dauert etwa 28 Tage. Wir haben also im Durchschnitt jeden Monat eine neue Haut. Es gibt viele Dokumentationen, wonach abgetrennte Fingerkuppen, sogar größere Teile, in wenigen Monaten perfekt nachwuchsen – aber nur wenn sie nicht vernäht wurden. Manche Knochen sollen nach einigen Monaten völlig erneuert sein. Zähne werden dauernd umgebaut und mit Mineralien nachgefüllt. Alle Zellen der lebenswichtigen Leber sind in maximal sieben Monaten erneuert. Es wurde in Kliniken beobachtet, dass die Leber, nachdem die halbe weggeschnitten worden war, in nur wenigen Wochen nachwuchs. Die Magenschleimhaut erneuert sich alle drei Tage. Die gesamte fußballfeldgroße Oberfläche der Lunge ist in acht Tagen ersetzt. So frisch ist deine Atmungsorganfläche: nicht älter als eine Woche! Anstelle der alten geschädigten Nieren eines Mädchens namens Angel hat ihr Körper zwei komplett funktionierende neue gebildet. Das wurde 2007 von dem Kinderkrankenhaus Sheffield berichtet. Die Darmschleimhaut ist in weniger als einer Woche komplett erneuert. Die Reihe ließe sich für alle Körperbereiche ähnlich fortsetzen.

Die heutige Regenerationsforschung erklärt, dass der gesamte menschliche Körper in maximal zehn Jahren komplett bis in alle Knochen erneuert ist; manche sagen sogar, innerhalb von zwei Jahren. Dabei werden nicht immer die ganzen Zellen abgebaut oder ausgesondert, sondern bei vielen ist es so, dass während des Betriebs der Gewebszellen Organellen beziehungsweise Moleküle oder einzelne Elemente nach und nach ausgetauscht werden.

In fast allen Organen existieren Stammzellen, die sich völlig nach Bedarf in Spezialisten, in Leber- oder Knochenzellen und so weiter, umbilden lassen, und zwar schnell.

Das Ganze gilt auch für ältere Menschen! All diese Regenerationskräfte, beginnend mit den wunderbaren embryonalen Bildungs- und Entwicklungskräften in Raum und Zeit, lassen nicht nach. Sie wirken weiter als »Ganzwerdungskräfte« – lebenslang.

Wir haben (oder hätten) also unvorstellbare Selbstheilungs-

und Regenerationskräfte. Aber nicht nur diese, sondern, wie die Betrachtung unserer Embryonalentwicklung zeigt, auch immense Formbildungskräfte genialster Art. Auch sprachlich etc. So kannte ich selbst einen Mann, der mit über sechzig Jahren 66 Sprachen konnte. Nutzen wir unsere Fähigkeiten überhaupt? Dazu muss man erst einmal begreifen, dass sie da sind. Dann wäre zu verstehen, *wie* man sich entwickelt. Die Leiden, Krankheiten und frühen Tode sind sichtbare Zeichen dafür, dass der »normale« Mensch nicht dazu findet, sich dieser Kräfte zu bedienen.

Was hat ein Mensch für Potenziale? Wo begrenzt du dich vielleicht schon von vornherein durch Glauben beziehungsweise Nichtglauben an deine Potenziale? In der folgend beschriebenen »Ich-Bin«-Meditation sind all deine diesbezüglichen Kräfte präsent. Ich behaupte, nur wenn du kreativ spielend, improvisierend, offen gegenwärtig und in Hingabe, ja, Liebe und voll dabei bist, dann wächst du auf dem Fluss deiner genialen »embryonalen« kosmischen Kräfte. So bedient man sich ihrer. Und viele der genannten Fakten können noch übertroffen werden, wenn dein Energiekörper ganz frei ist.

Die »Ich-Bin«-Meditation

Suchst du eine Meditation, die dich nicht wie so viele irgendwie abheben lässt und dich schwächt für deine Vorhaben und dein tägliches Leben? Eine Meditation, die nicht am Morgen schon ins Träumen führt? Eine, die dich an der Quelle empfangen und wachsen lässt?

Wenn du »Ich will« oder »Ich bin« sagst, so ist das nicht bloß eine Benennung. Es ist ein Hinweis auf ein Geschehen, ein Ereignis, das im nächsten Moment bereits vergangen sein wird. Es ist im Grunde das »Wirklich-Machen« eines unaussprechlichen Geschehens.

Woher kommt es, dass du sagst: »Ich bin«?

Falls du nicht glaubst, dass dein Gehirn etwas zufällig Entstandenes ist, dann empfehle ich dir den folgenden Gedanken- und Besinnungsgang. Er kann zugleich als Einstieg in die Meditation überhaupt verstanden werden, nennen wir es also gleich »Meditation« (Näheres zur Haltung dieser Meditation und so fort folgt im Anschluss) … Denk einmal ganz langsam etwa so:

Ich bin jetzt hier, ich sitze. Ich besinne mich. Ich bemerke meinen Atem. Er ist »von selbst« tätig, Leben ist in mir, geht aus mir, so wie ich die Luft an meiner Nase bemerke. Ich bin ein Ich, ein selbst denkender und empfindender Mensch. Ich sage: »Ich«, und damit meine ich mich selbst. Es ist einfach, und doch bin ich neben dem Gras oder etwas anderem, was sonst gerade in meinem Umfeld ist, ein Eigenwesen. Ich bin ein Menschenwesen – ein Selbst. Ein »Von-selbst-Wesen« bin ich.

Bei meiner Zeugung, Entstehung und meinem Werden bis heute war und ist eine andauernde Lebensentwicklungskraft, ein Selbst am Werk, das nicht im Verstand verortet ist, sondern im Schlaf ebenso »arbeitet« und »macht«. Es stammt aus einer Selbstquelle, es ist nicht zu Ende geformt, sondern ein immer

Werdendes, ein Kommendes. Es ist einzigartig und machend, ein präsentes Machtvolles. Zugleich ist es tief, weich, fest, fein und veränderbar. Aber doch ist es dieses eine. Es ist eins, ein Ganzes, vielseitig Fähiges. Ich begreife: Das gewöhnliche Denken mit seinen linearen Gedankenzügen und bildhaften Vorstellungen ist im Vergleich mit dieser Kraft sehr beschränkt.

Ich lebe »von selbst« und sage: »Ich bin hier, und ich bin so, und jetzt bin ich tätig – und jetzt …«

Ein »Ich Bin«, ein Selbst, kann nur von einem Selbst abstammen, nicht von einem Nicht-Selbst. Also bin ich ein Spross oder eine Frucht der »Ich-Bin«-Quelle, »Ich-Bin-Selbst«-Quelle, ja, zumindest in direkter »Live«-Verbindung mit dem ungeteilten, unbeschränkten »(Ur-)Ich-Bin«, dem Göttlichen. Mit dem nicht beschränkten »Ich Bin« werde ich auch nicht durch Raum und Zeit begrenzt, sondern mit allem verbunden! Also bin ich selbst das »Ich Bin«. (Zur weiteren Vertiefung und Verbindung empfehle ich die »Ich-Bin«-Worte nach dem Johannesevangelium [siehe Anhang].)

So beginnst du auch zu verstehen, dass, wie die Weisen sagten, die Trennung von den anderen reine Illusion ist, ebenso wie die Einsamkeit. Du bist, wir sind nicht getrennt, außer in Raum, Zeit und Körper. Du bist innerlich mit allen Wesen verbunden, wir stammen, wir leben alle aus derselben Quelle.

Körperhaltung und Vorgehensweise bei der Meditation

Den Text der Meditation solltest du erst einmal durchempfunden haben und für dich klären, dass du dich ganz darauf einlassen möchtest. Diese Meditation kann man drei oder auch zwanzig Minuten machen. Ich empfehle, sie in den gewohnten Morgenablauf an einer Stelle einzubauen, wo es für dich gut realisierbar ist. Es ist in Ordnung, bei der Meditation auf einem Stuhl zu sitzen und die Beine senkrecht zur Erde, den Oberkörper entspannt aufrecht zu halten. Die Hände legst du ohne Verdrehung auf die Oberschenkel ab. Das ist die Meditationshaltung des freien Menschen im 21. Jahrhundert (früher der Königssitz). Der Kopf wird weder nach oben (überwiegend willensgebunden) noch nach unten (führt ins Träumen), sondern horizontal ohne irgendeine Anspannung gerichtet. Sitz entweder am Stuhl relativ weit vorn (damit die Gegend des Sakral-Chakras entspannt aufrecht ist) oder weit hinten, um dir von der Stuhllehne den unteren Rücken angenehm stützen zu lassen. Wenn du keine Beschwerden hast, ist der optimale Sitz vorn fast am Stuhlrand. Es geht darum, möglichst beschwerdefrei und für die Energiekörper und den Zentralkraftstrom entspannt aufrecht sitzen zu können (zu stehen passt manchmal auch).

Nun durchfühlst du dich von Kopf bis Fuß, ob irgendwo eine unnötige Muskelanspannung ist, und entspannst diese. Dann beginnst du, deine Atmung zu beachten. Manipuliere sie nicht, sondern lass ihr Spielraum und Zeit, bis das Ein- und Ausatmen harmonisch etwa im Gleichgewicht ist.

Jetzt kannst du mit der Meditationsphase des peilenden Besinnens beginnen. Du konzentrierst dich darauf, den Meditationsinhalt zu begreifen, indem du den obigen Text als Anregung nimmst und/oder dich mit eigenen Denkbewegungen aufmachst, dein Bewusstsein zu weiten, empfindend-begreifend aufwachend zu expandieren, um das »Ich Bin« gleichzeitig zu erfahren, zu erleben, zu sein und zu werden. Bei jeder neuen Expansion empfiehlt es sich, aufmerksam zu verweilen. Falls du nur genießt, fällst du heraus ins Träumen, und es ist aus. Falls du nur denkst, erlebst du nichts. Es geht in dieser Übung und Kunst darum, völlig neuartig, wie ein Ersterlebnis das eben Erreichte, das alles bisher Gedachte im Augenblick übersteigt, zu erfahren. Du bleibst nach dem jeweils letzten Wort der Sequenz deines soeben Gedachten und gleitest sozusagen von selbst ins Wortlose, bildlos Leere oder Dunkle. Dabei geschieht nun das Eigentliche.

Immer wieder während deiner Übung bleibst du bis zum »leeren Bewusstsein«. Dies dauert meist nur Sekunden. Die Dauer ist unwichtig, denn bei dem Ganzen kommt man ins Überzeitliche, in dieser Dimension gibt es nicht Zeit, sondern Präsenz, immer, nur. Dann geh besinnend-empfindend langsam weiter. Wenn es dir gelingt, dich nicht abzulenken, sondern nur zu bleiben, also über das letzte Wort oder Bild achtsam hinauszusegeln ins dunkle Leere, dann ist es bestens. Diese Momente des »leeren Bewusstseins« sind äußerst wertvoll, da genau darin Erfüllung geschieht. Lass nun ohne Bild oder Wort in vertrauender gelassener Ruhe geschehen, was geschieht. Wenn nichts geschieht, ist das auch okay. Leerheit darf sein. Genau – in Leerheit kann gefüllt werden, in den leeren Raum kann eingetreten werden. In einen vollen Raum nicht. Wenn du Vorstellungen oder Worte hast beziehungsweise machst, kann keine wirklich neue Erfahrung eintreten. Ein voller Kelch kann vom Besten nichts aufnehmen. Bilder sind hier nicht wichtig. Es kann zwar sein, dass du durch deine Selbstleistung im Erfahren etwas siehst, aber Vorstellungen sind hier nichts, wertlos, wesenlos.

Nach dem leeren Bewusstsein an verschiedenen Stellen der Meditation kann man unter Umständen bemerken, dass man sich leichter fühlt, erholt oder etwas Vergleichbares.

Da ist bereits etwas geschehen, was sich nicht in Worte fassen lässt, weil es so fein oder so aus dem Augenblick weitreichend in die Zukunft ist, im genialsten Sinne. Der Verstand geht nur mit seinen bisherigen Beschränkungen heran. Lass ihn los und sei zufrieden.

Es tritt dann, wenn richtig und oft geübt, irgendwann ein Moment ein, wo alles bisher zum »Ich Bin« (linear) Gedachte und alles jemals dazu (zweidimensionale) Vorgestellte in ein einziges Großes verschmilzt beziehungsweise darin aufgeht. Hierbei geschieht die maximale Chakrenöffnung, und ein additives (beziehungsweise multiples) Bewusstsein ist da, der Durchbruch, das »Erwachen«. Das ist der Gipfel echter Meditation. Mit Worten kann er nur angedeutet werden. Auch kann er nicht »wiederholt« werden, sondern ist jedes Mal ursprünglich neu zu ergehen. Und das ist auch das Wahre daran.

Es entsteht nach Wochen der täglichen Meditation eine Art bewusstes Gefühl von Bedürfnis. Dein erwachtes Inneres erlebt diese Freiheitsübung als Nahrung. Das kann man wirklich mit dem Essen vergleichen. Obwohl man sich gestern satt gegessen hat, meldet der Körper heute, dass er wieder etwas braucht, um leistungsfähig zu bleiben. Durch die »Ich-Bin«-Meditation wächst in deinem seelisch-geistigen Energiekörper ein Freiraum mit einer »Leitung« zu deiner Urquelle, aus der du stammst, zu deinem Selbst. Wir nennen es das Höhere Selbst, das Außerzeitliche, das Ewige. Es ist unzerstörbar und mit uns durch Tode und Geburten hindurch immer Energie-, Bewusstseins- und Willensquelle.

Das allmählich bewusste Erleben und Begreifen dieser Tatsache ist, was glücklich macht, unabhängig von irdischem Reichtum.

Mit dieser Meditation wirst du für dich selbst und deinen Körper zu einem Segen. Du wirst es für deine Mitmenschen, auch für die Natur. Denn in dir wird zunehmend die Fähigkeit präsent sein, dass andere sich von dir tiefer »verstanden« und wahrgenommen fühlen. Sie leben ja auch aus dem Selbst, dessen tiefste Quelle das Eine ist wie bei dir. Somit ist hier auch der Urquell aller Heilung.

Wenn etwas schmerzt: Was tun, damit eine Krankheit gar nicht erst entsteht?

Wenn du dennoch ein emotionales Problem hast, Irritationen auf der Haut oder sonstwie ein neues körperliches Symptom sich entwickeln spürst, was kannst du machen, damit die ursprünglichen Stoffwechsel- beziehungsweise Selbstheilungskräfte hier wieder alles bis zur gesunden Harmonie regulieren können?

Damit eine Krankheit gar nicht erst entsteht, beginn rechtzeitig, darüber nachzudenken. Du weißt: Das Symptom erscheint als Konsequenz eines blockierten Wesensanteils an der Oberfläche, von etwas, was du nicht lebst. Das stört deine Ganzheit, weil du nicht »ganz« (gleich heil) lebst. Etwas von deinem Wesen lässt du nicht zu beziehungsweise nicht in sanftem, offenem Fluss laufen. Es ist eine Selbst- oder Fremdblockierung, jedenfalls irgendeine stauende, abwehrende Störung.

Eventuell hast du dir einen negativen Gedanken einverleibt und angewöhnt, vielleicht unfreiwillig. Dieser kann deine heile Gesamt-Energiewesenheit stören. Findest du einen Glaubenssatz, gegebenenfalls eine Ausrede oder Projektion (jemand anders wäre schuld)? Dann kannst du den Inhalt thematisch in die eigene Hand nehmen und versuchen, ihn ins Positive umzuprogrammieren, wie weiter unten noch beschrieben wird.

Um das Symptom, das dir unangenehm auffällt, oder die Emotion (Wut, Eifersucht oder anderes) loszuwerden, ist

Akzeptanz maßgeblich! Es ist, wie wenn etwas auf deinem Tisch steht, was du weghaben willst, beispielsweise ein Glas. Nun hilft es nicht, deswegen zu schimpfen, dich aufzuregen, dich zu ärgern oder Tabletten zu schlucken … Du wirst es los, indem du deine Hand darauf zubewegst, genau dahin blickst und es mit deiner Hand berührst, deine Finger dem Glas anpasst, es also annimmst (Akzeptanz). Nun hast du es in der Hand. Und ganz einfach, ohne weiter darüber nachzudenken, nimmst du es weg oder machst damit, was du willst (Macht). Das geht wie von selbst. So kann man durch Annehmen am einfachsten und schnellsten etwas loswerden.

Kommen wir nun dazu, wie du über die Akzeptanz zur Gesundung gelangst und wieder Energie gewinnst.

Spür, was da ist und wie es ist. Jetzt solltest du nicht denken und kombinieren, sondern ganz im Spüren aufgehen, offen sein (genau dies aktiviert bereits die Selbstheilungskräfte). Du wehrst nichts ab. Atmest du tief? Eventuell kannst du die Hand auf die betreffende Stelle legen und ein paar Minuten so verweilen.

Ist es eine Emotion? Benenne sie.

Ist es ein Symptom? Schau hin oder benenne es einfach.

Nimm es an. Akzeptiere, dass es – jetzt – so ist. Ganz. Genau. So.

Einfach nur zulassen.

Ist es eine Emotion, so kannst du dir sie »erlauben«. Nimm dir, wie in Kapitel 3 (»Der gesunde Umgang mit einer negativen Emotion«) beschrieben, einen Moment Zeit und Raum, die Regung innerhalb deines Energiefelds zu atmen und auszuleben. Lass sie gehen. Minuten des Nichtdenkens, Minuten mit dir allein zur Selbstregulation.

Ist es ein Symptom, so verweile bei ihm. Lass es schmerzen, toben, nässen, was immer es will. (Natürlich darfst du dich nicht verbluten lassen! Vernünftige Erste Hilfe ist selbstverständlich. Und wenn trotz deines Übens in angemessener Zeit keine Besserung eintritt, solltest du dich auf jeden Fall um eine Diagnose kümmern und zu einem Könner der Heilkunde gehen.) Falls es sich bei diesem Vorgehen etwa eine Minute lang stärker anfühlt, kannst du die Welle der Enthemmung zulassen, wenn es nachher wieder abflaut. Öffne dich bis hinein in dein dunkles Unterbewusstes. Im Moment weißt du es nicht, aber da ist irgendetwas Ignoriertes in dir, etwas Ausweichendes oder Gestörtes, vielleicht Entgleistes in deiner Gesamtheit von Körper, Seele und Geist. Hab keine Angst, sondern hege Liebe jetzt hier! Lass den Schmerz beziehungsweise das Symptom einige Minuten lang zu, wie es ist, verweile, und schaff Platz!

Warte.

Ist es eine Emotion gewesen? Dann warte nach dem Ausleben bis zur »Windstille«: in Offenheit. Vielleicht kommt noch eine Emotionswelle. Dann solltest du diese wiederum ausleben bis zur »Windstille«. Verweile darin. Nach einer gewissen Zeit ist es gut.

Ist es ein Symptom, so geh nach den Minuten des Erlaubens nun in die Geduld und Offenheit. Die Offenheit bewirkt Öffnung der Meridiane für ein volles Volumen der Selbstheilungskräfte, nach innen und nach außen bis in die Haut und darüber hinaus. Gib dem Prozess der Umkehrung von Erkrankung, Symptombildung zur Heilung Zeit und Raum.

Wie oft? Mach diese Übung mindestens zwei- bis dreimal täglich. Sie dauert nicht lange, vielleicht nur fünf bis sieben Minuten. Hast du es richtig gemacht und ist dein Körper nicht total geschwächt oder voll belastet, so ist das Symptom nach ein paar Tagen deutlich geschwunden.

Durch dieses Wahrnehmen und Annehmen der Energien, die ein Symptom bilden mussten, kann also die geniale Körpergesamtheit wieder ins Heil finden. Die Aufzeigebotschaft (das Symptom) ist angenommen worden und erhält Sinn. In deinen Bewusstseinsschichten tritt Wandlung in Richtung »ganz leben« ein, Heilung geschieht.

Weisheit und Kreativität sind nicht mehr blockiert oder gestört. Durch deine annehmende Hingabe an das Geschehen ist tätige Liebe in Aktion, und das Wesen kann heilen. Denn es ist aus Liebe zum Leben entstanden, und diese ursprüngliche Liebe heilt eben.

Die absolute Prophylaxe, damit erst gar keine Symptome, geschweige denn Krankheiten entstehen, ist zugleich das Leben in deiner ganzen Entfaltung. Hierfür habe ich neben anderem besonders das Öffnen der seelischen Organe, der Chakren (siehe Kapitel 6), entwickelt.

Stoffe: Womit ich mir die perfekten Mittel selbst bereite

Cholesterin, Fettsäuren, Eiweiß, Enzyme und Hormone, Blut- und Leberwerte: Beim Thema »Gesundheit (und Ernährung)« wird heute allgemein so ergeben auf Stoffe geblickt. Für mich sind auch diese Stoffe (zumindest die Moleküle) Ergebnisse von Geist und entsprechenden Gefühlen, auch von Willen. Sie sind Spuren des Geistes, geronnener ehemaliger Geist, Resultate psychisch-geistiger Regungen und Bewegungen. Geist erzeugt und bewegt Materie, er verbindet, trennt, ordnet und löst sie. Im gesunden biologischen Fall ist das so. Dass die Stoffe in unserem Blut, unseren Organen, Zellen, Hormondrüsen und so weiter vom Willen aktiv veränderbar sind, und zwar ohne schädliche Nebenwirkungen, ist wie gesagt seit vielen Jahren täglich von mir erfahr- und nachweisbar.

Bei den Themen »Blutwerte«, »Leberwerte« und so weiter muss ich oft erst den Weg zur Zuversicht frei machen, denn allein schon durch die Abweichung von den mehr oder weniger willkürlich festgelegten Richtwerten wird mancher Geschwächte zusätzlich mit körpereigenen Angststoffen belastet. Die Blutwerte allein reichen nicht als Krankheitsdiagnose. Es gibt Fachleute, die seinerzeit an der Festlegung dieser Richtwerte beteiligt waren und sich mittlerweile davon distanzierten, weil sie die Verantwortung der Folgen (unter anderem jahrzehntelange unnötige Medikamenteneinstellungen bei Leidenden) nicht weiter tragen wollten. Für eine realistische Blutwertenivellierung des individuellen, konkreten Patienten, die seinem Wesen, seiner Lebensweise und seinem Charakter gerecht werden, reichen die allgemeinen Vorgaben nur teilweise. Denn die Werte hängen auch von den Gedanken, der psychischen Befindlichkeit und noch anderen inneren Faktoren des Einzelnen ab. Das gilt ebenfalls für den Wert, ab dem das Immunsystem eine Überpopulation von Leukozyten produziert. Ist ein negativer Glaubenssatz umprogrammiert und statt Abwehr Annahme erreicht – in einer einzigen Sitzung –, so sehen die Verhältnisse des Immunsystems gleich anders aus. Eine halbe Stunde Arbeit, und es ist für immer geändert. Welche Lebens- und Ernährungsgewohnheiten hatten die für die Festlegung der Blutwerte herangezogenen Menschen? In welcher Höhe über dem Meeresspiegel lebten sie eigentlich? Denn der Schilddrüsenjodgehalt und die Eisenwerte beispielsweise werden – auch *ohne* Einfluss der Nahrungsmittelzufuhr! – in größeren Höhen völlig anders! Und ganz unabhängig davon: Nimmt man morgens Blut ab, sieht im Vergleich zum Nachmittag der Ferritinwert oft um etwa 100 Prozent anders aus – bei einem *gesunden* Menschen. Der Blutzuckergehalt schwankt täglich bei gesunden Menschen locker um das Vierfache, nämlich vor und nach dem Essen. Mit dem »Blutbild« wird nur angeschaut und gezählt, was momentan im Blut ist, und nicht, wie es in bestimmten Organen und Geweben, gesunden oder gestörten, aussieht. Der unmittelbar interessante Teil wird mit dem Blutbild gar nicht erfasst, sondern ein anderer »Schauplatz« wird betrachtet. Der Gehalt von gewissen Substanzen ist an einer betroffenen Stelle nicht zwangsläufig derselbe wie im Blut. Es kann zum Beispiel genug von etwas in den Zellen enthalten sein, nicht aber im Blut oder umgekehrt (etwa wenn die Zellmembranrezeption blockiert oder ihre Durchlässigkeit verklebt ist).

Und »Krankheitserreger«? Davon hast du jeden Tag verschiedene im Blut. Dein Körper wird damit in aller Regel fertig. Vom ersten Atemzug deines Lebens an konnte er das managen. Und bringst du ihn psychisch-geistig auf Kurs, so schafft er noch weit mehr. Krebserregende Stoffe werden vernichtet, sogar Gene werden täglich repariert. Viele Werte ändern sich laufend, sogar minütlich, es geht rauf und runter – je nach deiner inneren und äußeren Lebensweise.

Da ich früher neben Biologie auch Chemie unterrichtete – mit unzähligen Experimenten – und ein entsprechendes Labor hatte, habe ich durchaus Kenntnisse von Stoffen und ihren Zusammenhängen, und ich bin auch nicht »materiefeindlich«. Meine ersten Erfahrungen mit stofflichen Heilanwendungen sammelte ich als Jugendlicher mit Hausmitteln, durchaus experimentierfreudig, dann intensive Jahre mit Heilpflanzen und allen möglichen sorgfältigst selbst hergestellten Tinkturen, Tees, Salben, Ölen, Homöopathie, Bachblüten, später dann ebenso konkret mit allen denkbaren Stoffen und chemischen Elementen, selbstverständlich auch mit »extremen« wie flüssigem Quecksilber, Wasserstoff, Phosphor, Kalium und vielen anderen giftigen und ungiftigen wie organischen Säuren, Kohlenstoff und so fort. Ich kenne die Energien in Elementen und Stoffen, ihren Charakter und ihre Wirkung auf den physischen und den Energiekörper des Menschen, Letzteres vor allem in den intensiven Jahren als praktizierender »Heiler«. Die Welt der

Materie gehört zu unserer Evolution wesentlich als Bewusstseins- und Entwicklungsherausforderndes dazu.

Doch reden wir jetzt nicht von chemisch hergestellten Giften, Narkotika und Medikamenten mit schädlichen »Neben«wirkungen. Hat doch bereits längst ein Chef eines der größten europäischen Pharmakonzerne offen gesagt, die meisten Medikamente wirkten nicht.[20] Sprechen wir von Stoffen, welche die Natur erzeugt, und solchen, die im Menschenkörper entstehen und umgebaut werden (können).

Letztendlich sind wir zusammen mit der Erde ein großes Netzwerk, viel mehr noch: ein Gesamtorganismus. Die Stoffe werden von Wesen gebildet. Selbst das Calciumcarbonat im Leitungswasser ist von Wesen hervorgebracht worden. Kleine Meereslebewesen haben dieses Calciumcarbonat vor Jahrmillionen in ihrem Körper mit ihrem Stoffwechsel als Gerüst gebildet, andere dies als ihr Gehäuse wie eine Haut ausgesondert. Viele weitere Stoffe wurden in lebenden Pflanzen gebildet, auch der reine Sauerstoff zum Beispiel. Wesen bilden also Stoffe. Ergo können Wesen (ebenso der Mensch) auch Stoffe umbilden und auflösen (zumindest Moleküle).

Das perfekte Medikament – ohne belastende Nebenwirkungen

Um zu zeigen, dass Stoffe von Geist und Seele gebildet werden, stelle ich in der Übersicht (siehe die Tabelle »Aktivitäten und ihre Wirkung auf das Hormonsystem«) aus vielen Quellen eine Reihe von Beispielen zusammen, die nachgewiesenermaßen so funktionieren: Welche Stoffe werden im Körper von welchen Gedanken, von welchen menschlichen Gefühlen oder Betätigungen gebildet? Die Hormone lösen wiederum die Produktion einer Serie von weiteren Stoffen und manche sogar ganze Zellbildungen aus. Im Unterschied zu Medikamenten, die man erst verschrieben bekommt oder sich besorgen muss, erzeugt man diese absolut kostenlosen und nebenwirkungsfreien Stoffe in Sekunden- bis Minutenschnelle, und zwar quasi überall, wo man möchte.

Ein »Cocktail« der besten Stoffe entsteht zum Beispiel auch bei den frei-kreativen Tanzveranstaltungen, die ich gelegentlich anbiete, wo die aufbauenden Gefühle durch glückliche Bewegung bei schöner Musik und mit netten Leuten generiert werden. Lebensfreude und Spaß werden miteinander geteilt. So etwas hat eine immense prophylaktische Wirkung bei gleichzeitig voll hochgefahrenem Immunsystem.

Aktivitäten und ihre Wirkung auf das Hormonsystem

Die Aktivität …	**… erzeugt diese Stoffe**
Aktiver Spaß, Tanzen, Freude	Adrenalinschwall und Endorphine (regen das Immunsystem[21] massiv an, erzeugen sogar eine spezifische Abwehr gegen Viren und Krebszellen), Noradrenalin, Schilddrüsenhormone
Tanz in harmonischen Bewegungen, sich strecken, Eurythmie, Heileurythmie	Endorphine, Serotonin, Endovalium (beruhigend), Dopamin, Noradrenalin (leicht aktivierend)

Die Aktivität …	**… erzeugt diese Stoffe**
»Action«	Adrenalin, Noradrenalin, Dopamin, Testosteron, »körpereigene Psychedelika«, Endorphine
Atmen, tiefes	Ausschüttung von Endorphinen, Dopamin und körpereigenen Psychedelika
Verehrung, Devotion	Oxytocin (furchtberuhigend, auch »Liebeshormon« genannt, Bindungshormon), Dopamin
Bewusstsein, Konzentration	Acetylcholin, Noradrenalin (erhöht Wachheit)
schöne Gedanken, Visionieren, Imaginieren	Adrenalin, Dopamin, körpereigene Psychedelika, Endorphine, Serotonin – je nach Bild, Szene
Fantasie und Kreativität	Dopamin (ist auch schmerzberuhigend)
Meditation, erweiterte Wahrnehmung, »Erleuchtung«	körpereigene Psychedelika, wirken mit Endorphinen, Serotonin und Dopamin
fröhlich, hell, freudig, lustig sein	Adrenalin und Noradrenalin, Endorphine, Endovalium, Dopamin, körpereigene Psychedelika, Schilddrüsenhormone, Cortisol, Östrogen, Oxytocin

Die Aktivität …	**… erzeugt diese Stoffe**
glücklich, enthusiastisch	Adrenalin und Noradrenalin, Endorphine, Endovalium, Dopamin, Amphetaminschwall, körpereigene Psychedelika, Schilddrüsenhormone, Cortisol, Östrogen (auch beim Mann), Oxytocin
Organe, Körperpartien berühren oder bewegen	erhöhter Endorphinspiegel, Acetylcholin, Noradrenalin
Umarmung (20 Sekunden)	Oxytocin
Kuscheln, erotische Momente	Oxytocin, Adrenalin, Endorphine, Vasopressin
sexuelle Lust	Testosteron und Östrogen, in Mann und Frau, Prolactin (regt das Immunsystem bei Mann und Frau an), Oxytocin
Sonne, sich bescheinen lassen	MSH (melanozytenstimulierendes Hormon), wirkt mithilfe der Sonne antidepressiv
Sanftheit, Entspannung, Ruhe, Stille	Endorphine, Endovalium, Melatonin, Serotonin, Dopamin, Noradrenalin, körpereigene Psychedelika
sich aussprechen	schilddrüsenaktivierend, Thyroxin und so weiter
Verbundenheit, starkes Treuegefühl	Vasopressin, Oxytocin

Die Aktivität …	**… erzeugt diese Stoffe**
Heilbehandlungen, wie allgemein in Kapitel 1 beschrieben	Endorphine, Dopamin (Schmerzstillung), körpereigene Psychedelika, Amphetamine, Adrenalin, Noradrenalin, Serotonin, Oxytocin, Schilddrüsenhormone und andere
Presencing und Chakrenöffnung (siehe Kapitel 5 und 6)	das gesamte Stoffspektrum

Jedes Gefühl erzeugt also Stoffe und Stoffketten in deinem Körper. Du könntest dir nun überlegen, was du denken und welche Gefühle du kultivieren beziehungsweise meiden willst, um einen positiven gesundheitlichen Einfluss auf deinen Organismus zu nehmen – aber nicht wegen des Stoffmoleküls.

Bei psychischer oder körperlicher Abwehr kommen Histamine in oft extremer Menge in Umlauf, auch »falsche« Kombinationen von Botenstoffen. Zu starke Aktivität wie Joggen mit Mühe, übertriebene Fitnessleistungen et cetera schwächen das Immunsystem. Trauer schafft Acetylcholin, Aggression eine Testosteronart, bei Angst wird Adrenalin ausgeschüttet ebenso wie Stresshormone, bei Schläfrigkeit entsteht Melatonin und so fort.

Wenn man seine Wunde versteckt oder unterdrückt, so trägt man eingeschlossene schadstoffbildende Emotionsauslöser mit sich herum. Das berichtet mein australischer Kollege Gary Little und weist in seinem Buch *Shattering the Pain Myth*[22] außerdem darauf hin, dass Forschungsergebnisse bereits zeigten: Stress durch Angst löst mehr als 1400 physikalische und chemische Prozesse im Körper aus, wobei dieser Vorgang mit mehr als dreißig verschiedenen Hormonen und Neurotransmittern verbunden ist.

Und was nimmst du zusätzlich an negativen Informationen in deinem Körper auf, wenn du handelsübliches Fleisch isst? Fleisch ist eine stoffliche Ansammlung der kumulierten Gefühle des Tiers, seiner Triebe, Emotionen und Stimmungen, bei Massentierhaltung also genau die eingeengte Stimmung im Stall beziehungsweise Käfig, Dumpfheit, Depression, Enttäuschung, Sehnsucht, Schläfrigkeit, Trauer, am Ende Todesangst und Stress: Die stofflichen Resultate davon verleibt sich der Karnivore ein, oder? Wohl bekomm's!

Existiert von einem Stoff zu viel in deinem Körper, und wirkt er dadurch »schädlich«? Dann lass deine einseitige Aktivität oder Emotion los und führ vielleicht eine gegenteilige Aktivität oder Übung aus!

Mangelt es dir an einem Gefühl, einer Verfassung, einer Stimmung, und du kannst sie nicht erlangen? Dann beginn zunächst mit der Akzeptanz des Status quo. Danach übe Dankbarkeit und/oder Zufriedenheit. Und geh in die gesuchte Stimmung mittels Gedanken, Affirmationen, Visualisationen oder Meditation.

Möchtest du zum Beispiel aus der Trägheit herauskommen, so streck dich erst mal genüsslich. Dann kannst du eine Musik laufen lassen, die dir sehr gefällt. Lass dich langsam hineinströmen und mit dem ganzen Körper in leichte Bewegungen kommen, bis du in einen genießenden und allmählich lustvollen oder fröhlichen Zustand gerätst. Tanz einfach ohne Vorstellungen und Selbstkontrolle dein Leben – eben gerade jetzt. In deinem Körper werden Dopamine, Noradrenalin und Acetylcholin ausgeschüttet, und du fühlst dich munter und bereit. An die Stoffe brauchst du nicht mehr zu denken; es gibt kein Problem.

Ein Leben ohne stoffliche Nahrung?

Ich kenne persönlich Menschen, die mir glaubhaft versicherten, mehrere Jahre *nichts* gegessen zu haben, und allem Anschein nach voll in ihrer Kraft sind. Sie nähmen kein Vitamin, keinen Salat, keine Spurenelemente und keinerlei Eiweiß und dergleichen zu sich, manche mehr als zehn Jahre lang – und seien gesund! In München trafen sich regelmäßig über hundert Personen, die nach eigener Aussage rein energetisch leben, also von »Licht«. Eine davon war meine Klientin und erzählte mir Details von solchen Treffen. Eine andere ist Heilpraktikerin, eine körperlich kräftige Frau, die gern Motorrad fährt und oft ausgedehnte Hochgebirgstouren unternimmt. Ein anderer leitet eine anthroposophische Heilmittelfirma… Während die einen darüber diskutieren, ob dies überhaupt möglich sein kann, machen es die anderen.

Dies ist allerdings nicht als Aufforderung an dich gemeint, es ihnen gleichzutun, sondern es geht mir hier darum, die eigene »Stoffgläubigkeit« zu hinterfragen. Die Stoffe werden eben vom Geist – von Einstellungen, von Gedanken, Visionen, Gefühlen und dem Willen – gebaut.

Als ich einmal nach Schulschluss in meinem naturwissenschaftlichen Bereich mehrere Stunden über das fehlende gewohnte Mittagessen hinaus durchgearbeitet hatte, war die Küche geschlossen. Die Arbeit war längst nicht beendet, es gab noch viel zu tun. Ausgezehrt fühlte ich mich, den Magen als hohle Grube, ich war müde und platt in krasser Unterzuckerung. Der Kopf war schwer, und mir wurde schon schwindelig.

Da fiel mir mein langes Gespräch mit der Heilpraktikerin ein, die mir erzählt hatte, sie sei mehrere Jahre voll da, ohne zu essen. Ich erinnerte mich sehr genau an die Energieart, die ihr Energiefeld hatte, sowie ihren Geist, und die Idee breitete sich in mir aus: »Hey, das machst du jetzt! Dann könntest du ja weiterarbeiten, bis alles fertig ist.« Zu der Zeit hatte ich bereits ein Jahr in Blockeinheiten die Heilerausbildung bei Barbara Ann Brennan begonnen und geübt, mit meinem Bewusstsein in die einzelnen Energiekörper zu gehen. Mir war klar, dass die Nahrungsumstellung hier primär den Ätherkörper betrifft und seine Zusammenhänge bis zum sogenannten fünften Körper. Ich überlegte mir kurz, wie ich in die zelluläre Ebene meines Körpers komme und wohin ich gelangen möchte. Dann stand ich auf, stellte mich zum Fenster gewandt hin und begann optimistisch ohne Zögern. Ich verband mich bewusst mit den Gewebs- und Organzellen meines Körpers und stellte die Energieaufnahme von der bisherigen Art der Zufuhr auf die Aufnahme direkt aus dem Energiekosmos um. Dann gab ich dem Körper in leerer Bewusstseinsoffenheit ein Weilchen Zeit, ließ mich akzeptierend auf das ein, was immer jetzt mit und in meinem Körper folgen würde.

Nach Minuten bemerkte ich, dass die Symptome unmerklich sanft geschwunden waren, alle. Ich blickte um mich, dann fühlte ich wieder – ich war leicht, aber der Kopf war okay, keine Schlaffheit mehr, keine Auszehrung. Plötzlich fuhr ein starker Schwall von vorn in meinen Bauch, und ich fühlte mich im Magenbereich satt. Ich stand da und staunte. Ich nahm es an, und dann begriff ich: Der Schwall kam da herein, wo am Anfang durch die Nabelschnur alles hereingeströmt war. Ich fühlte mich ohne jeden Mangel, als ich ausprobierte, mich in »meinem« Chemiesaal zu bewegen. Ich freute mich, nein, ein tief staunendes Glücksgefühl zog in meinen Körper ein. Einbildung oder Realität? Ich schaute mich selbst wieder an. Nirgends mehr Schlaffheit. Fülle und zugleich Leichtigkeit. Ich fühlte mich lichter als normal, irgendwie kristallin klar und ausgeglichen. Ich arbeitete leicht und munter. Das körperliche Wohlbefinden blieb bis weit in die Nacht hinein bestehen.

Bald wurde mir klar, dass es nur dem kollektiv verbreiteten praktizierten Glauben nach so ist, dass der Mensch stoffliche Nahrung braucht. Der Körper folgt deinem Glauben, deiner Überzeugung. So ist es. Und es kann auch genau andersherum sein.

Am nächsten Tag sah ich einen fruchttragenden Apfelbaum, und meine Augen wandten sich nochmals hin: »Die Früchte dieser Welt – nicht mehr essen?« Eine Art Trauer überkam mich. »Was die Menschheit zusammenträgt aus Gärten, Hängen und Feldern nicht mehr nehmen? Nein!« Da erkannte ich in meinem Inneren ein Lebensmotiv für diese Inkarnation: Ich will im Austausch mit verschiedensten Menschen und Ebenen leben, auch mit der stofflichen Ebene der Welt in Verbindung bleiben, selbst wenn ich damit einige Belastung auf mich nehme, täglich, auch wenn das meine Transformation verlangsamt.

So beschloss ich, wieder zu essen. Dies geschah ohne Hunger und ohne Appetit. Es war seltsam. Ich begann mit einem Bissen Brot, ganz langsam – ein ungeheures Erlebnis, ein Genuss ganz eigener Art veränderte mein gesamtes Körpergefühl. Es war, als hätte ich zum allerersten Mal Brot im Mund. Ich wollte, obwohl ich gar nicht lange von »Lichtnahrung« gelebt hatte, zuerst mit ganz geringen Mengen gut zu meinem Körper sein, der bei mehreren Bissen dann begann, (astralisch) dunkler und dichter zu werden. So wurden mir zwei Dinge mit dem Essen bewusst:

1. Wir essen, trinken und nehmen Vitamine und Medikamente zu uns, weil wir *glauben*, dass wir sie brauchen. Nach Meinung vieler scheinen sie aber gar nicht nötig zu sein, damit wir existieren und am Leben bleiben. Ich erlebte die nächsten Tage schon, wie mein Körper wieder in alte Muster von Hunger und Mangelempfinden, ja in die bekannten Zustände geriet, weil ich ihm regelmäßiges Essen angewöhnt hatte. Ich war fast entsetzt darüber, wie stark das einen Menschen ergreift.
2. Unser Essen ist ein unbeschreibliches Genießen, weit umfassender, als es uns Verwöhnten und Fülle Gewöhnten überhaupt bewusst wird. Es ist ein Berühren und Kommunizieren mit aus der Erde gewachsenen Dingen und Annehmen von Salzen des Erdinneren aus vergangenen Äonen, die aus

aller Welt heute in einem Supermarkt zusammengetragen sind, von allen Völkern, auch ein Einnehmen von atmosphärisch kosmischem Wasser, auf dass es in meinen ganzen Körper mit dem Blut hinein- und durch ihn geleitet wird.

Essen ist eine Kommunion mit dem ganzen Körper, und zwar mit der gesamten Erde und der Menschheit. Essen ist oder wäre eigentlich ein Liebes- und Vertrauensakt großen Ausmaßes. Rudolf Steiner sprach schon in seinem Kurs »Allgemeine Menschenkunde als Grundlage der Pädagogik«[23] davon, dass der Mensch durch seinen Körper (tägliche Nahrungsaufnahme, Verdauung und Ausscheidung, auch durch seinen Leichnam) im Laufe der Äonen die ganze Erde vermenschliche und spiritualisiere (und der Wissenschaftlerin Anna Frebel vom MIT-Institut in Cambridge zufolge finden sich in jedem unserer Körper heute gemäß Isotopen-Untersuchungen und Hochrechnungen auch circa eine Million Atome, die bereits im Körper von Jesus gewesen sein müssen). Alles ist zunehmend miteinander durch Raum und Zeit in Verbindung: »Ich bin in euch« – vom Geist bis ins Physische. Wir nehmen Schluck für Schluck, Bissen für Bissen die irdische Natur in unseren Körper auf. »Nehmt und esst alle davon, dies ist mein Leib, der für euch hingegeben wird!« Das »Welten-Ich-Bin« gibt sich uns hin: »Nehmt.« Und die Erde hört nicht auf, sich uns mit allem, was hier ist und wächst, hinzugeben. Ja, du darfst annehmen.

Allerdings ernähre ich mich stofflich so weit wie möglich vegan bis vegetarisch, wenn es geht, biologisch in Demeter-Qualität. Auch für meinen geliebten Planeten ist das nicht zuletzt ein kleiner, aber realer Beitrag, mit dem ich besseren Umgang mit Tier, Pflanze und Erde unterstütze. Mit jedem Euro, den du hinlegst, sagst du dem Produzenten: »Ja, weiter so!«, denn du gibst ihm Geld für seine Art des nachhaltigen Wirtschaftens. Mit jedem Lebensmittel oder Artikel, den du beim Einkaufen wählst, wählst du eine Art des Umgangs mit der Natur, die du damit unterstützt – hoffentlich für eine bessere Zukunft!

Sind auch unsere Gene vom Geist veränderbar?

Das Phänomen der »Lichtnahrung« zeigt eindrücklich, dass der Geist den Stoff beherrscht. Aber wie ist es bei den zentralen Stoffen eines lebenden Körpers, den Genen?

Gene sind nicht ein für alle Mal die, die sie waren oder heute sind. Täglich werden beispielsweise durch die hochfrequente gepulste Mikrowellenstrahlung des Mobilfunks eine ganze Anzahl Gene aus dem Verband geschossen. Und dann? Der Ätherkörper bildet sie nach. Er baut den passenden Ersatz dort wieder hinein. Gene sind doch nicht die Verursacher. Sie sind ebenfalls ein Produkt. Ein Produkt des Wesens, ihm angemessen. Die Entdeckung der (äther)körpereigenen Genreparatur brachte drei Forschern den Nobelpreis.[24] Gene sind wie Schlüssel, die vom Geist gemacht und zum Aufsperren ganzer biochemischer Stoffwechselketten bis in Organbildungen hinein verwendet werden. Diese Stoffe – Chromosomen, Telomere und so weiter – sitzen nur in gewisser Hinsicht an den Quellen der Physis. Unter dem Stichwort »Epigenetik« kannst du immer mehr Beispiele von Menschen finden, die ein »Krankheits-Gen« oder untersuchtermaßen einen »Gendefekt« hatten, bei dem dennoch eine Veränderung zum Positiven geschah. Sie haben den verbreiteten Gen-Glauben nicht einfach »geschluckt«, sondern sich vorgenommen, ein neues, gutes Ziel anzugehen. Eine fettleibige Frau beispielsweise mit dem entsprechend entdeckten Gen entschloss sich ernsthaft, in die Schlankheit hineinzuleben, und sagte sich: »Ich schaff das!« Sie machte Diverses wie eigene Bewegungsübungen, stellte die Ernährung um und blieb mental auf Kurs. So lange, bis es erreicht war. Nach einiger Zeit ließ sie das besagte Gen untersuchen, und siehe da, es war an der Stelle verändert und »normal« geworden.

Gene, das heißt ihre Wirkung, sind also ebenfalls durch menschliche Absicht und Lebensweise änderbar. Man kann laut Forschungsergebnissen ein »Krankheits-Gen« durch Verändern der mentalen und körperlichen Lebensweise ins Positive »abschalten«, weil sich mit der Umstellung Methylgruppen an das bestimmte Gen heften, welche die »missliche« Stoffwechselstörung abstellen. Laut einem Bericht hat unser heutiger Lebensstil (gegenüber unserer DNA bei der Geburt) die Aktivität bereits von mehr als fünfhundert Genen verändert.[25]

Unabhängig von der Gen-Information (gesund oder krank oder »defekt«) können wir also unsere Körperfunktionen verändern, und das geht über den Geist.

Und was beeinflusst *dich* mehr, deine Lebensführung oder deine Gene? Es liegt an dir. Stoffe sind Spuren von Geist, geronnener zurückgelassener Geist.

Kleine, stille Sätze mit mächtigen Auswirkungen

Es ist ein starker Moment, wenn man begreift: Ich kann mein Denken so ändern, dass es das Leben grundlegend wandelt, auch im Stofflichen und bis in die Gene. Die ganze Biografie – die Wohnsituation, die finanziellen Umstände, das Beziehungsgefüge und so weiter – ist stets modifizierbar. Findest du deine Verhältnisse nicht passend für das Ausleben deiner Sehnsucht, Vision, deiner Begabung? Du kannst das beeinflussen. Wie? Wo? Der Anfang dazu findet im Denken statt.

Glaubenssätze, Überzeugungen und deine Lebensverhältnisse

Aus eigener Erfahrung kann ich bestätigen, dass »Lebensweisheiten« wie die folgenden wahr sind: »Was du denkst, das wirst du.« Oder: »Achte auf deine Gedanken, denn sie werden Worte; achte auf deine Worte, denn sie werden Handlungen; achte auf deine Handlungen, denn sie werden deine Gewohnheiten; achte auf deine Gewohnheiten, denn sie werden dein Charakter; achte auf deinen Charakter, denn er wird dein Schicksal.« Denn auch ich habe mein Leben verändert. Ich hatte vor gut zehn Jahren noch einen vollständig anderen Alltag – in einer kleinen Mietwohnung, keinen Euro übrig, nicht ganz gesund, nicht so glücklich, nicht so kraftvoll, nicht so frei, nicht so froh wie heute, in einem anderen Land und an einem Wohnort, den ich nicht ganz frei gewählt hatte.

Zuerst im Denken und Vorstellen, aber auch im Glauben an die Möglichkeit habe ich mein Leben verändert. Heute lebe ich frei und glücklich in einem sonnigen Haus mit Garten, wie ich es mir ausgemalt hatte, in einer selbst gewählten Landschaft zwischen Bergen, Seen und dennoch in Stadtnähe. Ich genieße den Wohlstand, wie ich ihn brauche, gesund und fröhlich mit vielerlei Beziehungen. Ich übe eine Praxisarbeit aus, wie ich allein sie richtig finde, den Terminkalender ganz in der eigenen Hand. Ich gebe Seminare, Workshops, Coachings und kann nach Belieben tanzen gehen oder mich in die Berge aufmachen.

Man denkt oft so vor sich hin. Kommt ein Stichwort, bildet sich von selbst ein weiteres dazu, dann noch ein Gedanke und so weiter. Die Gedankenteile werden häufig nicht zu Ende gedacht. Somit wird kein Schluss, Ende oder Ziel erreicht. Dabei wird nicht erkannt, wie realistisch oder relevant so ein Gedanke(nteil) überhaupt sein kann. Täglich werden Hunderte solcher Gedankensplitter assoziiert oder vielleicht noch mehr oder weniger sinnvoll verknüpft. Egal, was du denkst: Wiederholte Gedanken und auch Gedankensplitter, ja auch nur Worte, wachsen energetisch mit jeder Wiederholung, und zwar in dein Unterbewusstsein hinein. Der Mentalkörper, der Empfindungskörper, der zum Beispiel auch mit deinem Immunsystem verbunden ist, der Ätherkörper mit seinen Bewegungs-, Flucht-, Intoleranzgewohnheiten sind darin eingebettet, sind das Bett oder Aquarium deiner Wortenergien.

Hat dein Denken Kraft? Ich meine Verwirklichungskraft?

Allein wenn du etwas Gutes oder Schönes denkst und dann meinst: »Das wäre schön!«, raubst du deinen Gedanken Potenzial. Dann distanzierst du dich von dem Schönen mit dem Konjunktiv. Somit stellst du es nicht vor dein geistiges Auge als Ziel (»Da gehe ich hin!« oder »Das will ich machen!«). Du nimmst das als schön Gedachte auch nicht an. Der Schritt vom »Das wäre schön!« zum »Das mache ich!« braucht einen Atemzug, aber im Hinblick auf die Verwirklichung liegt eine Welt dazwischen. Denn beim »wäre« kommt hinzu, dass du nicht an die Verwirklichung glaubst. Und die letzte »Nichtverwirklichungskraft« ist vielleicht noch, dass du es nicht ernst meinst.

So sind viele schöne Gedanken und Vorstellungen flach, zart, energielos. Andere wiederum können eine große Kraft haben, zum Beispiel die Angst vor der Geldentwertung oder dergleichen. Wie kommt das? Unter anderem rührt das daher, dass man diese Angst schon seit langer Zeit beziehungsweise so oft in Gedanken durchgegangen ist. Das Gefühl ist ein Resultat, denn Gedanken wirken eben auf die Psyche und bis in die Körperreaktionen hinein. Jedes Mal, wenn du einen Gedanken freiwillig oder unfreiwillig wiederholst, wird er fester, gewinnt er an Einfluss. Dabei kommt es oft auch zu dem täuschenden Eindruck, als ob er wichtiger oder begründet sei, denn man spürt ihn ja so stark. Doch das ist nur aufgrund der Wiederholung so. Die Macht der Wiederholung kann man sich jedoch auch mittels Affirmationen zunutze machen.

Ein mächtiger Schalter über dein Wohl und Wehe sind darüber hinaus deine Emotionen. Die Fähigkeit, angemessen mit einer Situation umgehen zu können, ist gestört oder fällt ganz flach, sobald du etwa »Wut im Bauch« hast. Deine vielleicht meisterhafte integrative Intelligenz ist nicht mehr fähig, wenn du eifersüchtig bist und blind wirst für das Herz, für die Seele des anderen – und auch für dein eigenes psychisches Vermögen. Wenn du glücklich bist und dankbar, so scheint jedes Problem klein.

Alles, was du denkst, vor allem, was du glaubst und fühlst, hat also eine Wirkung, und zwar schwach oder stark, kurz oder lebenslang. Es wirkt je nachdem,

- wie oft du dasselbe gedacht hast,
- wie ernst du es meinst,
- mit welchem Gefühl du es verbunden hast (unabhängig davon, ob negativ oder positiv, Angst oder Lust, Freude und so fort). Die Intensität deines Gefühls vergrößert proportional die Wirkungskraft des Gedankens.

Deine Lebensverhältnisse sind das Resultat deiner früheren Gedanken und dessen, was du geglaubt hast. Dasselbe gilt auch für ernste und wiederholte Befürchtungen. Die Abbildung soll zeigen, wie in der Gedankenwelt der Person, im Mentalkörper, ein Satz einen Platz hält und dieser sich auswirkt in den anderen, »langsamer schwingenden« Energiekörpern, die räumlich in ihn eingebettet sind (mehr zu den verschiedenen Körpern siehe Kapitel 5).

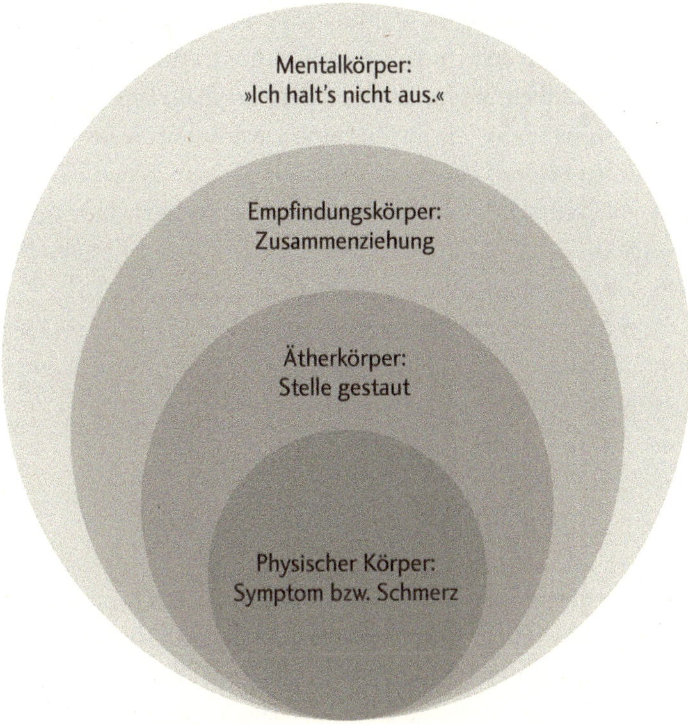

Ein Glaubenssatz im Mentalkörper wirkt sich auf den physischen Körper aus

Bei mehreren Fallbeispielen konntest du diesen Zusammenhang sicher nachvollziehen und -empfinden, beispielsweise bei Marina (siehe »Starke Schmerzen an der Seite« in Kapitel 2). In einer einzigen Sitzung konnte das Körperliche wie das Seelische bleibend gelöst werden. Sie gewann zudem größere Lebensfreude in der Befreiung und hat viel mehr Energie.

Es lohnt sich also, sich einmal Zeit zu nehmen und anzuschauen, was in deinem Leben nicht stimmt, etwa in den Bereichen Gesundheit, Wohnsituation, Partnerschaft, Familie, Beruf und Wohlstand. So, wie du über eine Sache oder eine Beziehung denkst, so beginnt es augenblicklich in deinem Leben zu werden. Achte darauf, ob du das negativ oder positiv »andenkst«. Destruktiv oder konstruktiv? Pessimistisch oder optimistisch? Wie soll es werden? Wie möchtest du denn, dass es wird?

Wer hat die Macht über dein Denken? Deine Gefühle? Oder formulierst du selbst und richtest deine Gedanken, bis ein gutes Gefühl da ist und Frieden oder Harmonie in dir walten?

Die Freiheit der Selbstbestimmung

Du bist ein Kind des Universums, des ganzen, ein Kind Gottes, und du bist auf dem Weg, »Co-Creator« deines Lebens zu werden. Das bedeutet allerdings, dass du mehr Selbstverantwortung übernehmen musst. Wenn du deinen Geist nähren und dein Leben mit der Kraft der Gedanken lenken willst, brauchst du nicht jeden Müll zu jeder Zeit bei dir abladen zu lassen. Muss man jede Zeitung lesen, die von anderen getroffene Auswahl der Fernsehnachrichten unkritisch ansehen? Was du über deinen Geist in deinen Körper hineingibst und dann mit dir in allen Zellen herumträgst, das darfst du aussuchen. Es darf deinem ganz individuellen Bedarf entsprechen.

Mir ist wichtig, dass ich Nahrung für meinen Geist bewusst nach ihrem Ursprung und ihrer Geistsubstanz wähle und sie auch angemessen portioniere, sodass ich aufgetankt und nicht beschwert vom Lesen aufstehen kann. Für das geistige, das ätherische und astralische (psychische) Essen gilt bei mir ebenso wie fürs physische: Meist ist weniger – aber in guter Qualität – mehr.

Bestimme deine psychische Nahrung (Dankbarkeit, Liebe, Begeisterung, Ermutigung, Urvertrauen, Interesse, vorbildliche Persönlichkeiten, Lebensfreude, Horizonterweiterung, Verehrung, Kreativität und was dir wichtig ist). Spür dabei aber auch jeweils immer, wann es dir reicht.

Bestimme und wähle deine ätherische Nahrung (das Design der Gegenstände im Wohnraum, Bilder, Skulpturen, Umgebung, Naturorte, Plätze oder Gärten, Kunstwerke, Musik …). Auch dies im angemessenen Rahmen.

Bestimme und nimm deine körperliche Nahrung. Dazu gehst du am besten immer wieder in deine Mitte und achtest auf deinen »freien« (nicht hungrigen und nicht voll gesättigten) Bauch.

Der sogenannte Placebo-Effekt ist ein starkes Indiz für die Wirkung des Geistes auf den Körper. Du kannst hier genügend Forschungsergebnisse finden, die zeigen, welche Macht dein Denken auch über deine Körperfunktionen hat: bestätigte Heilungen bei vorgetäuschter Operation oder nach Einnahme von einem Mittel ohne Wirkstoffe. Die Selbstheilungskräfte werden durch den Glauben beziehungsweise das positive Denken der betreffenden Person frei gemacht, das Sichöffnen für Heilung. Das geschieht auch bei der Affirmation von Sätzen, wie sie jeweils in Kapitel 3 (im Abschnitt »Raus aus der Abwehr …«) vorangestellt sind oder wie sie im Folgenden bei der Umprogrammierung der energetischen Lebensverhältnisse genannt werden.

Meine Erfahrung zeigt, dass bei kleinen Kindern und ganz alten Menschen der Heilungsakt viel tiefer und schneller geschieht. Kannst du dir erklären, wieso? Weil sich diese Menschen in der Regel viel offener hingeben an die Behandlung. Sie kommen nicht mit Argumenten, Vorstellungen, Kontrolle oder Zweifel zwischen ihrem Inneren und mir; sie kommen ohne »Brett vorm Kopf«. Bereit und vertrauend-offen? Dann kann's losgehen.

Die energetischen Lebensverhältnisse umprogrammieren

Im Lauf der Jahre habe ich einen Extrakt formuliert, wie du deine alten Glaubenssätze und Überzeugungen da, wo es nötig ist, meiner Erfahrung nach am wirksamsten umprogrammieren kannst:

- Entschließe bewusst und im Stehen, was du ändern willst.
- Setz dich dann hin und formulier es schriftlich. Wenn du deine bisherige Begründung, deinen Glauben oder deine Ausrede für deinen Pessimismus entdeckt hast, beginne das Umprogrammieren mit denselben ersten Worten deines negativen Glaubenssatzes beziehungsweise deiner Ausrede und führ

deinen Satzanfang weiter ins Gute, in das, was deiner Gesundheit, Lebensharmonie, deinem Ideal und so weiter entspricht. Lautet der negative Glaubenssatz etwa: »Sobald es mir seelisch gutgeht, kommt wieder irgendein körperliches Problem daher«, so formuliere ihn um in »Sobald es mir seelisch gutgeht, achte ich weiterhin meinen Körper und bleibe gesund.« Oder direkt, wenn du daran glauben kannst: »Sobald es mir seelisch gutgeht, (werde und) bleibe ich auch körperlich gesund.«

- Wähle einfache Worte und keine Negationen. Denn es gibt kein »Nicht« oder »Keine« als Energie; auch das Unterbewusste registriert nicht die Verneinung, sondern nur das, was verneint wird. Wenn du beispielsweise sagst: »Ich achte darauf, dass ich nicht mehr krank werde«, wird registriert: »Ich achte darauf, dass ich … (wieder) krank werde.« Sag stattdessen besser positiv: »Ich achte darauf, dass ich gesund bleibe.«
- Der Satz soll möglichst einfach sein. Achte darauf, dass du keine Worte verwendest, die sich einengend (etwa im Bauch oder Atem) oder klammernd anfühlen.
- Prüf dann den Satz und lote die Konsequenzen aus. Wenn sich alles gut anfühlt, kannst du starten.
- Steh wieder auf und sprich im Raum hörbar die Worte so langsam, dass du den Zusammenhang gerade noch aufrechterhalten kannst. Das ist eine Probemöglichkeit für die Wortwahl. Falls eine Blockierung im Gefühl auftaucht, muss angemessener formuliert werden. Sprich die Worte nochmals mit aller Gefühlstiefe. Spür Momente der Wohltat oder der Freude. Lass den Satz still nachwirken. Günstig ist eine freudige Leichtigkeit.

- Empfehlenswert ist es, den Satz täglich mindestens morgens und abends laut und gefühlstief zu sprechen. Wie lange? Wenn du merkst, dass du automatisch im Sinne der Umprogrammierung denkst und handelst, ist es im Unterbewusstsein so weit angekommen, dass die Erneuerung läuft.

Wertvolle Übungen mit sofortigem gesundheitsförderndem Effekt

Wir nähern uns nun dem Ende des Kapitels über die Maßnahmen für die Gesundheit. Bevor wir im Anschluss ausführlicher auf den Energiekörper und die feinenergetischen Zentren des Menschen, die Chakren, eingehen, will ich im Folgenden aber noch ein paar sehr wertvolle Übungen beschreiben, die sich sofort positiv auf dich wie auch auf dein Umfeld auswirken, sobald du sie praktizierst.

Freude ins Leben bringen

Finde einen Grund zur Freude – weil du gesund bist, dich bewegen kannst, du lebst, eine schöne Blume siehst oder etwas Ähnliches: Es gibt immer Gründe zur Freude in unserem Leben.

Denk an deinen Grund zum Freuen und lass die Freude aus deiner Mitte keimen. Lass sie wachsen für einen Moment. Es ist auch okay, wenn du eine ganz kurze Welle kleiner erreichter Freude wieder abflauen lässt. Beim nächsten Versuch kannst du die Freude vielleicht ein paar Sekunden länger behalten und wirken lassen.

Was bemerkst du nach dieser Übung in dir? Etwas wie Helligkeit und feine Vibration? Das ist es. Das ist die Freude-Energie. Diese strahlst du auch aus. Die Nachwirkung davon bleibt dir erhalten, auch wenn du sie im anderen Zimmer oder außer Haus nicht mehr bewusst spürst. Je länger die Übung, umso mehr und länger wirksam hast du danach diese schöne Ausstrahlung. Irgendwann wirst du nach Freude-Übungen bemerken, dass sich im Haus, in der Arbeit, Freizeit, im Café oder sonst wo leichter Gespräche oder neue Kontakte ergeben haben. Du selbst hast mehr Auftrieb, und gleichzeitig wirkst du auf andere so positiv. Das ist nicht nur für dich gesünder als Unzufriedenheit, sondern bietet eine Oase für Menschen, Tiere und auch Pflanzen in deinem Umfeld.

Wenn du das gelernt hast, kannst du einem deprimierten Menschen diese Ausstrahlung zukommen lassen, etwa wenn du ihm zuhörst oder nur neben ihm stehst. Je näher du bei ihm bist, umso wirksamer funktioniert dies, weil du dann mit deiner positiven Ausstrahlung innerhalb seiner Aura bist. Die aufbauende nonverbale Mitteilung kommt allerdings auch an, wenn du an einen Leidenden denkst, ihn dir realistisch und nah vorstellst und ihm nun diese Freude-Energie zuteilwerden lässt.

Energetisch beziehungsweise übersinnlich gesehen, ist Freude helle vibrierende Energie, die sich aus der Mitte konzentrisch nach allen Seiten ausbreitet.

Das Immunsystem hochfahren und die Vitalität steigern

Wenn du das Gefühl hast, dass eine Infektion im Anflug ist, dann ist es möglich, sie mit der folgenden Übung noch in derselben Stunde loszuwerden. Ich praktiziere das seit Jahren mit Erfolg.

Erde dich, wie es auch noch einmal beim Öffnen des Wurzel-Chakras in Kapitel 6 beschrieben wird:

»Ich spüre meinen Stand hier auf dem Boden.« (Eine Weile gedankenleer völlig im Spüren aufgehen.) Gegenwart. Meinen Körper spüre ich in Lebenskraft, bis in die Beine.«

Beweg deinen Körper mit diesem gesunden Bewusstsein: »Meine Lebenskraft lasse ich sanft ausgeglichen strömen. Ich vertraue dem Universum bis in meine physische Präsenz. Getragen bin ich auch, wenn ich liege. Das physische Universum ist so geordnet, dass die fruchtbare Erdkugel hier schwebt und mit uns, mit mir lebt. Tastend begegne ich der physischen Welt – als Selbst, das ich bin. – Ich vertraue darauf, dass Lebenskraft und Fülle hier sind.«

Lass dich nun ganz und bewusst für einige Momente total auf den Kontakt mit der Umgebung ein.

Das kann auch kurz geschehen, besonders wenn du das schon einmal ganz in Ruhe durchgeführt hast und dich mit all deinem Empfinden daran erinnerst.

Lass deinen Vital(itäts)körper (Ätherkörper) durch angenehmes Gehen einiger Schritte in Fluss kommen. Es kann sein, dass du wegen des Beginns einer Infektion Schmerz bei der Bewegung empfindest. Quälen sollst du dich nicht! Vielleicht musst du es lassen oder auf später verschieben.

Falls es gut geht, dann leg eine fröhliche, heitere Musik[26] auf, oder lass dir innerlich leichte Klänge kommen. Und los geht's: Lass in deinen Gliedern Lebens- und Bewegungslust fließen! Beweg dich leicht und locker ungehemmt, spontan, ganz frei. Erlaub dir deinen ganz einmaligen Lebenstanz! Genieß dabei die Bewegungen körperlich. Für das Immunsystem, deine Abwehrkraft ist es besonders förderlich, das Becken in wohltuender Weise zu bewegen, wie, das ist ziemlich egal. Spaß muss es machen!

Es ist besser, die Bewegungen zunächst ganz leicht auszuführen, als dem Körper Mühe zu bereiten. Mühe ist kontraproduktiv! Achte darauf, dass du die Welle bemerkst: das Anwärmen, Anlaufen, die Steigerung des Schwungs. Und wenn du keinen Antrieb oder keine Lust mehr verspürst, dann lass es abflauen – langsam! Nicht abrupt stoppen! Danach lass den Fluss noch in einigen Schritten gehend auslaufen. Bleib erst stehen, wenn es mit deinem Körper so ganz zusammenpasst.

Bei dieser Übung ist es überhaupt nicht erforderlich, »schön«, »gut« oder »leistungsorientiert« zu tanzen. Es geht erstens darum, in eine lebensfreudige Bewegung mit Spaß zu kommen, und zweitens in gewisser Liebe zum Körper eine Welle vom Stillstand oder Sitzen bis wieder zum Stand und dann in strömende Vitalität zu gelangen. Der Spaß wirkt sich ganz besonders förderlich auf die Abwehrkörperproduktion aus.

Und nun folgen noch vier Übungen, die dich in größere Zusammenhänge stellen und mit allem verbinden.

Dankbarkeit

Überleg dir, wem oder wofür du jetzt einmal danken möchtest. Hat dir ein bestimmter Mensch geholfen? Du kannst auch dankbar dafür sein, dass gewisse Tiere oder Pflanzen dir als Nahrung dienten. Dann gibt es noch das »Oben«…

Hast du dich für einen Grund zu danken entschieden, wendest du dich innerlich oder gegebenenfalls auch äußerlich an den Adressaten und dankst ihm in aller Ehrlichkeit und ruhiger Tiefe.

Das hat sofort Wirkungen beim »Gegenüber«, auch übersinnlich jenseits von Raum und Zeit. Du kennst vielleicht das Erlebnis, wie es ist, wenn dir nach Jahren jemand bewusst für etwas dankt, was er bis dahin scheinbar selbstverständlich angenommen hatte. Das öffnet beider Herzen, Seelen, und es fließt etwas.

Energiekörperlich gesehen ist reine Dankbarkeit tiefe, weiche Energie mit geweitetem Astralkörper, während die Verbindungsleitung hin zu dem, dem du dankst, aktuell energievoller ist.

Devotion

Du kennst eine hochentwickelte Fähigkeit eines Menschen, vielleicht eines Verstorbenen, die dieser durch unermüdlichen Einsatz oder lange Zeiten hindurch entwickelt hat. Gehst du in echte wertschätzende, hingebungsvolle Achtung, so lebt gleichzeitig als Resultat die entsprechende Beziehung zu dieser Fähigkeit in deinem Geistenergiekörper auf:

Devotion, tiefe hingebungsvolle Verehrung, verbindet mit dem Verehrten. Wie ein Same bleibt etwas vom Verehrten in dir und keimt beizeiten.

Wenn du nun weißt, wem du Verehrung erweisen willst, dann empfehle ich, dich in tiefster innerer Ehrlichkeit vor ihm zu verneigen (er ist geistig beziehungsweise astralisch anwesend durch deine Entscheidung). So tief und echt es dir möglich ist. Du kannst auch vor einem höheren Wesen niederknien und vielleicht mit der Stirn den Boden berühren. So lange, bis es still in dir wird. Verweile noch ein paar Sekunden. Wenn du dich wieder aufrichtest, tu das ganz langsam und wie in der Verneigung mit Würde, zugleich in deiner ganzen Größe. Wir bringen uns ihm ganz dar!

Energetisch gesehen ist ehrliche Devotion ein authentischer Akt, in dem du deinen Astralkörper zu einer Schalenform neigst und stark weitest, fein, ruhig und hell. Dabei senkt sich entsprechend Energie aus der Beziehung auf dich nieder.

Liebe

Die Liebe ist das Höchste. Je mehr Liebe du gibst, umso mehr wächst deine Liebesfähigkeit und desto mehr Liebe wirst du auch erleben… Bei den Ego-Menschen kann es noch Äonen dauern, bis sie begreifen, dass reine Liebe alles andere überwältigen kann und in der Erfahrung auflöst.

Wähle zu Beginn der Übung, an wen du jetzt herzlich, mit Liebe, denken willst. Zu seinem inneren Wesen, seinem Herzen, seinem empfindsamen inneren Kindsein öffne dich und lass deine gute seelische Wärme, deine Herzenswärme zu ihm hinströmen. Erneuere die Verbindung vielleicht ein paarmal. Erlaub dir dann das Abflauen, wobei du wieder auf dich achtgibst.

Wenn du während der Aktivität in deiner Herzgegend eine Öffnung und etwas Weiches oder Wärme gespürt hast, so war dein Herz-Chakra geöffnet. Die Erwärmung ist durch die »Liebesgabe«, durch das Hinstrahlen entstanden. Zugleich kam während des Vorgangs in dessen erster Phase ein helles Leuchten aus deinem Inneren, das ein fortgeschrittener Beobachter, ein Hellsichtiger oder ein rein Liebender wahrnimmt.

Je öfter du diese Übung machst, umso freier und stärker kannst du Liebe bringen, schenken und Seelen heilend einsetzen. Und du erlebst, dass deine Beziehungen immer erlöster und freier werden. Liebe auch dein eigenes Herz und dein inneres Kindwesen, indem du es nicht forderst oder zu lieben zwingst.

Wenn die Übung der Liebe dir schon oft gelungen ist, kannst

du deine Liebesfähigkeit weiter steigern. Etwa gegenüber einem Verstorbenen, für den es nämlich ein großes Geschenk ist und enorm wirkt. Einem Menschen, dem du nichts zu danken hast. Dann gegenüber einem völlig Unbekannten, den du zufällig triffst. Anschließend einem dir unsympathischen Menschen. Zur höchsten Steigerung des Liebens hat Jesus Christus selbst geraten: Liebe deine Feinde! Denn das ist wohl die beste Möglichkeit, die Feindschaft zu überwinden. Weil Liebe die feindliche Energie schmilzt.

Energetisch gesehen ist Liebe die allseitig angenehmste, weil heilend und hell strahlende göttliche hohe Energie, die den Liebenden selbst erfüllt und nach allen Seiten weich und wie ein Bad alles zu verwandeln vermag. Sie regt Leben an und lässt den Gebenden wie den Empfangenden frei gedeihen.

Vertrauen

Mit dem Vertrauen kannst du im Prinzip genauso vorgehen. Fang an mit dem Vertrauen, dass der Boden in deinem Umfeld dich trägt, dann der weiteren Umgebung, der ganzen Welt … dass das gesamte Universum dich hält …

Vertrauen wirkt ebenfalls enorm verwandelnd. Eines Tages wurde mir eine junge »Verbrecherin« gebracht, nachdem sie eine Haftstrafe abgesessen hatte. Sie hatte jemanden mit dem Messer niedergestochen und anderes Schlimmes getan. Sie war für jeden unzugänglich.

Mit sentimentaler »Liebe« kann man bei solchen Menschen nicht landen, mit reiner Liebe aber immer. Nur Direktheit und innere Sicherheit kann hier etwas bewirken. Erwarte nichts! Und Vertrauen? Sie hatte kein Vertrauen in die Menschen. Aber was gravierender war: Zu sich selbst war ihr Vertrauen auch dahin. Als junges Mädchen empfand sie sich schon als von der Gesellschaft »ausgestoßen«. Und die Körperverletzung beging sie alkoholisiert und in einer emotional hoch aufgereizten Situation. Sie beschönigte nichts und wand sich nicht. Es war ein bisschen versteckte Scham zu bemerken – eine Tür, erst mal nicht antasten! Ich ließ sie spüren, dass ich Vertrauen in sie hatte, und blieb ruhig und eindeutig in der Gesprächsführung.

Nach einer ganzen Weile blickte sie mir bei einem gewissen Satz kurz in die Augen. Ein Moment, in dem auch ich in ihre Augen blicken durfte. Da brach es auf einmal in eine ganze Dimension tiefer hinein, wobei die Worte weniger wichtig wurden. In Sekundenschnelle geschieht dabei der Durchbruch aus dem harten, kalten Versteck der Verletztheit des Verletzers, der Hilfe braucht und sich das kaum zu erlauben wagt. Vertrauen? Ein Augenblick der Hilflosigkeit und im Chaos zugleich schöpferische Suche. Ein wunderbarer Moment. Eine halbe Sekunde reinen Menschseins – Menschwerdens? Vertrauen blieb mein ganzer Fokus und mein ganzes Sein in diesem Moment.

Das Gespräch ging noch eine Weile weiter. Aber die Kraft des Vertrauens hatte begonnen, ihre Seele zu verändern. Sie taute ein ganzes Stück weit auf. Der gesamte Mensch war verwandelt. Dann stellte sie eine Frage – und noch eine. Die Öffnung war da, wenn auch vorsichtig. Am Ende der Sitzung, bei der sie sich auch heilbehandeln ließ, war sie ein ganz anderer Mensch. Sie war weicher und ruhiger. Die Anspannung war nicht mehr zu spüren. Und sie sprach ganz motiviert über gute Vorhaben und ihre Arbeitssuche. Der Schlüssel war Vertrauen.

Energetisch-übersinnlich gesehen ist Vertrauen eine entspannte und entspannende, weiche, Spielraum gebende Energie, die nicht urteilt und der Ehrlichkeit Platz gibt, was immer Peinliches auch zu berichten ist. Sie wirkt ansteckend, sodass der andere sofort auch das Bedürfnis nach Öffnung und Wahrheit spürt. Vertrauen wirkt nach allen Seiten und ist mit der reinen Liebe verbunden. Dabei wandelt Vertrauen negative Energien in positive um. So wirkt Vertrauen wie Liebe heilend und transformierend.

5

Der Energiekörper des Menschen und das Presencing

Schauen wir uns nun die bereits mehrfach genannten energetischen Schichten, die den physischen menschlichen Körper umgeben, sowie im Anschluss die psychoenergetischen Zentren (Chakren) an, um sie einmal genauer zu untersuchen. Wir nennen sowohl die gesamte Aura wie auch die einzelnen Schichten »Energiekörper«.

Da ich sozusagen von der akademischen Seite komme, ist es mir ein Anliegen zu erwähnen, dass die Existenz des menschlichen Energiefelds beziehungsweise der Aura sowie der Chakren – abgesehen von unzähligen Zeugen, die sie sehen können – schon lange auch wissenschaftlich bewiesen ist, wie etwa Walter J. Kilner im Jahr 1911 schrieb.[27] In den fünfziger Jahren hat Leonard J. Ravitz untersucht, wie negative Gedanken(felder) das Lebenskräftefeld eines Menschen stören und wie dadurch psychosomatische Symptome entstehen.[28] Kilner und Ravitz erforschten damals schon Zusammenhänge von Energiefeld und Krankheit naturwissenschaftlich.

Die Existenz der Aura und der Chakren ist also längst keine Frage des Glaubens mehr. Sie ist nicht nur vielfach erlebte, sondern erforschte Tatsache, mit der bereits seit Langem wirkliche »Könner«, auch Wissenschaftler(innen) wie die Physikerin Barbara Ann Brennan, arbeiten und leben. Meine Lehrerin, Mitarbeiterin bei der NASA, erforschte seit den siebziger Jahren in klinischen Beobachtungen die Lebenskräfte des Aurafelds im Zusammenhang mit emotionalen Reaktionen. Sie bewies sogar, dass menschliche Energie einen Laserstrahl verändern kann.[29] Vielfach wurde inzwischen wissenschaftlich die Energie an den Händen von Heilern gemessen, Robert Beck zeigte die Synchronizität des Energiefelds von Heilern mit den sogenannten Schumann-Wellen[30] und vieles andere mehr.

Mir wurde von einem modernsten Labor angeboten, Beweismessungen machen zu lassen. Ich dankte und nahm die Fahrt dorthin nicht auf mich, weil ich meine, dass neue Beweise (meine geheilten Klienten könnten da schon genügend liefern) weder nötig noch sinnvoll sind. Denn es geht um das Betreten einer Dimension, in der Begriffe, Grafiken, Fotos und Präsentationen eben nicht wirklich fruchten. Bevor sich Krankheiten körperlich manifestieren, können sie im Energiefeld, und zwar in dem nicht messbaren *wirklichen* Astralkörper – der lebenden Seele –, erkannt und gelöst werden, jedoch nicht mit Geräten oder toten Stoffen, sondern eben *von Mensch zu Mensch*.

Unser Energiekörper ist ein wechselndes Ineinanderwirken von Kräften in dauerndem Fluss. Einmal dominiert ein körperlicher Schmerz, ein andermal ein Gedanke, einmal eine Bewegung, dann mal eine Emotion, mal ein Sinneseindruck und so fort. Wenn du dich beispielsweise mit jemandem über deine neue Lebenseinsicht auszutauschen begonnen hast und du irgendwann merkst, dass dein Gegenüber seinen Körper deutlicher spürt und sich seit Minuten im Wohlgefühl ergeht, du ihm in die Augen blickst und siehst, dass die geweiteten Pupillen eigentlich nach innen offen sind, ganz woandershin gerichtet als zu dir, dann erlebst du, dass ihr beide gerade auf verschiedenen energetischen Ebenen seid. Welche ist höher, welche niedriger? Das brauche ich dir gar nicht zu sagen. Du spürst es einfach. Welche ist weiter, hat mehr Weite, und welche ist beschränkter? Das Formulieren deiner Einsicht oder das körperliche Genießen? Das wird dir auch klar. Welche ist heller, welche dunkler? Auch das kannst du erkennen. Welche ist von dünnerer Konsistenz (ähnlich wie Luftraum oder gar Licht), welche dicker oder zähfließender? Das kannst du ebenfalls spontan sehen: Die deines Gegenübers ist in diesem Beispiel eindeutig etwas »dickflüssiger«.

Du siehst, dass du hierbei zu zwei der psychoenergetischen Ebenen jeweils vier Eigenschaften ausmachen konntest. War dir das bewusst? Dieses Erkennen kann man weiter üben, bis Temperatur, Farbe und Formgeschehen deutlich werden, sogar noch weiter. Solches Erkunden wird unter anderem in meinen Ausbildungskursen für das Heilen systematisch geübt, wo ich vom Wahrnehmen dann weiter ins heilende Energielenken führe. In diesem Beispiel war dein Gegenüber gerade im Empfindungskörper (zweiter Energiekörper) und bewegte sich mit seiner Aufmerksamkeit darin (sich wohl fühlend), während du im astralen (vierten) Energiekörper warst, als du zu ihm blicktest, seine Aufmerksamkeit suchend; und davor warst du im mentalen (dritten) Energiekörper. In deinem erkenntnislichtesten Moment warst du – falls es um die reine Wahrheit ging – im sogenannten umgekehrten Ätherkörper (im fünften Energiekörper).

Für einen Heiler ist es heutzutage meiner Erfahrung nach notwendig, sich bewusst mit den sieben Energiekörpern und Chakren zu befassen, sich darin einzuleben und damit umgehen zu lernen. Darüber hinaus muss schon gesagt werden, dass er sich auch mit der Astralwelt zu beschäftigen hat, denn im Astralkörper der Klienten liegen zum Beispiel gar nicht so selten Zusammenhänge mit Verstorbenen vor oder Phänomene wie im Beispiel von Boris aus der Ukraine (siehe das Lösungsbeispiel »Mediastinalkrebs im ›Endstadium‹« im 3. Kapitel).

Sieben energetische Körper trägst du also an dir beziehungsweise lebst du. Du lebst gleichzeitig durch sieben Niveaus, und das langsame Resultat erscheint als physischer Körper.

Du musst bedenken, dass unsere Sprache nicht hinreichend ist, dies alles angemessen zu beschreiben, da sie aus Sinneswahrnehmungen gebildet wurde, nicht aus den Wahrnehmungen der übersinnlichen Niveaus. Aus demselben Grund kann man übersinnliche Wahrnehmungen bislang nur indirekt und oft etwas umständlich beschreiben, umschreiben, und der Zuhörer oder Leser kann sich nur empfindend und begreifend annähern und sollte auch »zwischen den Zeilen« lesen. Das musst du einfach immer wieder bedenken, wenn du etwas davon aufnimmst.

Da ich in diesem Buch an mehreren Stellen, auch in den Fallbeispielen, einzelne Körper erwähne – ich kann nicht anders, wenn ich dich näher an die Wirklichkeit heranführen will –, muss ich diese möglichst nachvollziehbar erläutern. Ich beschreibe also im Folgenden, wie ich diese Energiekörper während des Heilbehandelns, sonst bei mir selbst und oft auch im täglichen Leben bei anderen wahrnehme. Dabei versuche ich, sie durch einige Erklärungen beziehungsweise durch Aufzeigen von Zusammenhängen begreiflicher zu machen. Ich möchte ehrlichkeitshalber nur beschreiben, was ich selbst seit vielen Jahren wahrgenommen und erkannt habe und womit ich lebe. Vertiefendes oder auch anderes findest du beispielsweise in Barbara Ann Brennans Buch *Licht-Arbeit*[31] und im Werk von Rudolf Steiner (siehe »Empfehlenswerte Literatur« im Anhang, zum Teil auch online).

Der Ätherkörper (erster Energiekörper)

Dieser dichteste »morphogenetische«, also gestaltgebende Energie- oder Vital(itäts)körper betreibt jede bis ins Atom gehende Stoffbewegung innerhalb unseres sichtbaren Körpers. Er führt den Metabolismus durch. Der tote Stoff kann sich nicht selbst von A nach B bewegen und ein ganzes lebendes Organ aufbauen und erhalten. Der (oder die intelligenten) »Erfinder« des Ätherkörpers strahlt die Energie in beziehungsweise durch den fünften Körper wie von außen ein.

Der erste übersinnliche Energiekörper besteht einerseits aus fast »stehender« Energie, die mit den Stoffen die Knochenform und alle möglichen anderen Formungen bis in die Gene aufrechterhält. Andererseits betreibt er den Blut- und Lymphkreislauf, die Zellplasmaströmungen und den ganzen Kosmos der Organrhythmen inklusive Herztätigkeit. Deshalb nannte Rudolf Steiner diesen rhythmischen Körper auch »Zeit-Leib«. In dem Zusammenhang bietet der Ätherkörper die Basis für Gedächtnisleistung und Vergessen. Würde der Ätherkörper »verduften«, dann zerfiele der physische zu Staub und Gasen. Das ist beim Tod der Fall. Während der Ätherkörper der Lebens- oder Vital(itäts)körper ist, ist der fünfte eigentlich eine Art Geistkörper, reine »geistige«, präziseste Energie, die den Ätherkörper wie mit tausend sicheren Händen genauestens führt. Beim Tod nämlich zeigt sich, dass sich der Ätherkörper ähnlich dem physischen auch nicht selbst erhalten kann. Er wird durch den fünften am Platz gehalten und aus höherem Niveau, aus höherer, noch wacherer Präsenz (viel höherer »Frequenz«) betrieben. Solche Frequenzen oder besser gesagt Geist-Energien wird man nie mit stofflich-materiellen Geräten messen oder fotografieren können. Da gelänge es noch eher, unsere Vorstellungen und Fantasien sichtbar zu machen (dritter übersinnlicher Energiekörper).

Der Ätherkörper ragt räumlich nach allen Richtungen ein wenig über den physischen hinaus, am Kopf einige Millimeter, sonst meist etwas mehr, um die Finger bei manchen viele Zentimeter und an den Zehen ebenfalls bis zu ein paar Zentimetern. Man erkennt (mit dem sogenannten »Dritten Auge«

oder Stirnchakra) den menschlichen Ätherkörper außerhalb des physischen Randes hauptsächlich fein lichtscheinartig hell bis in zarteste Farbschattierungen unterschiedlicher Regungsart (je nach Fokus), an den Rändern oft ins fein Bläuliche übergehend. Er lebt, ist aktiv, strömt (im Körperinneren als etwa feinerer netzähnlicher Energiekörper mit unzähligen größeren und vor allem feinen Meridianen), vibriert, pulsiert und steht, alles gleichzeitig. Je nachdem, auf welchen Organ- oder Funktionsaspekt ich mich konzentriere, sehe ich ihn im Innern des Körpers völlig unterschiedlich in Gestalt und Aktion. Ich erlebe ihn wesenhaft, nicht tot wie eine Vorstellung; er ist voll regsam, lebt und macht.

All solche Beschreibungen reichen aber nicht an die Wirklichkeit eines konkreten Ätherkörpers heran und sind nicht mehr als eine Andeutung, die einen temporären Wahrnehmungsfokus bezeugen, oft noch generalisiert, weil die Wirklichkeit eines solchen Energiekörpers unvorstellbar vielfältig ist. Denk allein an die physische Anatomie bis ins Molekulare, dann öffnet sich langsam eine erste Ahnung von solcher komplexer Realität. Das gilt auch für die nächsten zu beschreibenden Energiekörper. Oder denk an einen Wasserfall, den du sogar fotografieren kannst: Entweder du siehst davon dann – bei kürzester Belichtungszeit – nur Tropfen und Tropfenketten oder im nächsten Foto nur einen Wasserstrang, oder du siehst nur ein weißes Band und musst sagen: »Das ist der Wasserfall.« Das war halt bei etwas längerer Belichtung. Kein Foto »lügt«, und doch kann keins den lebendigen Eindruck des Wasserfalls vermitteln. Dieses Beispiel ist aber noch ein äußerst primitives im Vergleich zu einem lebenden menschlichen Ätherkörper.

Bei lange dauernden Blockierungen und chronischen Leiden wird der Ätherkörper zum Beispiel bei vielen Menschen an der betreffenden Stelle mehr oder weniger schwach. Der Genuss schöner Musik und Kunst stärken ihn wieder, sich kreativ zu betätigen und schöne Bewegungen erst recht. In der Antike wurden einst bei der Olympiade nicht Maß und Zahl, sondern die Schönheit der Bewegung geehrt. Olympia war eine Mysterienstätte, an der es unter anderem um die vollkommene Harmonie ging, um bewusst kultivierte Ästhetik, die unmittelbar den Ätherkörper stärkt. Dahinter stand die Idee des geistig, seelisch und körperlich in Balance sich entfaltenden Menschen.

Bewusste Naturerlebnisse können den ersten Energiekörper ebenfalls stärken, soweit man nichts übertreibt. Sein Haupttor ist das Wurzel-Chakra. Durch dieses und den Tastsinn überall auf der Haut kontaktiert er die physische Welt und nimmt die Energieart zum Beispiel von Naturplätzen etwas gefiltert herein und verteilt sie überall dorthin, wo sie aufgenommen werden kann. Der Ätherkörper nimmt auch die physischen Licht- und Wärmeverhältnisse auf und geht mit ihnen um. Er selbst empfängt vom Kosmos selbst im Dunkeln noch »Licht«, Wärme- und Lebenskraftäther. Der Ätherkörper fühlt nichts. Das muss so sein, denn wir würden nämlich gar nicht aushalten, was da alles in unseren Organen und Zellen vorgeht, wir wären mit einem empfindenden Ätherkörper gar nicht lebensfähig.

Der Empfindungskörper (zweiter Energiekörper)

Wir können spüren, wie es unserem »physischen« Körper geht: Hat er Hunger oder Durst? Ist er müde? Pocht, zieht, staut, presst etwas? Ist die Haut gereizt, drücken Darm oder Blase? Empfinden wir Schmerz? Und so weiter. Die Fähigkeit, solche körperlichen Vorgänge empfinden zu können, bildet den Empfindungskörper, der auch Fühl-, Schmerz- oder im internationalen Sprachgebrauch manchmal Emotionalkörper genannt wird. Der Empfindungskörper liegt innerhalb unseres Körpers und um ihn herum. Den physischen Körper selbst spüren wir nicht, sondern den Zustand des Ätherkörpers empfinden wir mittels dieses zweiten Energiekörpers.

Dadurch erhalten wir Kontrolle über unseren Körper, damit wir ihn nicht schädigen oder vernachlässigen. Somit ist der Empfindungskörper ein wichtiges Schutz- und Bewusstwerdungsinstrument. Auch er ragt im Durchschnitt ein paar Zentimeter über den physischen hinaus. Dem erkennenden Blick erscheint dieser Energiekörper in einfacheren »Einheiten« als der ätherische, langsam fließend (wenn der Mensch zum Beispiel seine fühlende Aufmerksamkeit in eine andere Körperregion lenkt, fließt er langsam wie Honig oder Öl). Im Vergleich zum Astralkörper ist dieser »Fühlkörper« (»Empfindungsleib« nannte ihn Rudolf Steiner[32]) viel langsamer und erscheint dickflüssiger in seinen Bewegungen und Farben. Die bekannten Chakrafarben Rot (1), Orange (2), Gelb (3) und so weiter sind nur am gesunden Empfindungskörper orientiert, nicht etwa am Astralkörper.

Das Haupttor des Empfindungskörpers ist unterhalb des Nabels und auf dem oberen Kreuzbein, weshalb der rückwärtige Kraftteil auch »Sakral-Chakra« genannt wird. Die beiden General-Sinnesöffnungen des zweiten Energiekörpers erscheinen beim Gesunden als orangefarbener lebender Ein- und Ausgang trichter- beziehungsweise wirbelartig drehend wie jedes Chakra gemäß der Aktivität der Person. Die dortigen Ein-aus-Strömungsflüsse ändern sich beim wachen Menschen fast dauernd.

Wenn an bestimmter Stelle seit Jahren chronischer Schmerz vorliegt, dann ist dort die Konsistenz des Empfindungskörpers getrübt. Ein Heiler kann so etwas ähnlich wie Schleimwolken wahrnehmen und mittels seiner Energiekörper entfernen. Doch wenn die Krankheit bleibt, bilden sich diese schleimig-trüben, wolkigen Klumpen im Energiekörper wieder nach. Deshalb muss eine Änderung in Richtung Gesundheit herbeigeführt werden.

Beim Missbrauch von Suchtgiften kommt es auch zu bestimmten dauerhaften Trübungen. Problematisch ist dies deshalb, weil der Astralkörper mit seinem persönlichen Bewusstsein lange Zeit nicht mehr vollen Zugriff auf diese eigenen Partien hat. Der Mensch ist also nicht mehr ganz er selbst, doch »er« lebt weiter, auch wenn er »verändert« ist. Es entgleitet sukzessive ein Teil der Persönlichkeit. Schlimmer ist es, wenn es das Gehirn betrifft. Unterschätze diesbezüglich auch nicht die Abstumpfung durch Fernseh-, Internet- sowie Smartphone-Sucht und Ähnliches, das sind neue Herausforderungen in Zeiten grassierender Demenz und Alzheimer. Jede der genannten Einwirkungen betrifft mehrere unserer Energiekörper, was kompliziert zu beschreiben wäre. Die Auswirkungen sind ja hinlänglich bekannt.

Die dem Empfindungskörper von Anfang an innewohnende Grundkraft ist so etwas wie Liebe zum lebenden Körper. Deshalb empfehlen wir im Presencing (siehe weiter unten) bewusstes liebevolles Annehmen des eigenen Körpers und auch seiner Meldungen. Das macht und erhält ihn gesund und voll. Ist das so, dann spürst du nichts außer deiner (angenehmen) Bewegung.

Der Mentalkörper (dritter Energiekörper)

Etwas ganz anderes ist der Mentalkörper. Er ist »stehende« im Sinne von stehengebliebener Lichtenergie. Ein Netzwerk hauptsächlich hellgelblichen Lichts von Energieverbindungen, entstanden durch Verknüpfungen der Person. Alles, was der Mensch seit seiner Geburt gedacht und benannt hat, jede neue Gedankenverbindung, baute diese kleine mentale Körperwelt auf. Seine Erlebnisse des Tätigseins, seine Gewohnheiten und alle bewussten Sinneserfahrungen vom Gehenlernen bis vielleicht zum Memorieren der Gehirnanatomie bildeten Zug um Zug neue Bahnen. Szintigrafische Darstellungen geben nur einen Teil dieses Netzwerkens im Gehirn während einer mentalen Aktivität wieder (was aber im Ätherischen geschieht).

Alle Vorstellungen, ob richtig oder falsch, bilden irgendwelche Verknüpfungsbahnen im Mentalkörper. Der Mensch lebt damit und spürt vordergründig nichts davon. Nur ist es schon so, dass gespeicherte Unwahrheiten die Person mehr oder weniger subtil dauerhaft in ihrer Position zur Realität oder im Wesen stören. Im gesamten Körper bis in die Zehen und die Art des Gangs und so weiter leben solche »stehengebliebene« Mentalenergiestrecken und -verknüpfungen.

Nicht umsonst legt der gesunde Mensch in der Regel großen Wert auf Wahrheit. Wahrheit vermittelt Kraft und Klarheit, die ihrerseits Freiheit schafft und die Verbindung zu Mächten im Sinne von Kompetenzen herstellt. Wahrheit hat mit Gesundheit zu tun, und Wahrheit sorgt für Entwicklung. Ein Leben mit Unwahrheiten oder gar Lügen hat langfristige energetische und entwicklungsstörende Folgen (übrigens auch im Nachtoderleben). Fantasie und Kreativität finden hier keine guten Voraussetzungen.

Im Mentalkörper mit seiner energetischen Vernetztheit leben als dauerhaft wirkende Potenziale auch Vorstellungen und Urteile eines Menschen über sich selbst, sein Verhalten, seine Gewohnheiten, Fähigkeiten und Unzulänglichkeiten. Allerlei Überzeugungen sind auf Dauerbetrieb geschaltet, auch wenn sie im Hintergrund bleiben, weil man gerade nicht an sie denkt. Ich erinnere mich dabei an jene Frau, deren internalisierter Glaubenssatz »Ich halte so was nicht aus« und eine unklare Befürchtung die linke Körperseite in wochenlange Schmerzen bis Entzündungen versetzten. Ich hatte eine andere Klientin, die sich innerhalb von zwei Jahren mehrmals immer wieder an derselben Stelle der linken Hand einen Knochen gebrochen hatte. Sie hatte bereits des Öfteren gedacht: »Wann werde ich mir die das nächste Mal brechen?« Und: »Ich bin da ungeschickt.« Dank ihres Energiekörpers war das Programm natürlich genau so aufrechterhalten worden. Ursprung war zwar ein tatsächliches einmaliges »Missgeschick« dieser Art, doch dann startete sie die Energieverbindung mental mit solchen fast zwanghaften Gedanken, zusätzlich etwas gesättigt mit astraler Energie (Gefühl). Hätte die Klientin diese Energieverbindung nicht mit ganzem Herzen nach der Sitzung mehrmals in die neue, positive Energiebahn umprogrammiert, dann wäre sie irgendwann wieder mit demselben Problem zum Arzt gegangen.

Wenn jemand einen seiner Körperteile abwertet oder verurteilt, so ist im Mentalkörper die entsprechende Energie auf Dauer initiiert. Und zwar so lange, bis genau dieser energetische Inhalt umprogrammiert wird. In der positiven Version funktioniert so etwas ebenfalls, sieh dir beispielsweise manche Geschicklichkeitsleistungen von Kindern an: Je öfter ein Gedanke oder eine Vorstellung wiederholt wird, umso kräftiger entwickelt sich seine Energie(bahn) mit der Aktion, mit der sie verknüpft wird. Daher erzielen auch tägliche Gebete und gut gewählte Meditationen im Mentalkörper eine Wirkungsverstärkung, die schließlich durch den darin eingebetteten lebenden Ätherkörper bis ins Physische erfahrbar wird.

Nur ein sehr kundiger Heiler und Adept könnte den Mentalkörper unmittelbar bearbeiten (ohne Selbstumprogrammierung des Klienten), was auch gut so ist. Erst ein Mensch, der wirklich erhaben über jede egoistische, antisoziale Regung ist und diese mittels seines Bewusstseins auch scharf erkennt, wächst in den Zugang zu solchen Tools. Es reicht da, wenn man verbal coachend mit dem Klienten Schädliches an Gedanken, Glaubenssätzen, Urteilen oder Vorstellungen umarbeitet.

Das Haupt-Aus- und -Eingangstor des Mentalkörpers ist in der Bauchmitte das Solarplexus-Chakra. Klarheit im Verstand und beim Verarbeiten von Erlebnissen Positivität kultivieren, das hält den Mentalkörper stark.

Der Astralkörper (vierter Energiekörper)

Der Astralkörper nimmt für das Heilen wie auch für unsere bewusste Entwicklung die absolut zentrale Stellung ein. Daher müssen wir uns ihm etwas ausführlicher widmen. Zum Erfassen der wahren Dimension des Seelischen, Astralen in unserem Leben und seiner Bedeutung füge ich hierzu erlebte Beispiele aus dem Heilen und Leben ein, die weitere Einblicke in die Zusammenhänge geben.

Wie du dich als du selbst im Gespräch mit einem Menschen erfährst und fühlst - zum Beispiel geschätzt, geliebt oder abgeblockt -, das erlebst du im Astralkörper, dessen Haupteintrittsportal das Herz-Chakra ist. Du merkst, wenn ein Gespräch erhebend ist oder ob du abgedrängt wirst und so weiter. »Erhebend« ist es für dich, wenn sich dein Astralkörper nach oben erweitert und anhebt. Ein Gespräch »*hebt* deine Stimmung« oder »*zieht* dich *herunter*«. All jene Erlebnisse mit dem breiten Spektrum zwischen diesen beiden Polen sind astral.

Solche Vorgänge spürst du auch beim Gegenüber mit deinem Astralkörper mit, falls du offen und nicht abwehrend bist. Im Astralkörper ist die Individualität präsent, da bist du direkt spürbar für jedes astrale Wesen. Auch jede liebevolle Neigung zu einem Tier, einer Pflanze, einem Stück Garten und Ähnliches verändert Gestalt und Färbung zumindest ganzer Partien des Astralkörpers von Moment zu Moment. Ich nenne den vierten Energiekörper oft »Interaktionskörper«, weil sich der im Vergleich zum zweiten machtvollere durch Interaktion verändert. Er ist bei vielen Menschen so beweglich, dass er in Sekundenschnelle seine ganze Gestalt und Farbe total zu wandeln vermag. So, wie sich auch die Stimmung schnell verändern kann.

Der Astralkörper ragt durchschnittlich um einige Dezimeter über den physischen hinaus. Beim Drängeln verdichtet er sich zum Beispiel dunkelrot in die Zielrichtung, bei einem »Rückzieher« holt er etwa einen meterweit hinausgestreckten Anteil zu sich bläulich werdend wieder hinein und wird etwas dichter.

Beispiele: Leukämie, »Energieleck« und Helfer aus anderen Sphären

Eine ältere, »perfekt« auftretende Frau kam eines Tages in meine Praxis. Sie hatte Leukämie im Endstadium und sprach in brillanter Weise über ihre große Biografie, die im privaten Beziehungsleben krassen Themen unterworfen war. In ihrem astralen Bauch sah ich eine gewaltige, circa 60 Zentimeter messende schwarze Kugel: jahrzehntelang eingeschlossene, schwarz gewordene Wut. Wut erscheint astral normalerweise rot bis dunkelrot. Ein solches Phänomen sieht man sehr selten.

Im Äußeren war diese so tief unterdrückte Wut vom Mentalkörper der Dame mit schwarzem Humor gehalten, eine Art psychischer Überlebensversuch. Denn diese Frau hatte entsetzliche Gewalt erleben müssen, zum Beispiel die Vergewaltigung ihrer Mutter, die später auch vom Vater oft »körperlich gezüchtigt« worden war. Sie selbst wurde ebenfalls von ihrem Mann immer wieder geschlagen und Schlimmeres. Dabei sah sie sich gezwungen, den Schein aufrechtzuerhalten und äußerlich zu »funktionieren«.

Im nächsten Beispiel spreche ich von jemandem, der beruflich mit Perfektion und Präzision zu tun hat, einer renommierten Zahnärztin. Sie klagte über ein »Energieleck«. Als während des Reinigens im zweiten Körper ihr »Bauch aufgeregt« wurde, zeichnete sich für mich ab, dass etwas Astrales zu heilen anstand. Beim Reinigen des entsprechenden Zentralkraftstromabschnitts wurde ihr ungewöhnlicherweise plötzlich sehr übel. Ich spürte, dass ich mich einer versteckten alten Wunde näherte, ließ sie tiefer atmen und näherte mich dem Inneren, das verborgen gehalten war, sich nun aber doch regte. Die Klientin war bereit fürs Weitermachen.

Als ich liebevoll und zugleich entschlossen die Wunde im Astralkörper zu besuchen begann, fragte sie mich: »Hast du jetzt nicht ein Messer hier drin, mit dem du gerade schneidest?!« Kurz davor, exakt während meiner Berührung des versteckt eingeschlossenen Astralen, hatte ich übersinnlich einen Bajonettstich gesehen. Die Klientin spürte ihn, und ich sah ihn.

So geht das in vielen Fällen beim Heiler-Klienten-Zusammensein. Als ich das astrale Konkrete herausoperierte (ohne physische Berührung), stieß sie stöhnend aus: »Ah, jetzt schmerzt es ganz stark!« Ich bestätigte mit »Ja« und machte weiter, was man als Anfänger – ich war damals gerade in den ersten Monaten meiner Praxis – bei einer solchen Klientenreaktion nicht so leicht fertigbringt, intensiv bis zur abschließenden Versorgung des entstandenen astralen Hohlraums. Dabei sagte sie nun: »Jetzt lässt der Schmerz nach!« Und als ich die frisch »operierte« Stelle in Heillicht hüllte, rief sie sofort: »Jetzt wird es ganz licht!« Danach, just in der Sekunde, als ich die Schutzhülle abschloss, meldete sie: »Nun lässt der Schmerz ganz nach!« So spürt ein Klient, mitunter ganz ohne zu fokussieren, astrale Aktivitäten. Er lebt ja selbst in (s)einem Astralkörper. Heiler und Klient erfahren dasselbe jeweils von ihrer Seite.

Dies ist übrigens ein Beispiel, bei dem nicht mittels emotionalen Lösungsprozesses im Gesprächsteil, sondern direkt auf astralem Weg geheilt wurde. Die Klientin brachte eine Wunde im Astralkörper mit in dieses Leben, die von einer nichtverarbeiteten physischen Verwundung in einer früheren Inkarnation verursacht war. Ihr Vertrauen zu mir und ihre Bereitschaft zu solch einem Akt boten die Basis für dieses Heilgeschehen.

Nachdem ich eine OP-Krankenschwester behandelt hatte, rief diese, kaum dass ich fertig war: »Georg, was war das eben? Du warst drei! Da hinter meinem Kopf, gleichzeitig hier neben mir und ebenso neben dem Knie da drüben!? – Warst nicht du das?«

Als sie das aussprach, stand ich einen Meter hinter ihrem Kopf. Ich erklärte ihr, dass sie zwei (gute) Helfer aus der nächsten Sphäre wahrgenommen hatte.

»So was hab ich ja noch nie erlebt!«, meinte sie.

Worauf ich antwortete: »Dein Herz-Chakra war in dem Moment recht offen, deshalb konntest du sie für einen Moment erkennen.«

»Das war ja gewaltig! Ich bin baff!«

Nichtphysische Bezugspersonen

Der Astralkörper ist nicht vom physischen abhängig, er könnte auch ohne materiellen Körper leben. Nachts im Schlaf und im Traum ist er vom physischen fast losgelöst, nur durch eine dünne »Leitung« mit ihm verbunden. Völlig losgelöst vom physischen und ätherischen Körper ist er bei Verstorbenen. Sie leben und begegnen uns astral, zumindest die ersten Jahre nach dem Verlassen des materiellen Körpers.

Man wird im Beschreiben unseres Lebens im Astralkörper dieser Wirklichkeit nicht gerecht, wenn man nicht das Verhältnis zu »verstorbenen« Freunden, Eltern und so weiter mit einbezieht. Da dies oft unterbleibt, möchte ich dir mit weiteren realen Beispielen einen Eindruck vermitteln, der dir die Dimension des Astrallebens begreiflicher machen wird.

Eine Hebamme kam mit medizinisch unerklärlichen Schmerzphänomenen an der linken Körperseite in meine Praxis. Während sie erzählte, spürte ich, dass die Seele, über die sie gerade sprach, links neben ihr wartete. Diese erschien relativ dunkel und gedrückt. Die Klientin erzählte, wie sie als Zwölfjährige durch eine Bemerkung der Mutter tief verletzt war. Das resultierte in Abwendung und heilte nicht. Die Mutter war »depressiv« und »hatte keine Liebe zu mir«. Eines Tages trank die Mutter Säure, um sich das Leben zu nehmen, und verätzte sich von den Lippen bis in den Magen, woraufhin sie nach einer qualvollen Woche starb.

Die Klientin hatte seit der Kindheit Probleme mit dem Verletzungsthema, gerade als Frau in Partnerschaften. Ein klassisches Beispiel für die linke Seite des Menschen und das Thema »Weiblichkeit«.

Passenderweise stellte die freundliche Klientin nun die richtige Frage: »Wie kann ich das alte Problem, diesen ›Un-Kontakt‹ zur Mutter, lösen?«

Da ich sie bereits links warten sah, konnte ich sagen: »Wir können es jetzt angehen.«

»Ja?«

»Sie wartet da neben dir.«

Tränen quollen ihr aus den Augen.

»Du kannst direkt zu ihr sprechen!«

Und die Klientin versuchte, Worte des Verständnisses aufzubringen, dabei geriet der Astralkörper der anwesenden Seele in starke Bewegungen.

Dann sagte die 45-Jährige plötzlich: »Es tut mir leid, dass ich zu wenig Mitgefühl für dich aufbringen konnte, Mama! Ich weiß, du konntest es nicht besser!« Tränen liefen ihre Wangen herab. Alles geriet ins Fließen. Da war Verzeihen, nach 27 Jahren zum ersten Mal.

Beide wurden jetzt heller und richteten sich langsam deutlich erleichtert auf. Die Klientin fühlte, dass sich der körperliche Schmerz nun löste.

Da hörte ich die Mutter zu ihr sagen: »Kind!« Eine große Erweichung war im Astralraum zu spüren – und Erwärmung, ergreifend. »Ich konnte es nicht anders! Tut mir leid!« Das übersetzte ich der Klientin.

Diese antwortete schluchzend: »Ich versteh's ja!«

Es war tief berührend, dies mitzuerleben. Die Mutter legte nun langsam und liebevoll ihren astralen Arm von links um die Tochter, und die sprach zu ihrer verzweifelt verstorbenen Mutter: »Mama, ich danke dir, dass du mich geboren hast! Und ich danke dir für alles, was du für mich getan hast!« Zum ersten Mal.

Ich spreche dabei kaum ein Wort, bin selbstverständlich ganz und gar für und mit den beiden da. Ein jedes »kopfige« (nicht aus echtem Mitgefühl) währenddessen gedachte oder gesprochene Wort würde zumindest die beiden sofort von dem Vorgang trennen, der Inkarnierte wäre gleich abgekühlt und abgetrennt vom seelischen Zusammensein, und der Körperlose könnte nur wieder warten. Wie lange?

Hast du vielleicht auch jemanden, der warten wird? Ein kurzer Akt des Herzens kann erlösen.

Bei Mutter und Tochter in dieser Situation löste sich alles, ausgelöst durch den »unerklärlichen« Schmerz an der linken Seite. Abgesehen von der körperlichen Heilung der Hebamme, die bereits selbst Mutter war, geschah durch diese Sitzung eine tiefgreifend lösende Befreiung für beide Seelen.

Eine pensionierte Gastwirtin fragte um eine Behandlung an wegen »Herzdrucks und des Gefühls einer Last ums Herz herum«. »Kann es sein, dass ein Verstorbener an einem hängt?«, fragte sie mich.

»Ja, das gibt es«, antwortete ich »seelisch« und öffnete mich dahingehend. Dabei sah ich, dass eine männlich wirkende Seele bei ihrem Herz-Chakra anwesend war, und zwar liegend. Sie lag ihr also buchstäblich am Herzen.

Die Frau sagte: »Ich habe meinen Zwillingsbruder im Januar tot aufgefunden …«

Wir einigten uns auf eine Verbindungsaufnahme mit ihrem Bruder. Nachdem ich ihr in die entsprechende Verfassung geholfen hatte, sah ich ihn wieder links ungewöhnlich dicht an ihrem Herzen, fast verschmolzen. Die Frau hatte keine Idee, was sie ihm sagen sollte, und fragte mich danach. Schließlich fragte sie ihn: »Wie geht's dir denn?«

Da kam von ihm die Antwort: »Ja, es geht schon, einigermaßen gut.«

Die Frau war nicht in der Lage, eine Frage zu formulieren, sie zeigte sich auch nicht gerührt. Sie war gewissermaßen fest. gehalten, etwas starr. So musste ich ihr helfen herauszubekommen, was los war, und ihr Anliegen zu finden. Dann kam das Signal »Hilf mir!«. Ich holte aus ihr heraus: »Wobei?«

Da konnte auch ihr Bruder fragen (der zwar alles mitbekam, aber noch mehr oder weniger in der Horizontalen lag): »Was soll ich dir helfen?« Und ich teilte ihr seinen Satz mit.

Nach etwas Geburtshilfe kam von ihr: »… dass ich wieder leben kann – und dass ich wieder zu Kräften komme.«

Nun gab er zur Antwort: »Ja, das mach ich.«

Sie fühlte sich erleichtert (der obere Astralkörper war heller geworden, teilweise gelblich [ein Zeichen für den Verstand]), weil ich ihr geholfen hatte, sich ihres Bedürfnisses bewusst zu werden und ihr Anliegen auszusprechen. Der Bruder an ihrem Herzen wusste nun auch, wohin es gehen sollte, und war bereit, seiner Schwester zu helfen.

Astralisch regte sich jedoch fast nichts außer der Verfärbung. Die Klientin schwieg wieder.

Dann fragte ich: »Wollen Sie ihm noch etwas sagen?«

Allmählich begann sie: »Lass mich los.«

Ich beobachtete sie und ließ ihnen Zeit. Ich sah, wie er in langsamer Bewegung von ihr abließ und sich ebenso behäbig aufrichtete. Dabei wurde er von oben her heller und unten rötlicher, frischer. Die Farben, das sind seine psychischen Kräfte (übersinnlich beobachtet), gliederten sich, und der Bruder kam währenddessen selbst zu Kräften. Nun erreichten beide ein Stück mehr Selbstständigkeit und Individualisierung, also Freiheit. Beiden wurde sichtlich und spürbar leichter.

Sehr ungewohnt war für meine Klientin noch, vom Bruder losgelassen, gelöst zu leben. Nachdem sie durch eine kurze Schüttelfrostphase gegangen war – das Herunter- und Herauslassen langzeitlicher »Gehaltenheit« –, fühlte sie sich langsam immer mehr erleichtert. Ich half ihr noch auf die Beine und ließ dann meine Führung zugunsten ihrer eigenen Standhaftigkeit und autonomen Bewegung enden.

Am Schluss solcher Sitzungen verabschiedet man sich selbst als Helfer natürlich auch vom Verstorbenen herzlich.

Das präsenteste seelische Wesen der Individualität

Unser astraler Energiekörper ist im Vergleich zu den vorher beschriebenen in Gestalt und Farbe nicht nur extrem veränderbar, sondern er ist auch das präsente seelische Wesen unserer Individualität, unser Bewusstsein und Wille. Das Selbstbewusstsein des Menschen lebt im Astralkörper. Wie er seine Gedanken steuert und die Schritte kontrolliert, das macht er alles da. Der mentale, der empfindende und der ätherische Energiekörper sind räumlich innerhalb des astralischen eingebettet. Obwohl der Astralkörper von »dünnerer«, luftraumartiger Konsistenz ist, ist seine Macht über die vorher beschriebenen aber die wesentlich größere. Denn hier ragt von einer höheren Dimension deine »Ich-Bin«-Quelle herein. Und da diese vollbewusst tätig sein will, hat sie gegenüber den vorher genannten die Oberhand.

Was aber richtig und gesund für die Erhaltung des von weiter oben, von universeller Genialität uns gegebenen Äther- und physischen Körpers ist, das wird uns von jener Macht gezeigt durch körperliche Schmerzen oder Wohlfühlen sowie durch Unvermögen oder Vermögen des Körpers. Insofern waltet dort noch höhere Führung. Der willentliche Bewegungsmotor im Denken ist das Ich (das gewöhnliche Ich oder Selbst, nicht das Höhere Ich oder Selbst). Aus dem Ich heraus kann der Mensch sich selbst über Reflexe, Instinkte und Triebe hinwegsetzen und sich vollbewusst bewegen, sogar sich selbst weiterentwickeln.

Während der Erhebung zu höheren Wesen verfärbt sich der oft zu Beginn blauviolette obere Teil des Astralkörpers in schönes Himmelblau und weitet sich. Dabei wird er viel dünner in seiner Beschaffenheit, wird höher und dabei immer lichter. Falls sich nun bei der Öffnung »nach oben« ein erkennender, tief beeindruckender Moment ereignet, bildet sich im Astralkörper eine rasch nach unten bis ins Herz reichende helle Einstülpung, die sichtbar von oben durch die Wesensbegegnung verursacht ist, und in der oberen Hälfte des Astralkörpers beginnt eine Art durchgreifender umfassender Ausgleichsvorgang, der sich langsam farblich ein wenig dem Normalzustand wieder nähert, jedoch stark geweitet ist und nun wesentlich heller und dünner, feiner ist. So fühlt sich dann der Betreffende auch »leichter« und »erfüllt«.

Der Astralkörper, besser gesagt der Mensch im Astralkörper oder der astrale Mensch, spürt und will täglich auch über sich hinaus. Er stammt von einer geräumigeren Welt der Seelen und Wesen, einer höheren als der physischen und ätherischen, der Astralwelt. Damit erklärt sich auch unsere Sehnsucht nach Zusammensein, nach Gemeinschaft in Frieden und Liebe. Denn wir kommen von solch einer übersinnlichen seelischen und geistigen Welt, wo wir nie allein waren. Unser Astralkörper ist also viel übersinnlicher als die zuvor beschriebenen »Schichten« des Energiekörpers.

In und mit ihm sind wir zwischen zwei großen Welten, besser gesagt, wir leben gleichzeitig hineinragend in die physische und in die astrale Welt. Die physische macht Eindruck auf uns(eren Astralkörper), und die Astralwelt macht mit fürs physische Auge unsichtbaren Stimmungen, Emotionen und Absichten ebenfalls Eindrücke auf uns(eren Astralkörper).

Verängstigende Sätze können Kinder wie Erwachsene astralisch verdrehen, schrecken, zusammenziehen, wenn sie nicht gelernt haben, sich geistig-bewusst in der Hand zu haben. Man könnte begreifen, dass zum Beispiel Ängstigung nicht schützt, sondern Aufmerksamkeit und gute Präsenz. Das Dunkle der Angst ist auch ein Verlieren des durchblickfähigen Bewusstseinslichts. So ist es im Astralkörper bei bestimmten seelischen Vorgängen beziehungsweise Gefühls- und geistigen Bewegungen jeweils dunkler oder heller.

Mit jeder Negativemotion wird der Astralkörper stark eingefärbt und blind für die astrale Umgebung. Deshalb achteten die echten Einweihungsschulen aller Zeiten in den Anfangsphasen eines Neulings schon darauf, dass er tunlichst übt, negative Emotionen beiseitezustellen. Das lernte man oft so weit, dass man in Sekundenschnelle durch aufkommende(n) Wut, Eifersucht, Neid und so weiter durch war, aber wirklich durch, nicht verspannt, sondern mit selbst- und fremdakzeptierender Gegenwart höherer Einsichten in das menschliche Dasein und seine Entwicklungsmöglichkeit durchstieg oder -schritt wie durch eine etwas enge Tür. Die großen Wunden des Im-Stich-gelassen-worden-, des Verlassen-worden-Seins, der Ablehnung, der Demütigung et cetera liegen alle im Astralkörper.

Wird eine solche Wunde von der Person verborgen, so wird dazu dauerhaft astrale Energie verwendet, die zu Besserem eingesetzt werden könnte. Doch der Mensch macht das aus unnötigen Ängsten, die wiederum naiverweise entstanden sind beziehungsweise angenommen wurden, dann hält er sie mittels Glaubenssatz an Ort und Stelle, der im Mentalkörper dauerhaft wirkt und bis hinein in den physischen Körper Energie hält beziehungsweise blockiert. Die seelischen Wunden werden in der Regel alle nah am senkrechten Zentralkraftstrom gehalten (von der Ablehnung zwischen Kopf und Hals, vom Verlassenworden-Sein in Brusthöhe, vom Gedemütigt-worden-Sein in Bauchhöhe und so fort). Damit wird unbewusst ein nicht geringer Teil des eigenen Entfaltungsvermögens blockiert, wie du anhand einiger der Heilungsbeispiele verstehen kannst, bei vielen Menschen lebenslang.

Die drei Hauptkräfte des Astralkörpers

Die drei Hauptkräfte unseres Astralkörpers sind das Denken, das Fühlen und der Wille. Das Denken ist hier nicht zu verwechseln mit Vorstellungen oder Begriffen! Vielmehr ist das aktuelle Begreifen, die Kraft, sich etwas ganz Neues auszumalen, die »Suchbewegungsart« zwischen Wissensinhalten und der momentane Vorgang einer Begriffsbildung gemeint. Das Fühlen, ein Aufmerksamkeitsvorgang zwischen Umgebung und deinem eigenen Inneren. Und der Wille umfasst die Veränderungskraft in Lust und Trieb oder Motiv und den Wunsch bis zum Entschluss und zur Tat.

Wir können mit unserem Astralkörper im Umfeld aller Wesen empfindend unterwegs sein und dies kultivieren, ebenso auf Verstandes- und Bewusstseinsebene (Horizont der Präsenz inklusive erkennendes Gewahrsein) über das sinnlich Gegenwärtige hinaus. Der Hauptaus- und -eingang des Astralkörpers ist wie gesagt das Herz-Chakra. Die heilsamste Kraft und Tätigkeit des Astralkörpers ist die Liebe. Beginne selbst: Der liebevolle Umgang miteinander stärkt den Astralkörper und lässt ihn entfaltet leben.

Der umgekehrte Ätherkörper (fünfter Energiekörper)

Die drei noch höheren »Körper«niveaus möchte ich entsprechend meiner Praxiserfahrung nur anklingen lassen. Die Wahrnehmung dieser »Ebenen« erfordert eine lange Bewusstseinsentwicklung, und dann geht man hier nicht so sehr mit dem energie»körperlichen« Interesse heran, das aus dem Leben im Physischen stammt. Diese drei Ebenen sind eine Art Bewusstseins»körper« aus geistigen Energien, zugleich Kraftwesen mit Bewusstsein. Das Wort »Geist« ist ebenfalls aus dem sehr diesseitigen Leben entnommen und reicht zur Beschreibung des hier Gemeinten nicht, denn es sind keine Begriffe, Vorstellungen oder Worte in dieser Präsenz, sondern jedes »Wort« oder »Teil« hier ist Kraft, Können und Wirkwesen. Geistwesen der fünften »Ebene« sind ebenfalls so zu verstehen.

Das dauernde fünfte Energiekörperniveau ist eigentlich nicht einmal mit einfacher Hellsichtigkeit sichtbar, weil es reine umgekehrte Kraft ist, umgekehrt als Körper und Gestalt, gewissermaßen wie ein nach außen umgestülpter Ätherkörper. Barbara Ann Brennan nennt ihn »ätherischen Negativkörper«, weil er »als eine Art Blaupause alle Formen der physischen Ebene enthält und ähnlich aussieht wie das Negativ eines Photos«.[33] Rudolf Steiner nannte ihn im Vortrag »Das Verhältnis der verschiedenen naturwissenschaftlichen Gebiete zur Astronomie«[34] »Gegenraum« und verwendete ebenfalls das Wort »›negativer‹ Raum«, der »einer höheren als der dritten Dimension angehört«. Er lebt und wirkt aus der Peripherie, aus dem Energiekosmos, und zwar aus der dauernd Menschenkörper kreierenden Energiegeistigkeit. Diese ist Fülle. Jedes Organ und jedes Gefäß, jede Zelle kreiert und nährt er, trägt und steuert er permanent von allen Seiten von außen, von der Umgebung her. Er ist für mich am einzelnen Menschen ein Zusammenklang, ein für diese eine Individualität vom kosmischen universellen Menschen gebotene lebende Schnittmenge, wobei Letzteres auch für den sechsten und für den siebten »Körper« gilt. Steiner erklärte zu dieser Tatsache, es sei unerlässlich, diese Wirklichkeiten in ihrem Zusammenhang zu verstehen, wenn man die Gestaltung des menschlichen Organismus begreifen will, die in Wahrheit dauernd aus den kosmischen ätherischen Umkreiskräften vollzogen wird. Hier befindet sich der »Körper«, bestehend aus »Energie des fünften Niveaus«, zum Beispiel der Leber, von allen Seiten um ihre Stoffe herum und an sie heranreichend. Die gewöhnliche Vorstellung, wie dadurch die Leber funktionieren soll, funktioniert hier nicht. Das Erfassen dieser Wirklichkeit erfordert übersinnliches Niveau. Da kann der zitierte Vortrag Steiners vor Wissenschaftlern und Mathematikern weiterhelfen, von dem auch Barbara Ann Brennan beeindruckt war, ebenso die Übungen, die er dazu gab.

Dieses fünfte Energieniveau ist Perfektion, eine präzise, göttlich präsentierte Matrix für den Ätherkörper, der wiederum den physischen »betreiben« kann und mit diesem seine Natur- und Außenweltberührung und Erfahrung hat. Der fünfte »Körper« erweist sich als sichernder, gleichsam vor dauerhafter (Zer-) Störung bewahrender Energiegeberkörper. Er lebt von der realen Geistwelt und gehört ihr an.

Das Haupteintrittsportal ist das Kehl-Chakra. Das Hereinströmen und -wirken der perfekten körperbildenden und -erhaltenden kosmisch-ätherischen Energien wird etwa beim Sprechen einer Halbwahrheit und beim Lügen blockiert und so lange gestört, bis das wieder berichtigt wird. Du kannst manchmal spüren, wie das geschieht, wenn jemand eine Leistung von dir falsch oder nur zur Hälfte richtig beschreibt. Das »stört« oder »verletzt« dich oder etwas in dir, und du hast das Bedürfnis, dies richtigzustellen. Dieser »Richtigstellungsdrang« lebt von der Energie, welche die Unwahrheit aus deinem gesunden Energiegefüge herausgedrängt oder -geschossen hat. (Unweigerlich muss ich dabei auch an vieles denken, was heute so als »Esoterik« formuliert wird und für mich himmelschreiend als verdrehte Wahrheit die Leichtgläubigen irreführend an der Wirklichkeit vorbeilenkt.)

Wenn man sich verletzt und keine seelische Wunde damit verbunden ist, dann kann das innerhalb von relativ kurzer Zeit heilen. Je tiefer und je mehr seelisches Trauma damit einhergeht, umso narbiger und schwieriger regeneriert das Ganze. »Die Wunde des Säbels heilt, die der Zunge nicht«, lautet ein türkisches Sprichwort. Ohne seelische Wunden heilt das fünfte Energieniveau mittels des Ätherkörpers die Körperwunden. Seelische Anteile müssen aber interaktiv unter den Menschen geheilt werden. Wenn jemand nun ein sehr geschädigtes oder teils zerstörtes Organ hat und man dieses als Heiler wiederaufbauen soll, dann kann man sich speziell mit dem fünften Niveau verbinden, besser gesagt, sich in diese Weite »hineinbegeben«, damit zusammenklingen, für eine Weile eins mit ihm werden, sich selbst zu seinem Instrument, zur »Hand« machen, die vervollkommnend in ein zerstörtes Organ hineinreicht. Die zweite Möglichkeit ist, sich von dorther führen zu lassen.

Methoden der Behandlung aus dem fünften Energiekörper

Wie man sich mit dem fünften Energieniveau zum Zwecke des Organaufbaus oder einer anderen Operation verbindet, kann man lernen. Ich mache das so: Ich versetze mich dabei in die anatomisch-physiologische Perfektion. Zuerst starte ich mit dem Verstand, soweit dieser dazu reicht, dann gehe ich weiter in meditativer Weise eintretend in eine Art Hingabe, einen Empfangsstatus also, bis ich selbst diese Präzisionsenergie in den Händen beziehungsweise am ganzen eigenen Körper spüre. In diesem Moment ist das gewöhnliche Fühlen völlig ausgeschaltet, und ich befinde mich in einem höheren Zustand.

Das Herumexperimentieren damit ohne einen erfahrenen Lehrer ist allerdings nicht ganz ungefährlich, denn es rührt einen dabei weder die psychische noch die physische Umgebung! Davor muss gewarnt werden. Während eines Kurses fiel zum Beispiel eine Teilnehmerin zu Boden. Es passierte ihr körperlich nichts, weil sie während des geführten Kurses von der entsprechenden Perfektionsenergie getragen war, obwohl sie durch Unachtsamkeit ihre Erdung verloren hatte.

Befindet man sich bewusst in diesem Energieniveau, neigt man sich als Akteur zum Organ, Tumor beziehungsweise Gewebe und versetzt sich in die erhöht lebendige Bewegungsenergie, die schneller, von der Frequenz her höher und zugleich in Hingabe die spezielle hohe Energie in der Körperstelle zur Restrukturierung oder »Reparatur« vermittelt. Somit vollzieht man die »Operation« mit erhöhtem Bewusstsein und Energieniveau. Dabei reicht man expandiert vom eigenen fünften Energieniveau bis in das zerstörte Organ des Klienten hinein. Das braucht höchste Aufmerksamkeit und Konzentration. Die Energie muss präzise eingesetzt werden, und keine Sekunde darf ohne bewusste Kontrolle sein.

Eine zweite Variante der Heilarbeit mit dem fünften Niveau ist, sich führen, sich helfen zu lassen. Das mache ich, wenn ich die Grenze meiner Kapazität oder meiner Verantwortung erreicht sehe. Dazu bereite ich mich genauso wie oben beschrieben vor, bis ich selbst auf dem entsprechenden Energieniveau bin. Doch dann frage ich die positive Umgebung dort, ob jemand hier ist, der helfen will und kann. Falls sich ein kompetentes Wesen in mein Feld bewegt (man spürt das exakt), biete ich den Kanal durch meine Hände zur feinenergetischen Operation an. Ich bin dabei aber selbst voll- und hochbewusst präsent mit dem Fokus auf Heilung der von mir gefundenen Angelegenheit. Ich lasse nicht irgendetwas durch mich zu wie ein weggetretenes Medium im herkömmlichen Sinne. Das hätte für den Patienten potenziell psychisch gefährliche Folgen und ist auch nicht mehr zeitgemäß. Die Situation des Heilers hier ist devote Hingabe und Leitung der »OP« zugleich. Anders als im normalen steht man hier in einem multiplen und nach oben erweiterten Bewusstsein. Nun brauche ich hohe Konzentration und absolute Beherrschung, damit der Helfer – ein verstorbener Chirurg, Heiler oder Engel – durch meine Hände arbeiten kann. Das kann ich spüren oder sehen, wenn ich entsprechend disponiert bin. Dabei braucht man nun noch eine gewisse Ausdauer, die geübt sein will.

Wenn der Heiler den Vorgang abschließen möchte, muss er sich dazu bewusst entschließen und es dem beziehungsweise den Helfern mitteilen. Denn wenn sie keine klare »Information« bekommen, kann beim jähen Abbruch durch den Heiler im Klienten ein energetischer Schock (eine Störung beziehungsweise Verstörtheit durch unpassende Energiedifferenzen) ausgelöst werden. Der Heiler muss dem übersinnlichen Helfer auch noch Gelegenheit geben, abzuschließen und sich ganz aus dem Energiekörper des Klienten und den Armen des Heilers herauszuziehen. Das spürt man als geübter Heiler ebenfalls.

Weitere Beispiele

Eine 73-jährige psychisch ungewöhnlich vitale, dynamische und weise Körpertherapeutin empfand immer wieder unerklärliche Trauer und seelisches Schmerzgefühl. Sie bat, dass ich »mal nach ihren Chakren schaue«. Als ich ihr Sakral-Chakra versorgt hatte und es schön geöffnet war, begann sie dennoch zu zittern, sie kühlte sich ab, und ihre Beine begannen, sich zu verdrehen; auch wollte sie sie zusammenkneifen.

Etwas Altes, lange verborgen Gehaltenes trat damit zutage. Sie hatte fünfzig Jahre zuvor als junge Frau eine Abtreibung durchführen lassen. Diese empfand sie ähnlich wie eine Vergewaltigung, und das hatte sie verdrängt. Eine seelische Wunde. Damit führte ich sie prozessual in den heilenden Durchgang und versorgte behandelnd, was zu versorgen war. Am Ende war sie sehr erleichtert, und sie sagte strahlend: »Ich musste dich finden – damit ich endlich den über fünfzig Jahre in mir getragenen Schmerz und die Last loswerden kann. Du bist ein wirklicher Engel!«

Darauf konnte ich nur sagen: »Ich bin kein Engel. Aber Engel waren auch dabei!«

Während des letzten Teils der Behandlung auf der fünften Ebene hatte ich Helfer und Engel ungewöhnlich dicht beieinander gesehen. Alle an dieser schmerzlichen Vergangenheit der Frau beteiligten Seelen, sogar ihr verstorbener Vater, und ein Teil ihrer helfenden Engel wie auch nahestehende Engelwesen, zu denen diese Frau eine gewachsene Beziehung hatte, waren bei dem Vorgang dabei.

Bei der Verabschiedung sagte sie: »Ich bin so glücklich!«

Eines Tages rief sie mich an und berichtete: »Georg, als ich von dir weggegangen bin, habe ich wirklich deutlich und klar bemerkt, wie Engelwesen mich begleiten!«

Bei der Behandlung einer anderen Klientin, einer Heilerziehungspflegerin und Mutter, die sogar noch gravierendere psychoenergetische Probleme aus einer früheren Inkarnation (von folterartigem Missbrauch und Demütigung) hatte, habe ich nach durchgeführter »Operation« den zurücktretenden Helfer gesehen: Dieser sah majestätisch aus.

Als ich in der Behandlung eines argentinischen Pädagogen sah, dass sein Herz-Chakra im unteren Drittel stark verdunkelt war, und gerade peilen wollte, was ich zu machen hatte oder ob ich mich führen lassen könnte, da sah ich schon einen Heiler oder Arzt in der fünften Ebene mit den Händen kommen und beginnen. Gleich assistierte ich mit Halten und Schützen, bis er nach etwa zehn Minuten fertig war. Der Klient wirkte erlöst.

Bei einer ausgedehnten Krebsbehandlung war ich gerade in einer neuen tieferen Kontaktierung des Tumor-Inneren. Ich war für zwei Sekunden ermüdet ins »Träumen« geglitten und spürte gerade, wie die Krebsenergie in meinen Armen aufwärtsströmte. Sofort versuchte ich, sie wieder herauszubekommen, aber ich konnte sie nicht besiegen. Schnell stürzte ich mich in einen Energiebalance-Zustand, doch das gelang diesmal auch nicht wirklich.

Da hob ich die Arme nach oben zum Licht. Plötzlich sah ich ganz überrascht mehrere Engelsarme meine beiden Arme vom Krebs reinigen. Das war tief beeindruckend.

Als sie wieder hell und frei waren, dankte ich den Engeln und merkte dabei, dass sie nach wie vor um mich waren. Nun war ich wieder richtig wach. (Heiler müssen ihren Energiestatus gut im Blick haben.) Das war kurz vor dem Abschluss meiner Ausbildung. So etwas passierte mir nie wieder.

Während der Behandlung einer sehr sozial eingestellten Frau, die sich verausgabt hatte und keine Lebensfreude mehr fand, kam ich nach einem emotionalen Prozess an einen früher stagnierten Seelenanteil (Zeitkapsel). Nun war eine astrale Operation an einem außerordentlich großen Einschluss durchzuführen. Die Klientin zitterte immer noch in der Erinnerung einer qualvollen Krankenhausbehandlung, auch nachdem ich begonnen hatte.

Da sah die Klientin rechts neben mir »einen griechischen Arzt oder Heiler«, der ihr »beruhigend die Hand reichte«, damit ich die nötige astrale Operation weiterführen konnte. Danach bekam ich von der geistigen Welt eine Art golden leuchtenden, fließend weichen heilenergetischen »Fleck« oder eine »Decke«, mit der ich ihre große Höhle im astralen Bauch zur Ausheilung bedecken sollte.

Weil die Frau mich nachher fragte: »Was war das für ein …?«, schaute ich hin und erkannte den Helfer mit Freude und Dankbarkeit: Es war der verstorbene, einst auf Zypern wirkende große Heiler Daskalos. Er war da, wie immer sanft und in großer Weichheit. Ich antwortete: »Das war der Heiler Daskalos, zu dem ich eine liebende, verehrende Beziehung habe. Er bezeichnete sich selbst als Seelenarzt.«

Der himmlische Körper (sechster Energiekörper)

Der sechste Energiekörper kann noch weniger als Form beschrieben werden. Er erscheint als helle sanft-warme Fülle weichen, strahlenden Lichts und ist größer ausgedehnt als die »unteren« Körper. Beim Heilen ist er ebenfalls, ja, noch mehr als der fünfte Körper, gebend, spendend und selbst immer Fülle. Er ist ein Teil des Himmels, des Heilands, ganz bei dir. Nicht nur *bei* dir, sondern immer um dich *und* in dir. Er besteht aus lichter Liebe, aus reiner, bedingungsloser Liebe. Ständig umhüllt er dich mit Liebe, egal, was du machst. Er ist gewissermaßen (d)ein Liebes-Selbst, ein »Liebes-Mensch«. Wenn du jemandem schadest oder grausam zu ihm bist, dann schwächt beziehungsweise verdunkelt sich das Licht zum Beispiel an entsprechender Stelle. Dieses weiche warme Licht der Liebe ist heilsam, daher nenne ich diesen geistigen Liebes- manchmal »Heilandskörper«. Ursprünglich ist uns diese Gabe durch ein großes Opfer des göttlichen Ich-Bin zuteilgeworden.

Hauptpforte ist das »Dritte Auge« oder Stirn-Chakra. Wenn man als Heiler mit dieser Wesensenergie wirken will, dann muss man durch geistige Schritte vollbewusst in die bedingungslose Liebe, die All-Liebe, kommen. Kann man diese allen Wesen gegenüber aufbringen, auch einem Feind, dann ist man »darin« und kann diese Heilenergie anwenden.

Der kausale Weisheitskörper (siebter Energiekörper)

Dieser geistig-himmlische Körper ist aus göttlicher Weisheit gewoben. Er ist der Himmel bei uns, an uns, mit uns. Göttlich hohe energetische Weisheit ist in seinem Netzwerk mit den Themen unserer Inkarnation präsent. Weisheitsfrüchte aus vergangenen Leben, die relevant für dieses sind, und alle Themen, die wir vorgeburtlich zu bearbeiten gewählt und mitgebracht haben, sind in diesem siebten Körper mit uns. Barbara Ann Brennan nennt diesen für diese Inkarnation gewobenen Körper den »ketherischen Negativkörper oder kausalen Körper«.[35]

Der siebte Körper oder »Mensch« auf dem siebten Niveau ist gewissermaßen dein weises geistiges oder Geist-Selbst aus Energie, mit dem du die richtigen Orte auf dieser Welt finden kannst, die richtigen Leute und die richtigen Chancen. Du erkennst beziehungsweise findest Potenzial zur Entwicklung und Freiheit. Dazu gehören auch Schuldthemen und der Ausgleich vergangener Taten, den wir normalerweise in der ersten Hälfte unserer Biografie leisten. Unser siebter Körper trägt so etwas wie Affinitäten oder magnetische Schlüssel in sich, die im rechten Moment Energie freisetzen, wenn wir angekommen sind, wo wir aus vorgeburtlicher Warte ankommen und etwas ausgleichen oder machen wollten. Alles im Sinne der Entwicklung zur Freiheit. »Und die Wahrheit wird euch frei machen«, sprach Christus als Stimme des Höchsten Selbst (Joh 8, 32).

Der siebte Energiekörper ist von einer Hülle oder Membran umgeben, der geistigen Abgrenzung des Individuums. Außerhalb dieses im Durchschnitt fast einen Meter um den physischen Körper herumreichenden Körpers ist die Ewigkeit, die geistige Welt. Durch Tausende Einlässe wie Hautporen gibt es Transfers mit den Wesen jener Welt. Besonders durch das Haupttor vom Kopf nach oben, das sogenannte Kron(en)-Chakra. Der siebte Körper steht in Direktverbindung mit den unbegrenzt schaffenden, schöpferischen Energien des göttlichen Universums.

Das Presencing: Räumliches Vergegenwärtigen deines Wesens in den sieben Energiekörperstufen

Unter dem Presencing, das man annähernd mit dem Begriff »Vergegenwärtigung« wiedergeben könnte, verstehen wir die umfassende Präsenz deines Vermögens, dein Hiersein vom Vorstellen und Denken hin zur wirklichen Gegenwart deines Wesens zu lenken (das Wort ist abgeleitet vom englischen *the present* für »die Gegenwart, das Präsens«). Ohne wirkliche Präsenz wird keine Heilung und keine Entwicklung eintreten, wie du sie willst. Man kann es auch als »erweitertes Hiersein«, »Gegenwärtigsein« oder freier »In-seine-Kraft-Kommen« verstehen.

Akzeptanz des Gegenwärtigen – damit startet wie gesagt eine reelle Entwicklung, Änderung oder Gesundung. Je mehr du das, was gerade Fakt ist, umfassend annimmst, umso vollständiger beginnt die Wandlung auf dem Weg von selbst.

Starte mit dem, wie du dich gerade fühlst. Wenn eine bestimmte Emotion deine Gegenwart dominiert, nimmst du diese zuerst an und löst sie, wie das schon beschrieben wurde. Falls irgendein seelischer Schmerz oder eine Wunde vorhanden ist, gib dich ihnen zunächst hin, beziehungsweise lass dich da hineinfallen. Sollte Angst auftauchen, geh zuerst in sie hinein, um sie zu lösen – dies optimalerweise in Begleitung einer vertrauenswürdigen und kundigen Person.

Falls du das Presencing *abends* durchführen willst, empfehle ich dir, »von unten nach oben« vorzugehen (Ätherkörper, dann Empfindungskörper und so weiter). Denn somit endest du im feineren Himmlischen und hast keine körperliche Arbeit, sondern Ausklang und später die Nachtruhe vor dir. Nach dem Abend-Presencing spür einfach noch mal deinen Körper äußerlich und innerlich. *Morgens* und wenn du zu arbeiten beziehungsweise ins Geschehen einzutreten vorhast, rate ich dazu (wenn keine bestimmte Emotion [mehr] vorherrscht), beginnend mit dem siebten Körper, »von oben nach unten« vorzugehen, wie es im Folgenden beschrieben wird.

Es geht darum, aus der tiefsten Quelle deines Selbst den Willen in die Tat umzusetzen, die Fähigkeit zur Realisierung

»hereinbrechen« zu lassen. Es geht ums Eröffnen mithilfe des jeweiligen Wortes. Es geht also nicht ums Vorstellen, sondern ums Starten. Willst du es ganz ausschöpfen, so machst du das am besten wie folgt:

- Nach dem Lesen der jeweiligen Worte öffne dich, bereit, das Jeweilige staunend zu empfinden.
- Versuch, die soeben empfundene Realität zu begreifen.
- Danach übe, das Begriffene neu zu empfinden (das ergibt sich jetzt nach dem Begreifen auf einem etwas höheren Niveau).
- Dann kannst du versuchen, es zu verstehen.
- Nun beginnt erst der eigentliche Schritt: Du stürzt dich in das Gewünschte hinein, startest genau das eben verstandene Geschehen, lässt diese Realität als augenblickliches Geschehen zu, empfängst oder lebst es, jetzt.
- Dann lässt du es noch nachwirken, vielleicht ein paar Atemzüge lang. Das konfiguriert dabei in dir wesentliche Energieformen, dreht (erweckt) Chakren und verbindet »Leitungen«. So bringt die Übung Energieströme in Gang. Diese wirken je nachdem sofort öffnend, ausgleichend, heilend, stärkend oder erweiternd.

Manchmal spürst du die geniale Wirkung noch nicht gleich, weil etwas gerade erst in Gang gekommen ist oder weil es auf Niveaus stattfindet, auf denen keine Gefühle präsent sind (erster, dritter, fünfter oder siebter Energiekörper). Es geht hier zunächst ja mal »nur« um die Bereitstellung deiner Kräfte.

Im Folgenden ist das Presencing »von oben nach unten« beschrieben (für morgens). Beim Presencing »von unten nach oben« (für abends) beginnst du stattdessen mit dem ersten Körper (Ätherkörper), dann folgt der zweite (Empfindungskörper) und so weiter. Inhaltlich ist alles dabei gleich.

Um dein Presencing wirksam zu beginnen, empfehle ich dir, dich hinzustellen und den Grund unter dir zu spüren. Fühl am besten ohne Schuhe den Boden und genieß diesen wie ein Kind. Bleib ein Weilchen dabei und werd am ganzen Körper entspannt, gelassen. Die Arme lässt du hängen. Atmest du leicht? Okay. Fangen wir an!

Der siebte Körper (kausaler Weisheitskörper)

»In« dieses Niveau, diesen geistig-energetischen »Körper«, kommst du nur besinnend hinein. Besinne dich nun meditativ realisierend mit offenen Augen: Du bist hier. Du existierst. Um dich herum befinden sich Gegenstände, die unbelebte Umgebung… Du aber lebst, bist ein Wesen, das atmet, denkt, fühlt und etwas macht. Wenn du das staunend mit innerer Bereitschaft angehst, beginnt deine Expansion.

Du bist aus diesem Universum entstanden und stets verbunden mit all den Kräften und »Bewusstseinen«, die dich geschaffen haben und am Leben erhalten. Wo immer du gehst, sitzt oder liegst, denkst, etwas machst, da bist du »live« verbunden. Du hast Beziehungen, Verbindungen zu Menschen – lebenden wie verstorbenen –, Tieren, Orten und so weiter in dieser Welt.

Du bist in alle möglichen Richtungen mit sämtlichen kosmischen Energien und Wesen bis zum höchsten verbunden, vorn, hinten aus dem Rücken, seitlich, unten, oben … In Wirklichkeit lebst du, auch wenn du nicht bewusst daran denkst, in unzähligen Verbindungen und auf jeglichen Niveaus. Nur der mit den Sinnen erkennbare physische Körper ist am engsten begrenzt. Von diesem Niveau der unlimitierten Verbindungsoptionen kannst und wirst du auch finden, wen und was du in diesem Leben brauchst und zutiefst finden möchtest. Vertrauen und (heitere) Gelassenheit entstehen hier. Hast du sie erreicht?

> Ich lebe jetzt hier und bin »live« verbunden mit dem ganzen lebenden geistigen Universum, ich stehe in den schöpferischen Kräften. Ich finde, was ich brauche, und bin gelassen.

Der sechste Körper (himmlischer Körper)

In dir strömt Leben weich und warm, denn du wirst geliebt. Liebe, reine Liebe, ist weich, warm – und hell. Nicht astralisch kannst du diese himmlische Liebe erfahren, es braucht dazu ein geistiges Aufmachen und zugleich Erfahren.

Manche Menschen lassen sich gar nicht lieben (obwohl sie sich danach sehnen), weil sie sich selbst nicht lieben beziehungsweise sich (partiell) aburteilen. Liebe dich selbst! Was? Ja. Dich selbst: »Liebe deinen Nächsten *wie dich selbst*!«, heißt es ja auch, wie hinlänglich bekannt ist. Hierzu musst du dich geistig aufmachen. Lerne, dich von dieser göttlichen Liebe lieben zu lassen, rundherum. Lass dich als konkreten Menschen lieben, auch mit den Aspekten, die du an dir nicht gut findest. Kannst du das? – Wenn nicht, blockierst du etwas in deinem Energiewesen. Gelingt es dir, dich in diese göttliche Liebe zu begeben, dich dafür zu öffnen? Heilende Liebe findest du hier. Sie vermag auch deine Selbstverurteilung oder -ablehnung zu heilen. Übe, diese Liebe anzunehmen und dich jetzt von ihr durchdringen zu lassen! Reinste, nichtwertende Liebe!

Du bist so angenommen, dass du dich bewegen kannst, wie du willst… Egal, was du machst, du bist und wirst von dieser reinen Liebe ohne jede Bedingung geliebt und getragen. Begreif das! Da ist jemand beziehungsweise etwas, die drehen sich nie weg von dir, egal, was du tust oder nicht tust. Sieh, wie vollkommen angenommen du bist, ja, genau du, hier. Und diese himmlische Liebe – bleibt dir, in dir und bei dir, von selbst. Das große Selbst, das große »Ich bin das Leben, die Wahrheit…«. Momente wahrer Erfüllung kannst du hier erleben, mit Worten ist das nicht zu beschreiben.

Wenn du da angelangt bist, merkst du, dass überall in der Welt Liebe ist, Liebe des Schöpfers zu dir, dem Menschen. In dem Kirchenlied »Ins Wasser fällt ein Stein« heißt es denn auch:

Nimm Gottes Liebe an.
Du brauchst dich nicht allein zu müh'n,
denn seine Liebe kann
in deinem Leben Kreise zieh'n.
Und füllt sie erst dein Leben,
und setzt sie dich in Brand,
gehst du hinaus,
teilst Liebe aus,
denn Gott füllt dir die Hand.[36]

Reine Liebe spürt man nicht etwa als warme Welle oder dergleichen, die muss man erkennen! Du musst sie erst kognitiv erfassen, damit du diese göttliche Liebe erfährst.

Diese Liebe hat mehr Macht als die astrale zwischen zwei Menschen. Du kannst sie als zeitlose Dauer erleben, außerhalb jeder Dualität, über sie erhaben.

Die himmlische Liebe ist überall bei dir.

Am Ende der Übung bist du in einem erweiterten energetisch-hellen Zustand (wahrscheinlich bewundernd) und selbst liebend.

> In mir strömt Liebe, die mich trägt. Sie umgibt mich ohne jede Bedingung. Sie begleitet mich immer und überall. Ich lass mich lieben, ganz. Und ich trag diese göttliche Liebe heilend in die Welt.

Der fünfte Körper (umgekehrter Ätherkörper)

Für die Präsenz dieses Kraftkörpers geht es darum, die Wahrheit höher als Gefühle und Angst zu setzen. Bist du dazu bereit? Antworte nicht vorschnell. Die meisten Menschen wollen die Wahrheit nicht erfahren und aushalten (zum Beispiel, was jemand Negatives über dich denkt oder wie ein geliebter Mensch sterben wird und anderes mehr). Wahrheit ist Wahrheit, und das ist gut. So stehen wir in Realitäten. Es ist wahr, dass wir in diesem Universum stehen. Wahrheit bedeutet Verbindung mit realer Kraft.

Bist du bereit, der Wahrheit auch treu zu bleiben, wenn nahestehende Menschen diese ablehnen? Entscheide bewusst und ruhig, ob und wann du diese Wahrheit überhaupt aussprichst. Beim Erkennen oder Wissen und der Ausrichtung an der Wahrheit geht es nicht darum, sie unbedingt jedem ins Gesicht sagen zu müssen. Nur wer auch schweigen kann, wo es geboten scheint, ist höherer Wahrnehmungen würdig.

Wer eine Wahrheit aber nicht als eindeutige, vielleicht zutiefst ergreifende oder erschütternde Realität hinnehmen kann, sondern sie verbogen mitteilt, der trägt einen der Gründe in sich, weshalb sein übersinnliches Wahrnehmen und Erkennen nicht funktioniert. Wer sich nicht darum kümmert, ob das, was er so erzählt, wirklich die Wahrheit oder eher Fantasie ist, weil ihm seine Darstellung besser gefällt, der »verkrüppelt« nicht nur sein »Drittes Auge« (das Stirn-Chakra), sondern stört und schädigt auch seinen großen fünften Energiekörper, in den die anderen Körper eingebettet sind. Dies wirkt weiter störend hinein in seine Umgebung bis in das nachtodliche »Verdauungs«erleben. Dasselbe gilt bei wirklichen Lügen. Wegschauen, Verdrängen und Nichtwissen schützen nicht wirklich vor den Konsequenzen. Jede Halbwahrheit schädigt den, der sie mit sich herumträgt, aber viel mehr noch, wenn er sie verbreitet!

Übe Ehrlichkeit und Wahrhaftigkeit, wo immer du kannst, vor allem und als Erstes dir selbst gegenüber. Der Weg zu Einweihungen in die größeren Wahrheiten ist bei allen echt spirituellen Richtungen eine Übungsstrecke, damit die Seele erst lernt, die Wahrheit richtig aufnehmen zu können. Denn dazu muss man »Positives« wie »Negatives« ertragen können, nicht gleich in Abscheu verfallen oder »die Fassung verlieren«. Da muss man das Annehmen üben, das Wahrnehmen im Sinne des »Für-wahr-Nehmens«. Dennoch musst du dir dabei keinen Stress machen und dich auch nicht gezwungen fühlen. Du wirst zu nichts gedrängt. Du hast die Zeit, wenn du sie dir nimmst.

Je tiefer und durchgreifender deine Einsicht ist, desto größer wird die Kraft sein, wenn du bereit bist, ihr gemäß zu leben: Die Realisationsenergie ist mit dir.

Nimm dennoch alles, was du glaubst oder erkannt zu haben glaubst, für vorläufig, und bleib stets bereit, ständig dazuzulernen. Es gibt große Wahrheiten, die sich auf höheren Niveaus aus anderen Perspektiven eröffnen, weswegen dein Erkenntnisprozess sich immer weiter entwickelt.

Spür die eindeutige Kraft, in die du kommst, wenn du beginnst, gemäß dieser Wahrheit zu leben. Jeder Irrtum, jede

Halb- und Unwahrheit schwächt und stört dich, jede Wahrheit stärkt und befreit dich.

> Ich mach mir das Verhältnis von Wahrheit und Kraft klar:
> »Ich bin bereit *wahr*zunehmen. Was ich als höhere Wahrheit erkannt habe, das achte ich.
> Aus dem Kosmos versorgen mich die perfekten Energien.«

Der vierte Körper (Astralkörper)

Nimm dich einen Moment im Verhältnis zu deiner Umgebung wahr. Achte dieses Wesen, das du hier bist. Ist es nicht wunderbar, dass du mit Denken, Fühlen und Willen begabt bist? Du bist ein dynamisches, flexibles und fluktuierendes Wesen, eben astral. Deine astralen Energien kommen nicht aus der Nahrung, die hast du im Laufe langer Entwicklungszeit von höheren astralen Wesen mit Liebe bekommen. Dein Dank »nach oben« macht deinen Astralkörper weit und gesund. Bewunderung ebenso. Verehrung wirst du eines Tages als höherentwickelnde Kraft erleben.

Konzentration sammelt deine Denkkraft, Beherrschung deine Willens- und Tatkraft. Mut verleiht dir die Flügel der Freiheit. In deiner Denkkraft steckt Freiheitspotenzial. Mit deinem Willen bringst du dich in der Welt und unter Wesen ein und verfolgst deine Ziele.

Du lebst aus Liebe zum Leben. Aus Liebe zum Erleben und Machen. Leg die größte Urkraft deines Wesens frei: die Liebe! Du kannst mit einer Person beginnen, die jetzt vielleicht gar nicht in Reichweite ist. Öffne dein Herz zu ihr, und beginn innerlich oder in hörbaren Worten eine (an)erkennende bis herzliche oder liebevolle Interaktion. Wende dich jetzt deinem inneren sensiblen und vielleicht kindlich sehnsüchtigen Teil in deiner Brust zu, deinem inneren »Kind«: Sei als der Erwachsene und entschieden für es da, erlaube ihm, so empfindlich zu sein oder sich gerade so zu fühlen, wie es eben ist, und umarme es. Nimm dir einen Moment – mit oder ohne Worte – Zeit dafür. Danach kannst du deine Liebe sogar sich ausdehnen lassen auf alle möglichen Wesen.

Förderlich für deine Präsenz ist, dass du jetzt darauf achtest, räumlich anwesend zu sein. Interaktion erbaut den Astralkörper. Vom Denken ausgehend, expandiere nun räumlich: Beweg dich und dreh dich im Raum. Wenn jemand in deiner Nähe ist, könntest du auf ihn zugehen und es wagen, ihm etwas Nettes zu sagen, beherzt oder gar liebevoll. Lass dann jede Reaktion des anderen zu und auf dich wirken, während du vielleicht in fließender Balance selbstvertrauend stehen bleibst. Das ruft deine astrale Präsenz bestens hervor und stärkt sie in der Interaktion.

> Ich bin ein seelisches Wesen, danke und ehre den Zusammenhang meines Seins und Werdens. Ich führ mein Denken und meinen Willen bewusst. Ich geh in liebevolle Interaktion.

Der dritte Körper (Mentalkörper)

Das große Netz deiner Zuordnungen, deiner positiven wie negativen Beurteilungen und Überzeugungen ist hier energetisch präsent.

Dein mentales Energiefeld stärkst du, indem du Klarheit übst. Ich empfehle, das mit »einfachsten« Wahrnehmungen anzugehen: Sag dir, wo du jetzt physisch stehst. Beantworte dir die Frage, welche Tageszeit gerade ist. Addiere ein paar Zahlen wie zwei plus fünf plus drei und lass die Klarheit deines Ergebnisses ein paar Sekunden auf dich wirken. Klarheit setzt Energie frei. Klarheit schafft Raum. Du kannst die Gewinnung von Klarheit bei unklarem Zustand noch ein wenig fördern, indem du auf ein Fenster blickst, dabei die Klarheit der geometrischen Form und ihrer Winkel erkennend auf dich wirken lässt.

Sind dir gerade negative Vorstellungen oder Überzeugungen bewusst, die dich schwächen oder »stören«, so such den positiven Gehalt darin, oder vielleicht kannst du sie überhaupt ins Positive wenden.

Nun steigere deine Entscheidungskraft und -freude, um Herr in deiner Mentalwelt zu sein: Entscheide dich übungshalber für eine spontane Körperdrehung oder dafür, eine bestimmte Anzahl Schritte durchzuführen. Lass dir zum Entscheiden nicht mehr als ein bis zwei Sekunden Zeit. Führ die Übung aus und vollzieh noch ein paar simple »Akte« ähnlicher Art, eventuell das schlichte Ergreifen eines Gegenstands … Rasch entschlossen, eindeutig und ganz durchgeführt.

Ein gesundes Bauchgefühl (Intuition) sollte im Lebensgang seinen gebührenden Platz haben. Deshalb kann man auch die Gewohnheit kultivieren, vor einer mentalen Entscheidung das innere Empfinden ähnlich einer Kompassnadel zu beachten.

> Ich komm zur Klarheit, werde klar – bis Freude keimt.
> Ich achte meine intuitive Mitte.

Der zweite Körper (Empfindungskörper)

Spür deinen Körper und nimm an, was du bemerkst. Denk dabei nicht, sondern bleib im reinen Empfinden. Wenn du Zeit hast, geh von Kopf bis Fuß achtsam empfindend deinen Körper durch. Besonders bei all dem, was du an Unwohlsein bemerkst, gib Raum und nimm es an. Falls du wenig Zeit hast, dann nimmst du die Schwerpunkte, um sie anzunehmen, liebevoll. Hiermit löst du die gehemmten Selbstheilungskräfte. Nimm deinen gesamten Körper an, seine Form und Gestalt. Für einen gesunden Empfindungskörper (der unmittelbar mit den Selbstheilungskräften zusammenhängt) gibt es diesbezüglich keine Beurteilung.

Achte und akzeptiere auch das Stadium deines Lebenspulses: Bist du gerade im Aufwärtstrend, also erwachend und belebt, oder bist du ruhebedürftig? In welchem Zustand auch immer du dich momentan befindest, das nimmst du als weises Wesen an. Weiterhin kannst du eine Stärkung und das Aufblühen dieses zweiten Energiekörpers geschehen lassen, indem du die Wärme, einen Lufthauch oder etwas anderes Angenehmes körperlich genießt.

Erlaub dir nun »Späßchen« in unmittelbar spontaner und einfachster Form. Auch kindlich verspielte Spontaneitäten dürfen es sein. Damit weiten sich deine Energieflüsse. Du kannst deinen Spaß aufblühen lassen. Achte dabei darauf, dass du dir Spielraum für gewisse Gipfel erlaubst. Danach lässt du dich wieder ganz los. Du kannst auch zu Musik (genauso gut zu innerlich vorgestellter Musik) tanzen mit dem Ziel, allmählich den ganzen Körper zu entfalten. Genieß dabei deine einfachen freien unterschiedlichen Bewegungen in Lebensfreude.

> Ich spür meinen Körper – nehme an, was da ist, und lass ihm Zeit und Raum.
> Ich erlaub mir Lebenslust und Spaß: Lass eine Welle der Freude zu, tanz einfach.

Der erste Körper (Ätherkörper)

Achte bei der Atmung darauf, dass du nicht bescheiden, sondern großzügig genug Luft holst. Falls du das Bedürfnis spürst, dich zu strecken, streck dich zunächst gemächlich.

Such jetzt körperliches Wohlbefinden: Brauchst du gerade mehr Entspannung oder mehr Bewegung? Das Entsprechende gönnst du dir nun, vielleicht so ungehemmt, dass du dabei lächeln musst. Achte, wenn du aktiv bist, auf deine Bewegungslust und genieß sie in fließenden Bewegungen.

Jetzt beweg dich mit deinem Körper mehrere Schritte in größtmöglicher Ausgeglichenheit. So schreitest du mit voll entfaltetem Ätherkörper in sanftem Bewegungsfluss körperlich als ganzer Mensch.

Danach als zweite Übung dazu: Vertrau darauf, dass dich der Boden trägt, wo immer du gehen wirst.

> Ich geh atmend ins körperliche Wohlbefinden.
> Frei entspannt oder bewegt.
> Bei Bewegungslust: Ich geh in entfalteter, ausgeglichen fließender, schöner Bewegung als »voller« Mensch.
> Und wo immer ich gehe, bin ich getragen.

6

Die psychoenergetischen Zentren oder Chakren

Wenn du geübt bist, Energien von Lebewesen zu erkennen, und sie in innerer Ruhe übersinnlich wahrnimmst, dann fällt dir auf, dass da beim Menschen vor allem sieben mehr oder weniger helle Öffnungen sind, über die ein subtiler Austausch stattfindet. Diese je nach seelisch-geistiger Aktivität oft aufblühend oder trichterartig und drehend bewegten Energiezentren heißen »Chakren« oder »Chakras«. Das Sanskritwort *cakrá* bedeutet »Rad, Kreis«. Das höchste befindet sich am Scheitelpunkt des Kopfes, das unterste zwischen den Beinen. Da die Chakren zwei bis sechs in unserem System einen vorder- und einen rückseitigen Aspekt aufweisen (Chakra 2A und 2B, 3A und 3B und so weiter bis 6A und 6B), kann man auch von zwölf Öffnungen sprechen. »Der vordere Aspekt hat allgemein mit dem Gefühl des Menschen zu tun, der hintere mit dem Willen.«[37]

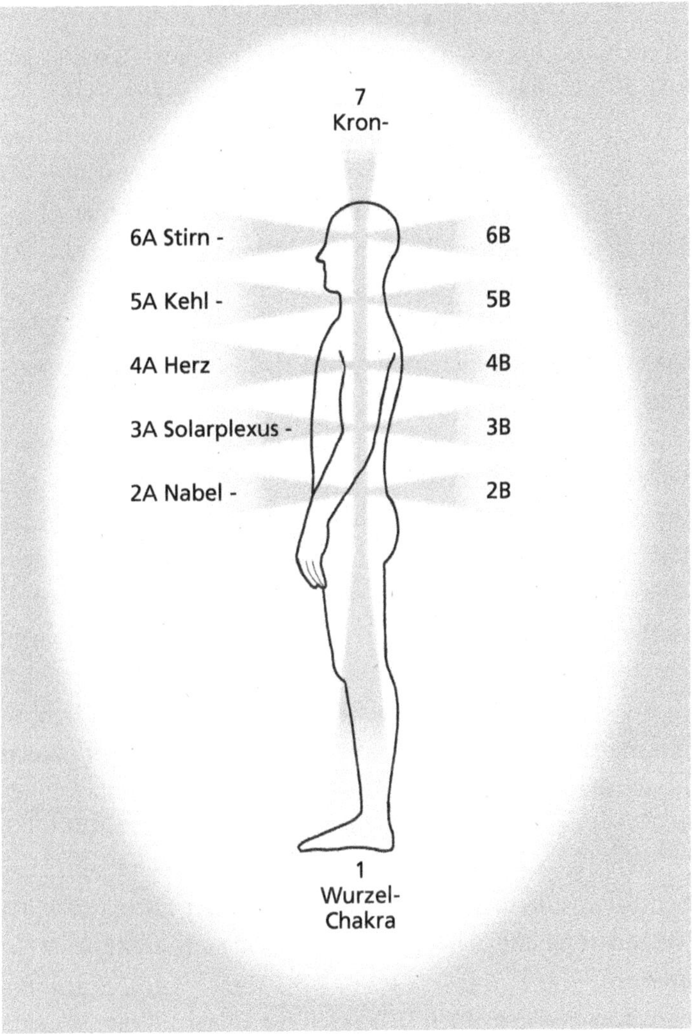
7
Kron-
6A Stirn -
6B
5A Kehl -
5B
4A Herz
4B
3A Solarplexus -
3B
2A Nabel -
2B
1
Wurzel-
Chakra

Die Chakren

Diese Zentren bewusst an einem anderen Menschen zu erleben ist nichts Sachliches, Technisches. Ein Chakra ist, wenn es geöffnet wird, etwas Ehrliches, Intimes, Authentisches einer einmaligen Persönlichkeit. Es sind die seelischen, energetischen und geistigen Öffnungen, Seelenorgane des Menschen mit ihren Leitungen oder »Bändern« zu anderen Wesen, Menschen, Plätzen und geistigen (Themen-)Gebieten.

Ist ein Chakra geschlossen, wird eine psychische Fähigkeit blockiert oder ausgeschaltet (zum Beispiel aus Angst), und es folgt ein Organ- oder anderer körperlicher Defekt beziehungsweise eine Erkrankung.

Wenn dir jemand unvermittelt ganz persönlich einen liebevollen Satz sagt, was und wo spürst du etwas? »Das Herz geht dir auf«: Das ist eine von außen veranlasste Öffnung deines Herz-Chakras. Aber auch nur, wenn du das zulässt – das ist dein Anteil dabei. Deine anschließende Belebtheit liegt am energetisierten, rechtsdrehenden Herz-Chakra, welches die Herzenergie des anderen hereinließ, aufnahm. Wenn ein Chakra sich rechts dreht, dann »läuft die Sache rund«, »positiv«. Dreht es linksherum, dann »läuft etwas verkehrt« oder »schief« (auch hinter dieser Formulierung steckt wieder der Eindruck eines solchen Energiezentrums als »Rad«).

Wenn die Chakraöffnung eines Klienten heilend, also bleibend sein soll, dann geht das nur mit seiner charakterlichen Veränderung und Selbstkontrolle. Die heilende Öffnung ist ein Start.

Wo in den folgenden Beispielen für Chakraöffnungen eine Farbangabe nicht extra erläutert wird, ist die Farbe im Empfindungskörper gemeint (ätherisch erscheint jedes Chakra weißlich bis bläulich, astral ebenfalls anders, das zweite Chakra zum Beispiel im Empfindungskörper orange, astral jedoch rosa).

Ich weise vor den folgenden Kurzbeschreibungen von Behandlungen ausdrücklich darauf hin, dass man an Chakren nicht einfach herumexperimentieren soll, ohne eine echte Schulung der vollbewussten Wahrnehmungs- und Erkenntnisfähigkeit genossen zu haben. Ein wirklicher Heiler greift nicht in den freien Willen anderer ein. Eingriffe in Chakren vonseiten unreifer Personen können nachhaltige Störungen mitunter starken Ausmaßes in Psyche, Verhalten und Körper nach sich ziehen. Ich hatte diesbezüglich schon krasse Fälle zu »reparieren«.

Während einer Behandlung achte ich mit höchster Sensibilität auf die Seele und den Willen der Person, die mir heilig sind. Dem stelle ich meinen Dienst zur Verfügung, sofern ich sicher bin, dass es keine Art von Beeinträchtigung, Manipulation oder gar Schädigung mit sich bringen kann. Dies gilt bei mir für jeden Schritt in einer Behandlung.

Dankbar bin ich meiner Führung, dass ich eine ethisch-moralisch so hochwertige und fundierte Ausbildung durchlaufen konnte und davor schon das gewissenhafte Niveau vieljähriger anthroposophischer Schulung in ihrer Feinheit und Tiefe finden konnte.

Die Chakren und der Zentralkraftstrom

Im Folgenden möchte ich anhand von realen Beispielen Leidender dein Gefühl für die Chakren anregen. Danach werde ich beschreiben, wie du diese Energiezentren »öffnen« kannst.

Das Wurzel-Chakra (erstes Chakra)

Das erste Chakra liegt zwischen dem Geschlechtsorgan und dem Anus. Da es zur Erde geöffnet lebt, hat es immer mit allen Bodenqualitäten und »Stand«-Erlebnissen, Raum-Lage-Verhältnissen des Körpers und mit Vertrauen in die äußere Realität zu tun. Beginnen wir mit einem Beispiel guter Offenheit des Wurzel-Chakras.

In einem meiner Seminare saß eine Teilnehmerin, die in ihrem 24. Lebensjahr erblindet war. Im Workshop ging es gerade um Kreativität, eine unserer göttlichen Fähigkeiten. Ich leitete eine stille Übung, bei der mit dem rechten Zeigefinger eine spontane individuell vielfältige Bewegungsfolge durch den ganzen Raum vollzogen werden sollte. Die blinde Frau lud ich gesondert ein und regte sie mit ein paar unterschiedlichen Adjektiven an. Als spontanes Beispiel hatte ich eine völlig willkürliche Bewegung an irgendeinem Punkt an einer Wand begonnen und beendete sie an einer anderen Wand. Dann begann die Blinde einfach. Sie startete genau am selben Punkt im Raum ihre »Fingerreise«, bewegte sich exakt wie ich in dem Beispiel und endete schließlich auch noch am selben Punkt wie ich an der ganz anderen Wand. Die übrigen Teilnehmer hatten alle den Atem angehalten und mit offenem Mund staunend zugesehen, bis einige vor Begeisterung erleichtert lachen mussten. Am Ende wurde es laut im Saal.

Diese Fähigkeit haben beziehungsweise hätten wir auch, wenn wir sie mit geschlossenen Augen immer wieder einsetzten: ohne Augenlicht die Raumgestalt, die Lage, den Ort und die Bewegung im Raum wahrnehmen zu können. Tasten: physisch, ätherisch, astral. Das ist eine Fähigkeit, die mit dem Wurzel-Chakra und der »Erdung«, also mit Bodenbezug, Gleichgewicht und so weiter verbunden ist. Das erste Chakra ist der Zentraleingang des Ätherkörpers, physische, ätherische Raumverhältnisse, Gegenstände und ätherische Bewegungen sind seine Innen- und Außenwelt. Und: Orientierung in jeder Hinsicht – sinnlich bis übersinnlich.

Eine bisher auf mich harmonisch und »brav« wirkende, sehr angenehme Erzieherin und Mutter mittleren Alters, die ich seit Längerem kannte, war bei einem durch Werbung bekannten Leiter einer esoterischen Veranstaltung in einem fremden Land förmlich aus den Fugen geraten. Sie wurde einige Zeit später nach der Heimkehr gleich von ihrem sichtlich noch erschrockenen Mann hilfesuchend in meine Praxis gebracht. Was war geschehen?

Es wurden »dort allerhand Übungen fürs Wurzel-Chakra gemacht, und dann fürs zweite, über Stunden …«. Die Frau erzählte, selbst noch in einer Art Schockbeben und voller Angst, dass sie sich während jener Stunden plötzlich, ohne irgendetwas zu sich genommen zu haben, »prall« fühlte, sich strecken und aufspringen musste.

»Ich konnte nicht anders, das ging einfach ganz plötzlich unaufhaltbar mit mir dahin.« Sie hatte sich vor Bekannten, neben ihrem Mann und vielen Fremden, die Kleider vom Leib gerissen und war splitternackt vor den in einer Verehrungswolke sitzenden Guru gesprungen, wo es aus ihr herausbrach: »Ich bin eine Furie!« Sie provozierte ihn, war ungehemmt und furchtlos, in einer explosionsartigen Energie, die sie noch nie verspürt hatte, »... ohne Ende«. Dieser Drang hielt Stunden an, und die Frau war – ohne dass der Seminarleiter auch nur die geringste Verantwortung übernahm – völlig sich selbst überlassen.

Über mehrere Tage durchströmten sie Wellen von Zügellosigkeit, die sie bis dato nicht annähernd gekannt hatte. Ich verzichte auf Beschreibungen von Einzelheiten, die allerhand Widriges und Peinliches bis Ekliges enthielten. Ihr Mann hatte jedenfalls eine ganze Woche lang keinerlei Einfluss auf sie oder eine Chance, sie wieder »hereinzukriegen«. Auch er musste Schlimmes durchleiden, Tage und Nächte. Dann kamen plötzlich Ärzte in jenem fremden Land und versuchten, sie »niederzuspritzen«. Doch zum Entsetzen der Doktoren half das alles nichts. Somit steckten sie die Frau in eine Zwangsjacke, transportierten sie ab und sperrten sie ein ... Eine lange, verzweifelte und komplizierte Geschichte wurde es, bis das Ehepaar endlich nach Hause fliegen durfte und mich aufsuchte.

Der Leiter jener Veranstaltung hatte etwas losgetreten, wofür er offensichtlich nicht genügend Kompetenz besaß. Sehr problematisch war dann noch, dass er sich offenkundig überhaupt nicht verantwortlich fühlte und sich in keiner Weise um Hilfe kümmerte. Das wurde mir auch von einer weiteren erschrockenen Teilnehmerin berichtet: Er blieb »ruhig, unberührt und von zwei ihm dienenden Frauen umgeben in seinem Charisma sitzen«.

Ich hörte mir zuerst die Darstellung eines jeden von den beiden einzeln an, um ein möglichst reelles Bild von dem ganzen Vorgang zu erhalten. Dabei ließ ich jeden schon ein bisschen bis ins Astrale ausatmen und es sie begleitend spüren, sie sollten auch bei sich selbst ankommen (das ist ebenfalls Wurzel-Chakra-Thema: das Bei-sich-Sein). Beim Wurzel-Chakra der Frau, das teilweise überweit heraus»hing«, wie halb ausgerenkt, hatte ich nun die gegenteilige Arbeit des Üblichen zu leisten: die Frau durch bestimmte Situationen und Übungen in ein ausgeglichenes, sich selbst ganz annehmendes Kommunizieren zu bringen, damit sie Selbstvertrauen und Sicherheit gewann.

Bei der Behandlung ging es also um das Zurückbilden übergroßer Wirbel und Verfassungen des ersten Chakras. Es musste in die persönlichkeitsgerechte, stimmige und damit ganz handhabbare Form, Verfassung und Größe gebracht werden, damit die Frau wieder mit einem Gefühl des Sich-ganz-selbst-Gehörens, des Ganz-selbst- und In-Ordnung-Seins würde leben können.

Bei beiden musste man darüber hinaus im Besonderen den Faktor der Erschütterung bis Verwirrung berücksichtigen. Den Ehemann behandelte ich also ebenfalls. Danach führte ich noch einen Sitzungsabschnitt für die Heilung der Partnerschaftswunde durch.

Die zwei wollten nun von mir Aufklärung über das, was da bei der Frau los gewesen sei. Unter anderem erklärte ich ihnen, dass der Mensch gewöhnlich viel Energie durch Balance gemildert hat, damit er entsprechend seiner psychisch-spirituellen Entwicklung handhaben kann, was er in sich trägt. Ein gewisses »normales« Gleichgewicht der Energien, das heißt hier in der Offenheit der Chakren, ist für ein gesundes Leben sehr wichtig. Deshalb soll man bei deren Öffnung mittels Übungen auf Balance achten und in jedem Fall einer seltsamen Verhaltensänderung einen kundigen Menschen kontaktieren, der helfen kann.

Diese und andere Energien trägt jeder von uns in sich. Jeder ist aber auch von einer gewissen Balance gehalten unterwegs. Du kannst das vergleichen mit der ruhigen Luft und dem Gewitter: Aus demselben Luft-und-Energie-Gemisch, das zuerst lauwarmes Sommerwetter bietet, kommen, ohne dass eine fremde Atmosphäre einwirkt, unter Umständen heftige Gewitter. Im leicht veränderten Luftdruck bilden sich Wolken, die Luftmassen gleiten (unausgeglichen) aneinander, die Verteilung, die Ausgeglichenheit ist vorbei, und es baut sich Ladung auf bis zum Donnerwetter. Es gibt in jedem Chakra Energien, die sich ein Mensch normalerweise nicht vorstellen kann. Sie sind normalerweise einigermaßen in Harmonie geborgen, unauffällig und von »oben« in ihrer Evolution auf sicherem Weg geführt.

Die Angelegenheit brauchte einen intensiven und sehr zeitaufwändigen Einsatz. Es wurde aber alles nach einem Nachmittag gut und blieb so.

Das Nabel-Chakra (zweites Chakra)

Das Nabel-Chakra (2A) hat als rückseitigen Aspekt seine Öffnung am Kreuzbein oder Sakrum (2B), weswegen auch manchmal vom »Sakral-Chakra« die Rede ist. Die Bereitschaft zum gesunden Austausch mit Anderen, wobei man sich selbst körperlich, seelisch und geistig akzeptiert und empfindet, ist hier zentral. Den ganzen eigenen Körper, auch seine Männlichkeit oder Weiblichkeit annehmend bis liebevoll zu spüren, das lebt in diesem Chakra. Gesund und rund, ist das auch mit Lebenslust und Spaß verbunden.

Bei einem etwa fünfzigjährigen Sportlehrer sah ich das Nabel-Chakra geschlossen wie eine Knospe. »Ich hab an nichts Spaß«, erklärte er, was typisch für dieses Chakra-Phänomen ist. Typisch auch, dass der Mann viel angestaute Wut und reichlich angesammelte Trauer nicht hochkommen lassen und nicht ausleben konnte. Es kam in einer Teilrückführung zum Vorschein, dass er ein heftiges Gewalttrauma aus einem vorigen Leben in seiner Seele trug. Die innere Wunde musste prozessual verarbeitet werden, wobei ich ihm half.

Eine sehr fleißige, hochintelligente Landwirtin war als »unerwünschtes Kind« geboren. »Es gibt kein Foto von mir aus Kindertagen«, sagte sie. An Geldmangel in der Familie lag das nicht. »Ich habe keinen Zugriff zu mir selbst.« Sie sagte, sie *spüre* sich nicht (Haupteingang des Empfindungskörpers). Ein offenes zweites Chakra würde Annahme und Selbstannahme bedeuten. Ihres war eingezogen und wie festgehalten gleich einem Knoten. Extrem.

Beim sexuellen Leben mit dem Partner empfinde sie keinerlei Genuss: »Ich ekle mich vor Körpersekreten, auch meinen eigenen.« Sie wolle sich selbst beim Duschen lieber nicht anfassen – so tief integriert war die Ablehnung.

Während der Behandlung kam sie über einen Schüttelfrost nah an ihre Wunde, doch konnte sie nicht anders, als dem Ganzen Einhalt zu gebieten. Dabei spürte und sah die feingeistige Frau allerdings teilweise, dass sie im letzten Leben in einem KZ wegen ihres Glaubens zu Tode gemartert worden war. Den anderen Teil, der die Szene ergänzte, sah ich (das kommt nicht selten so vor). In dieses Leben hatte sie davon (unverarbeitet) die Haltung mitgebracht: »Immer wenn ich in eine Meinungsverschiedenheit gerate, erwarte ich unterbewusst, dass ich dann misshandelt werde. Da spannt mich immer diese Angst an.«

Aus dem tiefen Erlebnisprozess während der Behandlung half ich ihr ins Sich-selbst-Finden und Sichspüren. Das dauerte. Sie kam schließlich zur Befreiung und zu großer Erleichterung.

Am nächsten Tag rief sie mich an: »Ich kann kaum fassen, dass ich an dieses Erlebnis herankam und gleichzeitig bei vollem Bewusstsein war.«

Die Frau musste langsam Akzeptanz, Liebe zu sich selbst und ihrem Körper lernen.

Das Solarplexus-Chakra (drittes Chakra)

Das dritte Chakra, das am Sonnengeflecht (Solarplexus) platziert ist, betrifft energetisch hauptsächlich unsere Beziehungsverhältnisse zur Welt an sich, zu physisch präsenten Menschen und solchen aus der geistigen Welt. Wenn man dieses Chakra sehen kann, ist es wie ein energetischer Gesamtspiegel dieser Person, vital oder »dünn«, breit oder zerrissen, und so weiter. Das gesunde vordere dritte Chakra strahlt hellgelb.

Eine ältere, recht bodenständige Frau mit fortgeschrittenem Leberkrebs hatte vor allem den rechten Teil des Chakras, das energetisch maßgeblich mit der Leber zusammenhängt, sehr gestört. Die Bezugsseite zum Männlichen ist die rechte, auch die Leber dehnt sich vom Chakra nach rechts aus.

Sie litt an einer seelischen Wunde durch negative Erlebnisse mit ihrem einzigen Sohn. Nach ihrer endlos dienenden selbstlosen Hingabe an seine Bedürfnisse war sie von dem mittlerweile Dreißigjährigen und seiner Partnerin im gemeinsamen Haus dauerhaft verächtlich und verletzend behandelt worden, und schließlich hatte er sie ganz verlassen. Sie war geprägt durch unterdrückte Enttäuschung, Trauer und besonders tiefinnere, nicht mehr spürbare Wut.

Während ich dem Chakra (der gesamten mentalen Seele), das in all den Themen lebte und litt, zur Öffnung und Rundwerdung half, bemerkte ich, dass die Klientin abgelenkt war. Da fragte ich sie: »Wo bist du denn gerade?«

Lächelnd sagte sie: »Oh, jetzt wirst du lachen; ich habe soeben eine große gelbe Blume gehabt.«

Groß und gelb: das geöffnete Solarplexus-Chakra. Es läuft nun rund mit den Selbstheilungskräften und so weiter. Oft berichteten mir Klienten dabei auch von einer »Sonnenblume, aber heller!«. So nehmen auch Ungeübte übersinnlich ein Chakra wahr!

Ein älterer Mann, er war Professor, sprach über ganz andere kleinere Beschwerden. Ich nahm in seinem Energiefeld jedoch spürend wahr, dass er ein altes (ehemaliges) Verzweiflungserlebnis in sich trug. Im Solarplexus-Chakra sah ich links oben ein Loch beziehungsweise eine ganz dunkle Stelle nahe der Mitte des Energiezentrums. Bei dieser Erscheinung (links) besteht immer ein Zusammenhang mit etwas Weiblichem.

Ohne dass ich ein Gespräch darüber initiiert hätte, kam die Sache bei der Behandlung der Stelle ans Licht. Genau als ich an jenem (der normalerweise zehn) Wirbel dieses Chakras mit der Heilarbeit begonnen hatte, sprach der Mann plötzlich: »Jetzt sehe ich, wie ich damals nach der Trennung auf der Straße ging und hoffte, dass mich ein Lkw ums Eck kommend überrollt, damit's aus ist, und wie ich doch nicht selber Hand anlegte, weil ich ja ein Kind zu Hause hatte.«

Bei der Chakra-Heilarbeit kommt meistens derart Relevantes hoch (manches nur halb), kann angeschaut werden, was ein Lichtungsgeschehen ist, also Dämmerung und Integration bringt, damit einen neuen Harmoniestatus, infolgedessen nach verdautem Trauma (psychisch, oft unterbewusst) der Ausheilungsvorgang geschehen kann. Parallel dazu gewinnen die Selbstheilungskräfte Zugang, und es heilt auch, was körperlich meist schon etwas chronisch blockiert beziehungsweise gestört war.

Das Herz-Chakra (viertes Chakra)

Ein Mensch mit gesund geöffnetem Herz-Chakra begegnet herzoffen und hat Mitgefühl. Er ist angstfrei, lässt sein Gefühl sehen, hören und kann liebevoll präsent sein. Dabei ist er auch fähig zu spontanen emotionalen Wellen und positiv eingestellt.

Eine Mutter klagte über häufiges »Brennen in der Herzgegend«. Sie zeigte auf den linken (oberen) Bereich ihres Herz-Chakras. Auch ihr Atem fühle sich oft eng an. Zudem habe sie immer Angst, jemand anderen zu verletzen. Deshalb sage sie lieber oft nichts.

Die Blockierung war damit entstanden, dass ihre Mutter sie als Tochter unzählige Male abgelehnt, kritisiert und abgeurteilt hatte. Sie wurde von ihr kleingehalten und ignoriert. Eine wesentliche Verwundung, welche der Klientin auch den Grundstein für lang währende Partnerprobleme legte, da sie nicht selbst aus dieser energetischen Konstitution herausfand (sie war missbraucht und misshandelt worden). Sie konnte nie tief Luft holen und hatte immer Angst. Sie war schüchtern (geworden), scheu und viele Jahre körperlich verspannt.

Der entsprechende Chakra-»Teil« bei ihr war dunkel, bläulich verfärbt und eingezogen. Während des Heilens an diesem Chakra sprach sie spontan: »Jetzt wird alles plötzlich rosa.«

Wenn wirksam (»mit Herz«, versteht sich) gearbeitet wird, dann kommen solche Resultate von selbst. Nach der letzten von mehreren Sitzungen, worin wir auch mental ins Positive umprogrammiert und Interaktionsübungen durchgeführt hatten, schrieb sie mir: »Beim Aufwachen am nächsten Morgen durchströmten mich Glück und Liebe am ganzen Körper. Ich leuchte, ich liebe, und ich freue mich. Mir ist nun weicher, wärmer und wohliger. Ich fühle, wie sich jetzt viel Energie in mir freimacht. Seit Ewigkeiten habe ich sogar wieder gesungen. Nun liebe ich mich und sende viel Liebe in meine Umgebung aus und Licht. Es ist zugleich himmlische Liebe. Oft kommen mir Tränen vor Glück und Dankbarkeit.«

So klingt jemand mit geöffnetem Herz-Chakra.

Eine Therapeutin, die viel für andere da war, erlebte sich »oft irgendwie seelisch geschwächt von einer eigenartigen Trauer«. Der obere Sektor des vierten Chakras der an sich sehr lebendigen Frau war ein wenig bläulich eingedunkelt und getrübt.

»Abends wurden auch manchmal die Augen schummrig«, berichtete sie.

Sie entfernte sich von ihren Gefühlen fast immer in den Kopf hinein und analysierte. Somit hatte sie sich selbst beziehungsweise ihr Gefühl stets verlassen. Das resultierte darin, dass sie auch von Mann, Tochter, Freunden und so weiter verlassen wurde. Sie gab ihnen nicht ihren Herz-Raum zu spüren, indem sie ihr Inneres zeigte oder formulierte, sondern begründete oder theoretisierte, oder sie lenkte alles in etwas anderes, was das Gegenüber auch nicht in ihr Herz aufnahm. Weinen konnte sie während ihrer Trauer ebenfalls nicht.

Im Lauf der Sitzung konnte ich sie erleben und ihr dann begreiflich machen, wie sie ihre Einsamkeit erzeugte. Wir gingen Schritt für Schritt vor. Ihr Herz(-Chakra) war schließlich offen und leicht, also vollständig, weit und in Rechtsdrehung.

Am Ende der Behandlung war sie sichtlich erleichtert und glücklich. Und am nächsten Tag rief sie an und berichtete: »Stell dir vor, am selben Tag ging's schon ganz anders los: Ich traf zufällig eine alte Freundin. Und später erhielt ich noch eine Einladung zu einer besonderen Party!«

Das Kehl-Chakra (fünftes Chakra)

Wenn der Mensch seine Bedürfnisse selbst verantwortet, Erfüllung zulässt, ehrlich ist und dem Wohlwollen der Welt vertraut, mit gesundem Selbstbewusstsein seinen Platz einnimmt, dann ist am und um den Hals alles kerngesund.

Es ist immer wieder eine schöne Bestätigung der Chakren-Farbenlehre meiner Lehrerin Barbara Ann Brennan, wenn Menschen ungefragt und ohne davon gehört oder gelesen zu haben, spontan die »richtigen« Farben nennen. Das Hals- oder Kehl-Chakra leuchtet im Empfindungs- wie auch im Astralkörper blau. Noch niemals habe ich zum Beispiel in den unzähligen Berichten (ganz zu schweigen von meinen eigenen Wahrnehmungen) gehört, dass im Kehl-Chakra Grün, Rot oder Orange erlebt wurde.

Eine depressive Frau war ein paar Mal zur Heilsitzung da. Nachdem sie einen starken Aufschwung erlebt hatte und wieder einmal kam, sagte sie am Schluss der Behandlung: »Komisch, jedes Mal, wenn du hierhin [zeigt zum Kehl-Chakra] gehst, dann *schießt* mir unweigerlich ein starkes Blauviolett [Violettfaktor durch chronische Bronchitis] hierdurch vorbei [Aktivierung des Energietransfers im sich öffnenden Chakra], das ganz mit Himmelblau [Frequenz der Gesundheit beziehungsweise Gesundung] durchsetzt wird.«

Die Dame hätte sich nie als hellsichtig bezeichnet, doch in dem Moment war sie es.

Eine junge gewissenhafte Arzthelferin war »sprachlos« (Kehle!), als klar wurde, dass ihr Partner fremdgegangen war und sie danach mit HIV und einem weiteren Virus angesteckt hatte. In ihr war die Kraft zusammengebrochen.

»Ich habe etwas Böses in mich hereingelassen …«

Der Selbstwertverlust schwächte sie. Das fünfte Chakra lebt stark mit dem Thema Wahrheit und Wahrhaftigkeit. Nachdem sie sich einem Menschen anvertraut hatte, war sie betrogen und »verseucht« worden. Sie war innerlich sprachlos.

Als sie zu mir kam, waren die Werte im Blut schlecht wie nie. Hoffnungslosigkeit. In der Sitzung ging es um das Wachsen in die eigene Präsenz. Bei der Behandlung natürlich stark um den Aufbau ihres Immunsystems, mit täglichen Übungen für zu Hause. Dazu gehörte auch lustvolles Tanzen, das ich speziell für den Immunsystem-Vollaufbau entwickelt hatte. Wir arbeiteten an wachsendem Selbstbewusstsein, ihrer Liebe (der Glaube an die Liebe war verloren) und Wertschätzung sich selbst gegenüber, ihrer Eigen-Power und anderem. Im fünften Chakra geschieht die volle Entfaltung, wenn der Betreffende mit gesundem Selbstbewusstsein innerhalb seines Feldes voll Platz nimmt, sich selbst zulässt, sich erlaubt.

Ihr Lebenskurs, der hier begann, verlief nach einigen Sitzungen so, dass sie einmal erstaunt bemerkte: »Ich habe das HIV ganz vergessen.« Das freute mich, denn sie war wieder in ihrer Kraft. Sie hatte ein »leichtes Medikament« verschrieben bekommen. Nach den Behandlungen und drei bis vier Monaten dieser Medikation, deren Verträglichkeit wir unterstützten, fand man keinerlei HI-Viren mehr bei ihr.

»Ich bin komplett frei!«, berichtete sie. »Ich muss erst lernen, das zu glauben!« Und sie begann entfaltende Unternehmungen und stürzte sich mit mutigen Freizeitprojekten ins Leben.

Eine Krankenschwester fühlte oft ihren »Hals wie zugeschnürt«. Das Kehl-Chakra lebt durch das Kundtun von Mangel und das Sich-Nehmen – konkret auch im Luftholen und Schlucken von Nahrung – von Fülle, von Lebensfülle. Bei ihr war es so, dass ihr Mann alles Geld verspielt hatte, bis der Gerichtsvollzieher in die Wohnung kam. Sie arbeitete immer in Vollzeit. In der Firma empfand sie großen Stress und machte sich zusätzlich selbst ständig Druck im Hinblick auf die Schnelligkeit der Arbeitsprozesse. So etwas erzeugt astralen Nackendruck, statt freie Entfaltung zu gewähren. Schließlich resultierte dieser Druck in physischen Problemen im Nacken. (Das »Nacken-Chakra« [5B] ist der rückwärtige Aspekt des Kehl-Chakras [5A].)

In der Sitzung ging es – neben den Behandlungen und Übungen zu Hause – darum, dass sie lernte, sich ständig immer wieder zu spüren, damit sie künftig bemerken würde, was ihre Bedürfnisse sind, um dann für sich so weit sorgen zu können, dass sie ohne Druck in Fluss und freiem Atem sein würde. Nach und nach gelang es ihr, dies umzusetzen.

Das Stirn-Chakra (sechstes Chakra)

Hier sitzt gesunderweise die Fähigkeit, wirklichkeitsgemäße Vorstellungen zu bilden. Das geht beim entwickelten, offenen Menschen bis zur Begabung, übersinnlich zu sehen. Deshalb nennt man dieses Energiezentrum auch »Drittes Auge«. Es ist zudem das »Gefäß« für geniale Einfälle. Im rückwärtig geöffneten sechsten Chakra liegt eine tiefe (vorgeburtliche) Art Missionsbewusstsein für die eigene Biografie, ebenso wie die Bereitschaft, dies in die Tat umzusetzen, was im Normalfall mit organisatorisch konstruktivem Denk(vermög)en beginnt.

Ein einjähriges Mädchen hatte ein Geburtstrauma erlitten, seine rechte Gesichtsseite war gelähmt. Bei der Geburt hatte sich die Mutter versehentlich auf seinen Kopf gesetzt.

Nachdem ich äußerlich und dann innerlich in geistigen Kontakt mit dem Mädchen gekommen war, befreite ich es von den astralen Wolken des Traumas und klärte (was man unter Heilern »reinigen« nennt) erst einmal alles, was nötig war. Während der Behandlung schlief sie. Als ich nach dem Herz-Chakra und liebevollem astralem Kontakt wieder bis zum fünften

Chakra heraufgekommen war und ihr hier Entfaltungsraum bot, lächelte sie.

Im rückwärtigen sechsten Chakra sah ich dann die wirklichen Blockierungen. Als ich mit größter Vorsicht und Sensibilität dorthin gekommen war, nahm ich mir viel mehr Zeit in höchster Aufmerksamkeit als üblicherweise. Da dankte sie mir nun (rein innerlich), was mich überraschend und erhellend bewegte. Und ich lächelte sie von Seele zu Seele liebevoll strahlend an.

Solch eine Seelenkommunikation während der einzelnen Behandlungsschritte ist nicht oft zu erleben. Man muss wissen, dass der Mensch als Baby sowieso mit dem Astralkörper viel mehr außerhalb als innerhalb des kleinen Körpers ist. Nun schlief dieses Kind, dabei ist die Seele noch vollständiger außerhalb. Oftmals lenken die Individualitäten ihre Umstände und »Zufälle« (zusammen mit ihrem Genius, dem Engel) von außen selbst.

Als ich mit dem Baby an der Schwelle ankam, an der es Zeit war, die Entscheidung zu finden, ob es lediglich begleitet werden will oder ob ich etwas »machen, heilen« soll, sprach ihr Inneres bei der energetischen Kommunikation: »Warum die Lähmung wegmachen?!« Daraufhin kam ich in die Vorschau und sah sie als Mädchen in der Pubertät, dann weiter… ein rundes Menschenwesen. »Aber einen Teil davon [von der Lähmung] möchte ich mir behalten!« Und ich bekam zu spüren, wie sie in Zukunft durch diese Behinderung besondere soziale Fähigkeiten entwickeln würde. Es kam noch etwas in Richtung therapeutisch-pädagogische Betätigung, dann war Schluss mit dem Vorausblick.

Man kann nicht anders, als so etwas zu respektieren. Später fand ich einen Weg, mit den perfektionistisch veranlagten Eltern so zu sprechen, dass zumindest die Mutter aus sich heraus für diese Perspektive offen war. Ich arbeitete weiter achtsam und bot ihr in der Gesamtbehandlung alles, was ich leisten konnte. Man spürt sehr genau, ob eine Seele sie selbst ist oder etwa nicht frei beziehungsweise aktiv (im Koma ist das zum Beispiel meist völlig anders, da hängt die Seele normalerweise zwischen Leben und Sterben und kommt in keiner Richtung weiter). Diese Seele war und ist aktiv und wird ihren besonderen Entwicklungsweg sehr gut gehen.

Ein älterer Herr, Professor für Ökonomie, sprach während der Behandlung bei der harmonisierenden Öffnung des Stirn-Chakras (ohne jede Berührung des Körpers) ganz ruhig und fasziniert: »Jetzt sehe ich einen wunderbaren Sternenhimmel.« Dieses Chakra leuchtet beim Gesunden im empfindenden und im astralen Körper etwa in einem Indigoblau ähnlich demjenigen, wenn die Nacht anbricht und bereits Sterne zu erkennen sind.

Seine Frau sagte am Ende einer Behandlung am Stirn-Chakra völlig verwundert: »Jetzt hab ich so ein starkes Licht gesehen! So was hab ich noch nie erlebt. Das war so großartig und zugleich so tief [das ist typisch für das sechste Chakra], dass ich mich in dem Moment gar nicht darüber zu sprechen getraut habe!«

Das »Sich-nicht-Trauen« ist eine Wirkung des Wesenhaften, das hier aktiv ist. Diese Farben oder Bilder haben, wenn sie von selbst auftauchen, nichts gemeinsam mit Vorstellungen. Es sind berührende, ja, verändernde Erfahrungen wesenhafter Art.

Eine lebhafte, sehr präsente und bodenständige junge Beamtin, die auch spirituell interessiert war, suchte mich in meiner Praxis auf. Als ich am Stirn-Chakra unter anderem die harmonisierende Heilarbeit abgeschlossen hatte, sprach sie mit klarem Ausdruck: »Ich habe jetzt gerade ein goldenes Licht aus einer goldenen Karaffe von ›oben‹ [sie zeigte dabei zum Himmel] auf mich heruntergegossen bekommen. Über mir war der Gral – mit vier Öffnungen in vier Richtungen. Da floss das goldene Licht heraus, und ich lag darunter. Und das warme goldene Licht floss direkt auf und in mein Stirn-Chakra, in mein ›Drittes Auge‹. Das war so wunderbar! Man kann es gar nicht mit Worten beschreiben, ich bin dabei wie gebadet oder getränkt worden …!«

Nur wer selbst solche oder ähnliche Erfahrungen gemacht hat, kann ermessen, was ein derart machtvolles Erlebnis in einem hinterlässt. Man kommt danach aus einem wesenhaften Geschehen, das sein ganzes eigenes Inneres erfüllt und eine Art Verwandlungsprozess aktiviert hat, der meist mehrere Tage andauert. So etwas hat nichts mit der eigenen Fantasie zu tun, und wenn du es erlebt hast, wirst du es auch keinesfalls damit verwechseln – nur Außenstehende. Dies ist ein Grund, weshalb man solche Erfahrungen am besten nur in Gesellschaft wirklich offener, verständiger Ohren ausspricht.

Den Gral, der von oben her gefüllt wird, beschrieb Rudolf Steiner in einem Kreis persönlicher spiritueller Schüler. Dabei wies er darauf hin, dass der Mensch, der am inneren spirituellen Puls unserer Zeit lebt und sich »in Reinheit« bewusst entwickelt, zu dem (beginnenden Einweihungs-)Erlebnis kommt, dass er »von oben« mit dem Besten genährt wird. Die »wahren Rosenkreuzer« haben darauf hingewiesen mit dem Bild eines Baumes, der Lilien- (also trichterförmige) Blüten öffnet … Steiner erläutert, dass dieses Geschehen nicht in der äußeren Welt, sondern im Menschen von oben her in das nach oben zur höheren Welt geöffnete Haupt stattfindet. Auf die Öffnung kann die Erfüllung folgen.[38]

Das »Gralsgeheimnis« ist mit der neuen Entwicklungsstufe verbunden. Der »Stamm des Baumes« des energetischen Menschen ist der Zentralkraftstrom, den ich weiter unten kurz beschreibe. Er öffnet sich bei großen spirituellen Erfahrungen aus der tiefsten Kopfmitte nach oben, vom Zentrum des sechsten Chakras aus, wie ein großer Kelch in wissender Hingabe an die höhere Wahrheit. So wendet sich der Mensch mittels sich weitendem und streckendem Kron-Chakra »nach oben«.

Das Kron-Chakra (siebtes Chakra)

Wenn dieses Energiezentrum, das von der Kopfmitte aus nach oben gerichtet ist, geöffnet ist, ermöglicht es uns die unmittelbar wissende, nicht fühlende, sondern erlebende Verbundenheit mit »oben«.

Ein Mann, Gymnasiallehrer für Biologie mit großem Verstand und ganz im Naturwissenschaftlich-Materiellen lebend, litt schwer an Depressionen. Die Geschlossenheit seines Kron-Chakras hatte Ursachen in alten Erlebnissen mit unguten religiösen Autoritäten. Er ließ keine höheren Erfahrungen zu, da er meinte, diese seien nicht ernst zu nehmen und pure Einbildung. Er konnte damit nichts Reales verbinden. Es fehlte ihm ebendiese spirituelle Verbindung, und er war auch nicht bereit, sie zu suchen oder sich zu öffnen.

Solch eine Depression zu heilen bedarf des Ansatzes von mehreren Seiten her: in tieferes Selbstvertrauen geführt werden, sich mit dem Verstand den psychischen »Ursachen« des eigenen Menschseins begreifend nähern, erhebende geistige und Empfindungserlebnisse wahrnehmen, erkenntnispotente Führung und das nonverbale Angebot eines »überzeugenden« spirituellen Energiefelds erfahren, bei dem man auch (reine) Liebe erlebt und dies das Interesse für das »Oben« weckt. Andererseits dann mehrere Behandlungserfahrungen. All dies muss synergetisch ineinanderwirken zum Heilen gravierender Depression, damit das siebte Chakra dauerhaft geöffnet bleibt.

Ob dies bei dem Klienten gelang, weiß ich nicht. Ich vermute, dass er den sehr weiten Weg zu mir nicht mehr auf sich nehmen wollte.

Bei einer feinsinnigen und aufgeschlossenen Therapeutin erschien trotz starken spirituellen Interesses ein Teil dieses Chakras links blockiert. Wie sich herausstellte, hatte die Klientin ein Glaubenstrauma. In ihrer Kindheit bekam sie stets, wenn sie auf etwas Lust hatte, zu hören: »Das ist eine Sünde! Das ist böse!« Da und dort »steckt der Teufel drin«, hieß es. Sie wuchs also in einer Art fundamentalistischem Elternhaus heran. Als Erwachsene konnte sie zwar die ständig wieder aufkommenden Gewissensbisse oder Blockaden mit dem Verstand verdrängen, doch es half nichts, die alte »Gut-und-böse«-Prägung war massiver.

Eine negativ wertende, ablehnende moralisierende Verknüpfung verhinderte in dieser Seele die Offenheit »nach oben«, vor allem zu den Bereichen Toleranz sowie Liebes- und Segnungserfahrung des Göttlichen. Eine schizoide Abwehrstruktur blockierte im tieferen Inneren ihre Akzeptanz und Selbstakzeptanz in Hinblick auf ein freies Leben, das sie nach ihren eigenen Wertmaßstäben leben darf. Hier fanden wir auch die Ursache einer Migräne, die im beschriebenen Kontext in mehreren Sitzungen mit regelmäßigen Übungen zu Hause geheilt werden konnte.

Der Zentralkraftstrom

Alle in den Chakren-Beispielen gezeigten Kräfte, Fähigkeiten, Anschauungen, Gefühle und so weiter wirken untereinander und gemeinsam. Die senkrechte »Verkehrsbahn« vom Kron- zum Wurzel-Chakra und zurück nennen wir deshalb den »Zentralkraftstrom« (siehe auch die Abbildung der Chakren am Beginn dieses Kapitels). Er ist sozusagen die energetische Hauptbahn aller Lebensprozesse. Hier werden beim Entfalteten die Gedanken zur Tätigkeit mit Hand und Fuß, Herzgefühle zum Pflücken und Überreichen von Blumen, also Inneres zur äußeren Wirklichkeit und umgekehrt. Körpererlebnisse werden zu Gefühlen, nach der Reflexion zur Erkenntnis und vielleicht zur Organisation neuer Erfahrungen und so fort.

Im gesunden menschlichen Energiekörper sind die bei den Chakren beschriebenen Seelenvorgänge alle im Zentralkraftstrom miteinander verbunden. Beim ungesunden, etwa im Abwehrcharakter aus der Ablehnungswunde heraus, kommen die Gedanken meistens nicht zur Tat, und Gefühle erhalten wenig Fluss. Hier ist der Zentralkraftstrom beispielsweise zwischen Kopf und Rumpf im Bereich des Halses verengt. Es gibt immer ein Zögern, ein »Ich weiß nicht recht« und dergleichen mehr. Beim Gesunden ist dieser Kraftstrom vom Wurzel-Chakra bis über das siebte hinaus voll lebendig präsent und sofort kommunikations- und entscheidungsfähig. Er öffnet sich durch die sieben beziehungsweise zwölf Haupt-Chakren zur Welt: zwölf Öffnungen der Seele zur geistigen, zur astralen und Gefühlswelt unter Wesen, zur Tat- und zur physischen Welt, um es sehr vereinfacht zu sagen.

Der Zentralkraftstrom erscheint dem Sehenden als ein weißlich helles, voll lebendiges Ereignis der senkrechten Seelenpräsenz. Genauer wahrgenommen ist es ein unendlich lebendiges, unbeschreiblich vielfältiges Strömen, Flirren und Schimmern, wobei in allen Chakren noch ein Herein und Heraus zwischen Welten und Dimensionen stattfindet! Der Mensch steht energetisch in lebendiger Verbindung mit allen möglichen geistigen Wesen bis ins höchste, auch der vom Verstand her Nichtgläubige! Er wird von einer großen Vielfalt geistiger Wesen, den sogenannten Hierarchien, gespeist und erhalten, von kosmischen Übermenschenwesen, das ist der lebend kreierende Energiekosmos. Darüber hinaus steht jeder von uns sozusagen »live« mit diversen Verstorbenen in Kontakt, auch mit der Vergangenheit, über »Fäden«, besser gesagt Kanäle, zu Gruppen und geografischen Gebieten. In der Mitte dieses Gesamtgeschehens »lebender Mensch«, in der Mitte dieses Universums, ist der Zentralkraftstrom, worin alles wie eine Art Weltforum im Verbindungsnetzwerk dieser Persönlichkeit (hier könnte dein Name stehen, lieber Leser) zusammenkommt.

In den Zentralkraftstrom herein wirkt aus dem Allerinnersten, beim Betrachten eines Menschen zugleich wie »von hinten«, weil es aus einer ewigen Dimension kommt, die bleibende Essenz der Individualität, das, was der Mensch im Laufe seiner Inkarnation(en) an Kernqualitäten erworben hat. Zum Beispiel Weisheit im Umgang mit Mensch und Natur, reinste Liebe, große Klarheit ... Diese wirken wie geradeaus strahlende Energie aus dem Zentrum heraus, dem »Wesenskern«!

Wie du die Chakren wirklich öffnen kannst

Ist ein Chakra »verschlossen« oder blockiert, so ist das folgenreicher, als wenn du deine Ohren zustöpselst – es stirbt beim Chakrenverschluss etwas ab, ein psychisches Vermögen, ein Organ, je nachdem, welches dieser Energiezentren auf welcher Ebene betroffen ist. Denn Chakren sind ja deine seelisch-geistigen Organe. Sie sind deine psychischen Sinnesöffnungen, zugleich auch Erfahrungs- und Energierezeptionsorgane.

Das Öffnen einzelner Chakren entspricht einem Lernvorgang ähnlich dem, wenn man eine körperliche Geschicklichkeit und Raum-Lage-Orientierung übt und sich somit ins rechte Verhältnis zu einem Stuhl, einer Treppe oder einer Leiter bringen kann. Zur Fähigkeit, ja Konstitution, wird es erst nach oftmaligem Tun.

Offenheit ist gut, oder? Wer Angst hat vor der Offenheit, dem sei ans Herz gelegt, sich mit dieser Angst auseinanderzusetzen, denn diese kostet sonst lange Zeit der Entfaltungshemmung. Ein offenes Chakra ist aktive Aufmerksamkeit, Verbindung beziehungsweise drehend lebendiges Aufnehmen, hier ist der Mensch energetisch aktiv, mehr oder weniger auch subtil und leuchtend präsent.

Wie gelingt das Öffnen eines Chakras? Wenn ich das in der Praxis angehe, nachdem ich selbst offen präsent bin, komme ich in Kontakt mit dem Chakra des leidenden Mitmenschen – mitfühlend, respektvoll mich verbindend. Dazu muss er mir natürlich vertrauen. Wir öffnen das Chakra gemeinsam, wobei er möglichst frei von Vorannahmen über diesen Prozess sein sollte.

Stell dir vor, ein bestimmter Mensch sitzt dir nun gegenüber. Du entschließt dich, ihm etwas Liebes zu sagen. Nachdem du es ausgesprochen hast, spürst du bei dir selbst etwas im Brustbereich in der Mitte – aufgeregt, vibrierend, strömend. Das ist das soeben weiter geöffnete Herz-Chakra (die vordere Öffnung des Herz-Chakras [4A]). Wäre beim Nabel-Chakra (2A) jetzt auch einiges aktiv, dann wäre wohl etwas Sexuelles bei dir im Spiel gewesen. So klar ist lokalisiert, wo und welche übersinnlichen Energieorgane auch als Öffnungspotenziale für die Chakren des Gegenübers dienen. Wenn eine Chakrenöffnung heilend, also bleibend sein soll, dann geht das nur mit charakterlicher Integrität und Selbstkontrolle.

Deine Chakren sind außersinnliche Wahrnehmungsorgane, »Augen mit Armen, Fingern, Füßen und mehr« vergleichbar, freilich wesentlich subtiler und viel weitreichender. Sie sind deine Organe fürs Übersinnliche, für die Energie- und Wesenswelt. So ist dein erstes Energiezentrum, ganz unten am Rumpf der Erde zugewandt, dein Wurzel-Chakra, zum Beispiel dein ätherisches Wahrnehmungsorgan für deine ätherische Energieumgebung, das ist die Raum- und Vitalitätswelt, die Strömungs-, die Klang- und Formenwelt, die biologische und chemische Welt, hier mit ihren Energien sowie Licht- und Wärmeverhältnissen. Mit dem Wurzel-Chakra kannst du Orientierung im Raum sowie Erdung für deine Kraft haben und im Kontakt mit der physischen Welt erfahren, inwieweit sie für dich passt, dir zuträglich oder Lebenskräfte abbauend ist.

Weitere Chakren sind vor allem seelische Wahrnehmungs- und Begegnungsorgane für die dich umgebende seelische, astrale Welt und ihre Wesen, auch für die noch höhere reine Kraft- und Geistwelt. Die Astralwelt existiert über das Dreidimensionale und die Geistwelt über die Zeit hinaus. Deshalb wird nur reif und fähig für die erkennende Wahrnehmung, wer sich als Vorbereitung für solche Erfahrungen erst einmal ernsthaft aufmacht, sich andere Begriffe und Vorstellungen zu erwerben – oder besser gar keine herkömmlichen Vorstellungen, sondern einfach mutige Offenheit.

Wenn du ausgeglichen sein willst, wenn du leichter leben oder gesünder sein möchtest, wenn du mit einem Problem nicht fertig wirst und nicht weißt, was du machen sollst, wenn du etwas nicht klarsiehst, »in Schräglage« bist oder in einer Krise steckst – nach dem Öffnen deiner Chakren geht es leichter, hast du Kraft beziehungsweise bist du in der Verfassung, mit der du »es schaffst«. Es kommt beispielsweise der ideale Einfall »wie gerufen«, oder du spürst, wohin deine Energie wächst, wo es langgeht.

Achte darauf, dass du kein Chakra nur auf der Vorderseite (A) deines Körpers öffnest, sondern auch im rückwärtigen Bereich (B). Sonst bist du unter Umständen »einseitig getrieben« unterwegs oder in einem disharmonischen Zustand, denn die Balance ist wichtig.

Die Balance der Seelenkräfte bedingt dein Wohl und dein Wirken. Denn wie du auf beiden Beinen gehst und das Gleichgewicht von links und rechts ständig aufrechterhältst, so ist auch für deine Gesundheit und (beziehungs)unfallfreie Entwicklung die Selbstkontrolle deiner Haltung erforderlich. Achte darauf, dass du dich für alle erwähnten Aspekte beim Chakrenöffnen im Lauf der Tage interessierst und zu öffnen suchst.

Deine Entwicklung wird dich rechtzeitig spüren und sehen lassen, inwieweit du bei diesen Übungen in Balance gehst. Das Größte ist die Balance oder Harmonie. Sie ist wichtiger als Kraft oder »Erfolg«. Auch Gesundheit und Frieden sind Sache der Harmonie.

Du wirst in allen deinen Lebensbereichen und zu deiner Erfüllung auf der Erde nur weiterkommen, wenn dein Gesamtwesen, das sind die Aspekte aller sieben beziehungsweise zwölf Chakren, mehr oder weniger harmonisch zusammenspielt, ebenso wie du nur mit deinem ganzen Körper wandern kannst und nicht nur mit dem Kopf oder deinen Füßen allein. Dabei hilft und versorgt uns heute wie zu allen Zeiten der gesamte Wesenskosmos.

Man kann Schwerpunkte zum Beispiel auf die vordere Öffnung (A) eines Chakras legen, allerdings unter der Voraussetzung, dass das andere entsprechende B bei dir schon »da ist«, »läuft«, du offen bist und demgemäß lebst.

Die A-Chakren öffnest und bewegst du durch Besinnen, Empfinden, Fühlen und indem du dich öffnest. Bei ihnen »dreht sich alles« ums Spüren und Checken.

Die B-Chakren öffnest und bewegst du durch Akte des *bewegenden* Sichöffnens, Vorwärtsschreitens, Angehens, Wagens, Zulassens deiner Veränderung, durch den Fluss, die Intensität und Totalität des Machens, durchs Tun. Bei den B-Chakren »dreht sich alles« ums Starten und Machen.

Bist du aktiv, so drehen die Chakren »rechtsherum« (das spürst du aber nicht).

Anleitung: Nach jedem Satz beginnt die Öffnung und Bewegung durch deine eigenen Regungen. Mach dich mit deinem ganz eigenen Denken auf, spontan und so tief du kannst, so als hättest du noch nie darüber nachgedacht, kindlich-erkundend. Dann besinne dich, meditiere über das, was du soeben gedacht hast. Das kann auch kurz sein.

Es folgt nun die Beschreibung der Chakrenöffnung. Am Ende des Kapitels wird dann tabellarisch dargestellt, was du dabei innerlich sprechen kannst.

Ich empfehle, in den folgenden Texten immer wieder in besinnende Pausen der wort- und bildlosen Öffnung einzutreten, wenn es dir wichtig ist. Das Wirksamste ist, jeweils den richtigen Zustand und den entsprechenden Begriff mehrere Sekunden zu »halten«, ohne dass dich irgendetwas ablenkt. Daran erinnert dich an besonders fruchtbaren Stellen ein Gedankenstrich. Geh dann weiter zum nächsten Punkt. Du spürst, was für dich neu, weitend oder wichtig ist.

Das siebte Chakra (Kron-Chakra)

An was oder wen über dir glaubst du wirklich? – Dahin öffne dich jetzt. Verweile ein bisschen darin, auch wenn du keinen Eindruck konkreter Art erhältst. – Wisse dich verbunden, »drinnen«.

Zum Beispiel etwa so (innerlich sprechend): »Ich – bin – entstanden aus dem Universum – dem ganzen – bin eine Art verdichtetes lebendes Produkt des Makromenschen – des kosmischen Wesens – lebend. – (M)ein Selbst stammt von einem Selbst. – Von selbst – bin ich! [Neu staunendes Sichöffnen nach allen Seiten.] Ich bin vom Megaselbst-Wesen. Ich öffne mich jetzt verbindend – lasse mich voll ein auf… [zum Beispiel ›meine Ganzwerdung‹].«

Der Universalmensch ist das allkreative, unvorstellbar universelle, natur- und menschenverursachende Gesamtwesen; es ist das Ausgleichende, Ergänzende, immer Bereite, liebend Umgebende, jeden Verstand Überwirkende, das Welten-Selbst, der umfassende uneingeschränkte (nicht durch Einzelinkarnation begrenzte) »kosmische Mensch«, der damals durch Jesus Christus sprach: »Ich bin die Wahrheit und das Leben. Ich bin der wahre Weinstock, ihr seid die Reben. Ich bin die Tür. Ich bin der Weg [also deine Evolution wie die der Menschheit, ihr Ursprung und Ziel gleichzeitig].« Er, es, das »Ich Bin« ist unser allerinnerstes Wesen, unsere Quelle: deine, meine Quelle.

Von Dogmen und Begrenzungen frei lebe deine Spiritualität, authentisch und aufrichtig. So ist ein Sein mit den führenden Wesen der höheren Welten und dem irdischen Weltenkleid, wie es ist.

Mehr als um Kraft handelt es sich bei der Öffnung des sogenannten Kron-Chakras um Bewusstseins- und Glaubensaktivität, um wissende Aufmerksamkeitspeilung zu den Führungs- und Schöpferwesen (den energetischen und Bewusstseinshierarchien) deiner Existenz, um Beziehung. Vielleicht gehst du ins Du, dich öffnend nach allen Seiten aus deinem Drei- und möglicherweise Vierdimensionalen ahnend ins Über- und Multi-, ins Totaldimensionale, ins Komplette, wie es ist (ohne dass dein Verstand das begreifen muss, denn dafür reicht er nicht aus). Es ist ebenso wahr, wie dass es dich lebendig gibt. Jetzt, originär, wie nie zuvor, ganz.

Dann kann auf deine Öffnung »Er-füll-ung« folgen und tiefer Frieden, sogar die Einswerdung.

Das sechste Chakra (Stirn-Chakra)

6A. Achte darauf, dass du deine Vorstellungen jederzeit durch genauere, realitätsgemäßere zu ersetzen bereit bist. Mit dem »Dritten Auge« sehen zu lernen bedingt, dass du geübt hast, auf Vorstellungen und Erinnerungen zu verzichten, sodass an die Stelle etwas Neues treten kann. Und dieses Neue bist du bereit wahrzunehmen (im Sinne von »als *wahr* zu nehmen«) und zu akzeptieren.

In der Wurzel des Stirn-Chakras ist das Gefäß für geniale Einfälle. In seiner rückwärtigen Öffnung (6B) ist eine tiefe (vorgeburtliche) Art Missionsbewusstsein in Form einer Energiequelle für die eigene Biografie präsent und die Bereitschaft, dies in die Tat umzusetzen, was im gesunden Falle mit organisatorisch konstruktivem Denk(vermögen) beginnt.

Hier geht es also ums Denken, nicht um Gefühle. Für das Öffnen genügen auch kurze Ansätze. Zum »Be-greifen« langen deine »Chakrenarme« aus deinem Kopf hinaus in die entsprechenden Gefilde und kontaktieren das Objekt, um das es geht.

Das Erkennen beginnt mit dem unbefangenen Wahrnehmen. Man lässt den Eindruck entstehen, wartet (hier offen warten können ist entscheidend für übersinnliche Eindrücke!), bis der Eindruck sich vollzogen hat, dann erst geht man ins Begreifen und gleicht es unter Umständen mit seinem bisherigen Paradigma ab. Darauf kann das Erkennen folgen.

Für die Ausrichtung deiner Überzeugungen ins Positive such

etwas mehr oder weniger Aktuelles, was du negativ bewertest. Versuch es einmal damit, zum Beispiel: »Herr X [mit dem du eventuell Probleme hast] ist mir im Innersten gut gesinnt.« Danach taste empfindend, ob das möglich ist. Nun merkst du, was es dir oder eurem Verhältnis bringt.

6B. Für »angemessene Handlungen«, die sich in die Realität einfügen lassen und vertretbar sind, setz nur an, zu konzipieren oder zu organisieren. An dieser Stelle geht es noch nicht ums konkrete Telefonieren oder Schreiben etwa, sondern um die initiierende energetische Öffnung. Mach einen symbolischen physischen Schritt dazu.

Das fünfte Chakra (Kehl-Chakra)

5A. An diesem Energietor geht es um Wahrheit und Wahrhaftigkeit, um ernstes Interesse an objektiver Wahrheit. Das physische Leben steht da gleichnishaft für Höheres. Mit diesem Chakra hast du viele Behauptungen und Dinge im Energetischen wie im Physischen geschluckt und genommen, als seien sie wahr, und du hast so gesprochen, ja sogar so gehandelt. Das kann fatale Folgen haben. Umgekehrt: Eine Wahrheit so zu nehmen, als sei sie nicht wahr, das stört dein Energiegefüge dauerhaft ebenso. – Wie steht es mit deinem Weg- und dem Hinschauen?

Wahrheit ist wesenhafte Energie. Willst du dich mit der Wahrheit verbinden? Dann sprich innerlich oder äußerlich langsam:

»Ich verbinde mich mit der Wahrheit!« – »Und die Wahrheit wird euch frei machen« (Jesus Christus). Und kräftig! – wie das Licht der Sonne die Pflanze kräftig werden lässt.

Mach dir deine Bedürfnisse in aller Wahrheit klar und initiiere ihre Befriedigung. Mach niemand anderen dafür verantwortlich, dass du dies oder jenes jetzt nicht hast. Nimm an, was sich dir Gutes darbietet. Eventuell musst du dich dafür erst mal neu einstellen. Sag dir: »Ich darf empfangen.« – Oder frei nach Barbara Ann Brennan: »Ich gebe mein Bestes, und ich verdiene das Beste.« – Kannst du das auch so sehen, empfinden und annehmen?

Du bist dein großes wahres Selbst, der Schöpfer deiner Umstände. Das heißt, wenn du etwas als fehlend erlebst, so hast du dir das selbst so kreiert, vielleicht damit, dass du dir das nicht wirklich wert warst, dich eventuell aus irgendeinem religiösen Grundsatz nicht dessen würdig glaubtest? Irgendwie hattest du diese Bedarfsdeckung in deinem inneren Glaubenssätzenetz blockiert, und ein Mensch oder eine Institution war sozusagen das »Werkzeug«, um diese Blockade zu realisieren. Deine »wahre« göttliche Selbst-Wesenheit hat dir auf jeden Fall den erlebten Mangel weise zukommen lassen – als sinnvolle Herausforderung für deine bewusste Entfaltung, denn sie weiß ja, dass du das Potenzial hast.

Es geht hier also um die Öffnung für das und das Zulassen dessen, was du in Wahrheit brauchst, zuerst geistig (denn die fünfte Ebene ist eine nichtfühlende Kraftwelt, eine emotionslose, über Gefühle erhabene göttliche Kraftwesenswelt). Es gibt hier dennoch unendlich wohlwollende und tragende Wesen.

Diese erlebt man jedoch erst, wenn man sich wirklich fallenlässt, uneingeschränkt vom Ego und von allem Bemühen.

Was brauchst du jetzt, um dich voll und bestmöglich zu entfalten? Du darfst nehmen (wobei du fair bleibst und an die Gesamtheit denkst, denn diese gehört dir ebenfalls an). – Und nun: Hältst du dich durch gewohnte Kontrolle (lieblos-moralische, angstgesteuerte?) eng, oder *öffnest* du dich deiner *Entwicklung* – auch ohne zu sehen, wohin sie geht?

5B. Gesundes Selbstbewusstsein: Du bist ein Produkt, eine Geburt des wesenhaften göttlichen Universums, also »heiligen« Ursprungs. Du hast Stärken und Schwächen. Nimm sie wahr. Nimm sie gleichermaßen an. Du hast Visionen, Ziele. Das und anderes lebt in dir.

Nimm somit in gesundem Selbstbewusstsein in der Welt deinen gebührenden Platz ein. Was ist dein Bestes? Lebst du das auch? Gibst du dem Raum und Zeit? Dein »Bestes geben«, das macht glücklich, dich selbst und dein Umfeld. Dazu klingt des großartigen Goethe »Nimmer sich [dem Unsinn und Unguten] beugen, / Kräftig sich zeigen, / Rufet die Arme / Der Götter herbei«.[39] – Und dabei wächst und entwickelst du dich über deine bisherigen Grenzen des Könnens hinaus, eben wenn du beginnst, sie zu übersteigen. Deine »Lebensaufgabe« ist, dein Bestes zu geben, nicht mit Stress, sondern am besten mit freudiger Hingabe, lebendigem Interesse und flammender Begeisterung. So erlebst du erst, was du kannst, und kommst zur Erfüllung.

»Ich riskiere den Kontakt und traue mich, angesichts meiner Einmaligkeit dank meiner Verbindungen mit physischen und nichtphysischen Wesen bis zu den höchsten in der Welt, aufzutreten. Ich lasse mich, meine besten Qualitäten, herausfordern. – So wachsen meine Fähigkeiten, und ich erfülle beschwingt meine Lebensaufgabe.«

»Ich äußere mich – möglichst ehrlich und aufrichtig.« Das stärkt deinen perfekten fünften Körper, der deine Gesundheit und Unversehrtheit aufrechterhält und steuert. (Mach symbolisch einen physischen Schritt für den soeben erreichten neuen Status.)

Das vierte Chakra (Herz-Chakra)

4A. Voraussetzung für das Gelingen des Öffnens ist, dass du negative Emotionen akzeptiert hast und wie beschrieben losgeworden bist. Beginne: »Ich verehre dich (Wesen oder Persönlichkeit)! – Ich danke dir (zutiefst).« Jetzt öffne dich in Liebe zu jemandem. [Das gelingt dir anfänglich vielleicht besser, wenn du dabei an einen geliebten Menschen denkst.] »Meiner empfindenden Seele mit ihren Stärken und Schwächen wende ich mich in Liebe zu – und denen, die mir den Körper und mein Inneres geschaffen haben.«

In verehrender Hinwendung zu unseren guten höheren Wesen öffnen wir unser Herz-Chakra und zugleich unseren Astralkörper weit und tief. Damit wächst unsere Beziehung zu unseren wesenhaften Schöpferkräften.

Mit künstlicher, aufgesetzter Nettigkeit ist man blind – mit geöffnetem Herz-Chakra nimmt man Menschen und andere Wesen tiefer wahr. Wir achten unseren Partner als ebenbürtig.

4B. »Ich lebe meine positive Einstellung – wirklich – und darf mich dabei unterstützt fühlen von meinen lieben Bezugsmenschen aller Zeiten. Und von meinen Leistungen in der Vergangenheit.« Jetzt wisse, dass du von Freunden unterstützt bist, von Familienmitgliedern, von Verstorbenen, von höheren Wesenheiten – und wie! Du darfst dich »nach hinten« zur liebevollen Unterstützung wie anlehnend öffnen und gleichzeitig zur Aktivität ansetzen, du darfst damit leben (es zu genießen oder einfach zu empfinden wäre die Öffnung nach vorn [4A]). Hier geht es um die Ausführung aus diesem Wissen und Vertrauen heraus.

»Gott schuf mich, seine Welt ist ein Ort der Fülle. Ich will, dass die Menschheit sich kreativ und individuell entfaltet, Vielfalt in Frieden, Toleranz und Liebe. Hier stimme ich überein mit dem Willen des Schöpfers. Ich bin sicher. – Gott und ich sind stets verbunden: Wenn ich Heilsames will, Gutes will, so will Gott es in mir und durch mich. Meine Erfahrungen stabilisieren meine positive Einstellung.

Ich realisiere Verbundenheit (das Höchste ist Intuition, real energetisches Einssein). Dabei bin ich vom Ganzen getragen, und so ist meine Macht weit. – Eigenen Herzensanliegen und Herzwellen werden dabei Raum gegeben, ich bin bereit zum Geben und Annehmen.

Das Universum ist voller Güte.

Ich will machen, etwas leisten.«

Das dritte Chakra (Solarplexus-Chakra)

3A. »Aus den Weiten der unendlichen Genialität habe ich *gewählt*, mit diesen meinen Fähigkeiten, diesem meinem Menschenverbindungs-Netzwerk, diesem Erkenntnisleben und mit diesen Talenten genau zu dieser Zeit hier zu sein, mit diesem Körper, diesen Leiden und Freuden, jetzt hier zu leben und mich zu entwickeln. – Hierher bin ich gekommen, in diese Welt, bis zu diesem Platz und in Verbindung mit diesen Menschen, und lebe jetzt – genau hier: Ja! [Volle mentale Annahme!]« Das löst Energie der Freude aus.

»Meine Einzigartigkeit ...«: Betrachte dich dabei auch, wie du Mitglied einer Familie bist, Kind, Enkel, Urenkel et cetera. Generationen legten Hand an für Nahrung, Felder, Kleidung, Erziehung und so fort. Danke! Wie du Nachbar von anderen Menschen bist, die dich sehen, hören. Früherer Mitschüler, Kollege ... Wie du im Netzwerk von Menschen und Gruppen privat, beruflich, in der Freizeit, bei Interessengruppen bist. Jedes Wort, das du in irgendeiner Lebenszeit gesprochen, jeder Griff, den du mit deinen Händen getan hast, wirkte. Und jeder einzelne Mensch, der dich wahrgenommen hat, ist ebenso wieder mit unzähligen vernetzt, physisch und (fein)energetisch, zu jeder Zeit. Darin standest und stehst du in Beziehungen. So gehen tatsächlich von dir nach allen Seiten in Räume und Zeiten nicht nur »Fäden«, sondern aktive und leise Leitungen, eine Unzahl von feinen und dicken Leitungen aus allen Chakren. Es bestehen Energienetze, nein, besser Wesensnetze mit zahlreichen Seelen (lebenden wie auch verstorbenen und ungeborenen), unterschiedlichst durchflossen, durchpulst, durchströmt oder durchleuchtet. Es sind Gefühls-, Willenskraft-, Geistleitungen und so weiter. Jetzt, ja: jetzt. – So bist du mittig in deinem Universum verankert.

Das Ganze ist tiefer und umfassender, als sich dein Verstand das vorstellen kann. Eine Rundumverbundenheit in energetisch unterschiedlichsten, reichhaltigsten Vorgängen. Vergangenes tritt wie gesagt hauptsächlich von hinten heran (3B), Kommendes von vorn in deinen Energiekörper. Deine Fundamente, erbrachte Leistungen, wirken »von unten«, Schul- und Ausbildungszeiten »von hinten« (der Volksmund sagt intuitiv richtig: »Das habe ich hinter mir«) und deine spirituell-religiösen Erfahrungen und Beziehungen »von oben«. Da bist du in den Sphären von Kräften (B-Chakra-Inhalten, Wurzel-Chakra-Bereichen), Erfahrungsenergien und so weiter gefüllt und durchströmt, allerdings auch noch unendlich expandierbar.

»Meinen Gefühlen schafft mein Verstand einen ordnenden Rahmen: Den guten und förderlichen (Wohlgefühl ebenso wie Schmerz) gegenüber bringt er Achtung entgegen und gibt ihnen Raum. Die destruktiven (Eifersucht, Wut und so weiter) erinnert er an die Annahme und das Sichlösen davon. – In meinem persönlichen Sexualleben bleibe ich bewusst und behalte echte Liebe im Auge. Mit meinen Werten (wahrem Selbstwert) und Fähigkeiten bleibe ich dabei bewusst verbunden. – Mein offenes Solarplexus-Chakra merkt generell intuitiv sofort: stimmig oder nicht, ja oder nein, so oder anders?«

3B. »Ich lasse wahre Ganzheit in mir und durch mich wirken, den kosmischen Menschen, geistig, seelisch und körperlich gesund. – Ich wirke aus der Fülle in dieser Welt.«

Das zweite Chakra (Nabel-Chakra)

2A. »Ich spüre mich in meinem Körper. – Ich wende mich mit Liebe zu diesem göttlichen Produkt, das ich als meinen Körper erhalten habe. – Ich nehme alle meine körperlichen Empfindungen ganz an, auch meine männlichen oder weiblichen. Meinem Körper erlaube ich, liebevoll in heilem Fluss und Wohl zu leben. Meine Lust und Unlust akzeptiere ich. Ich achte frei auf den Zusammenklang meiner mir wichtigen spirituellen Werte – mit meiner Lebenslust und meinem körperlichen Leben. So behalte ich meine Power in freier und nicht triebgebundener Weise. Ich achte auf die Balance von spirituellen und körperlichen Energien – und öffne mich dem transformierenden Wachstum ins Höhere.« Das öffnet nun auch die oberen Wirbel des 2A-Chakras.

»Ich nehme mich mit meinen Wesensarten und körperlich ganz an, auch die Eigenheiten, die ich verändern möchte. – Sanft begegne ich anderen und bin bereit für echten Austausch.«

2B. Hier geht es wieder um das Starten, Machen. Es genügt dabei, dass du jeweils ein paar Sekunden in Kontakt gehst mit deiner Umgebung und irgendeinen netten Austausch beginnst, am besten (lebens)lustig verspielt. Falls du allein bist, kannst du das mit einem Blumenstock oder einem Haustier spontan-verspielt beginnen. Dabei erlaubst du dir deinen freien vollen Fluss. (Natürlich gilt das nicht für sexuelle Übergriffe.)

Achtung: Nur vom zweiten Chakra ausgehend, können wir uns nicht hinreichend beherrschen, deshalb brauchen wir mindestens die Chakren 6A und 3A dazu (das ist bis hierher allerdings bereits berücksichtigt)! Dies ist einer der Gründe, weshalb das gesunde Chakrenöffnen von oben nach unten erfolgen muss.

Das erste Chakra (Wurzel-Chakra)

»Ich spüre meinen Stand hier auf dem Boden. (Eine Weile gehe ich gedankenleer völlig im Spüren auf.) – Gegenwart. Meinen Körper spüre ich voller Lebenskraft, bis in die Beine.«

Beweg deinen Körper mit diesem gesunden Bewusstsein: »Meine Lebenskraft lasse ich sanft ausgeglichen strömen. Ich vertraue dem Universum bis in meine physische Präsenz. Getragen bin ich auch, wenn ich liege. Das physische Universum ist so geordnet, dass die fruchtbare Erdkugel hier schwebt und mit uns, mit mir lebt. Tastend begegne ich der physischen Welt – als Geist, als Selbst, das ich bin. – Ich vertraue darauf, dass Lebenskraft und Fülle hier sind.«

Lass dich ganz und bewusst für einige Momente total auf den Kontakt mit der Umgebung ein. (Das hilft zum Beispiel ängstlichen Menschen, sogar Schizoiden, enorm auf ihrem Weg zur Besserung beziehungsweise Heilung.)

Sehr empfehlenswert ist es, Gleichgewichtsübungen in Bewegung zu machen (verschiedene Stellungen), es auszuloten. Das öffnet das Wurzel-Chakra nochmals stärkend und weitend.

Leb eine gesunde physische Präsenz: »Ich hinterlasse Eindrücke. Ich lasse mich beeindrucken. – Ich vertraue dem Boden. Ich vertraue meinem Körper. Ich vertraue mir selbst und meinem Lebens- und Entwicklungsgang. – Wo immer ich gehen werde, bin ich getragen.«

Zum Abschluss des Chakrenöffnens achte darauf, dass du immer noch, oder wieder, auch in die obere Lebenswelt geöffnet bist (jetzt geht das leicht: Wesen, gesundes Selbstbewusstsein und so weiter) und in die mittlere (Liebe, Akzeptanz et cetera), während du zum Beispiel durch die untere Öffnung deine physische Lebenskraft erlebst. Durch tägliches Üben wird es immer einfacher.

Am Ende fühlst du dich bereit (angenehm fit), offen und frei, alles empfindest du als leicht. Es fühlt sich einfacher an (nicht problematisch), und du bist gelassener.

Als Variante: Die Öffnung der Chakren in der Übersicht

<table>
<tr><td colspan="2">Chakra 7
Zu dem Selbst – aus dem ich entstanden bin – öffne ich mich jetzt,
zu den Kräften und Wesen, die mich entwickelt haben und erhalten,
zu den »Bewusstseinen«, die mich führen – und mir Freiheit bieten. –
Mein ganzes Wesen öffne – und verbinde ich mit den Sphären
im kosmischen Menschen, die mein Sein – bewirken.
Ich öffne mich und verbinde mich
in meine höchste
Seinsquelle.</td></tr>
<tr><td>Chakra 6A
Ich begreife – übe, wirklichkeitsgemäße Begriffe zu bilden.
Ich denke – selbst.
Meine Vorstellungen übe ich realitätsgemäß zu bilden – und mit neuen Einsichten weiterzuentwickeln.
Meine Überzeugungen – und Gedanken – richte ich ins Positive. – Ich bin ein Selbst.
Ich öffne mich für geniale Einfälle.</td><td>Chakra 6B
Ich setze meine guten Ideen in angemessene Handlungen um (symbolischer physischer Schritt).</td></tr>
<tr><td>Chakra 5A
Ich nehme meine Bedürfnisse wahr, – verantworte sie selbst – und sorge für ihre Befriedigung – im Vertrauen in die nährende – wohlwollende – Welt.
Ich öffne mich für Wahrheit – und achte sie.
Wahrheit ist Energie.</td><td>Chakra 5B
Mit gesundem Selbstbewusstsein (Stärken, Schwächen, Fähigkeiten) nehme ich meinen Platz in der Welt ein. – Hier gebe ich mein Bestes. – Ich riskiere – und fordere mich heraus (symbolischer physischer Schritt).</td></tr>
</table>

<table>
<tr>
<td>Chakra 4A
(Negative Emotionen müssen
zuerst losgelassen worden sein.)
In Dankbarkeit für meine
Existenz – wende ich mich
verehrend nach oben.
Ich liebe meine Beziehungen
(auch außersinnliche).
Meine reine Liebe –
breite ich nach allen Seiten aus,
auch zur lebenden Erde –
und zu meinem Inneren.
Mit offenem Herzen erkenne ich
das Schöne in den anderen.</td>
<td>Chakra 4B
Meine guten Ziele –
verfolge ich
in der physischen Welt –
und bin unterstützt
(von Menschen –
und dem Kräfteuniversum)
(symbolischer physischer Schritt).</td>
</tr>
<tr>
<td>Chakra 3A
Innerhalb meiner Verbindungen
(unzähligen durch Räume und
Zeiten) – erkenne ich meine
Einzigartigkeit –
und dass ich sicher bin. – Ja!
Meinen unterschiedlichen
Gefühlen – schafft mein Denken
einen ordnenden Rahmen.
Ich halte mich auch
für intuitives Erkennen offen.</td>
<td>Chakra 3B
Ich setze mich für meine
körperliche, seelische
und geistige Gesundheit ein.
Ich lasse Heilung in –
und durch mich – wirken,
den heilen Menschen
(symbolischer physischer Schritt).</td>
</tr>
</table>

<table>
<tr>
<td>Chakra 2A
Ich öffne mich jetzt für mein
körperliches Befinden. – Dabei
nehme ich alles an, wie es ist –
und erlaube meinem Körper
liebevoll, in Fluss zu sein.
Ich nehme meinen weiblichen
oder männlichen Körper ganz an.
Ich erlaube mir meine Lebenslust
– und Spaß. – Ich öffne mich
für gesunden Austausch –
auf allen Ebenen.</td>
<td>Chakra 2B
Jetzt beginne ich,
mich auszutauschen. –
Dabei erlaube ich mir
meinen gesunden Energiefluss
(symbolischer physischer Schritt).</td>
</tr>
<tr>
<td colspan="2">Chakra 1
Ich
stehe hier –
spüre den Boden.
Ich vertraue – der Erde.
Ich durchschreite den Raum hier
und ich gehe in Kontakt – indem ich
Wände – Gegenstände – Pflanzen … berühre.
Ich spüre meinen Lebenswillen – meine Lebenskraft.
Jetzt – bin ich hier – präsent.</td>
</tr>
</table>

Die Bedeutung des Chakrenöffnens für Gesundheit und Heilung

Wenn ich beobachte, wie sich bei einer Person in diesen Übungen gerade ein Chakra öffnet, so sehe und spüre ich (im Wechsel), dass das ganze Körpergebiet, das Beschwerden verursachte, etwa in einem Durchmesser von 40 bis 50 Zentimeter beginnt, aus seiner gehaltenen, verspannten Verfestigung zu »schmelzen«. Das geht schneller als bei Wachs, zuerst im Zentralbereich des Chakras, dann konzentrisch nach außen und mindestens dreidimensional mehr oder weniger in die Organe hinein. Dabei beginnt sofort in feinsten und langsamen Bewegungen Regeneration, ja, Heilung. Die regenerativen Kräfte beginnen zu »stoffwechseln«, bis die verhärtete Struktur auch im Körper erweicht und sich stofflich umbildet zum Heilvorgang. (Zur sicheren Heilung, vor allem in schweren Fällen, ist allerdings nötig, blockierende Überzeugungen umzuprogrammieren, unterdrückte Emotionen loszuwerden, durch die seelische Wunde zu gehen und gegebenenfalls selbststörende Verhaltensmuster umzuüben. Dafür gibt es Hilfe durch Heilsitzungen.)

Das Presencing (siehe Kapitel 5) und das Chakrenöffnen ist, richtig durchgeführt, neben einer allgemein gesunden Lebensweise die denkbar beste Prophylaxe. So werden bestimmte Symptome erst gar nicht entstehen, weil du beim täglichen Durchgehen dein Seelisches zu bemerken und zu regulieren, also deine Gesundheit zu balancieren lernst. Durch das Chakra 2A bemerkst du Störungen beziehungsweise gibst dem Körper durch die Übung die Chance, dass sofort die Selbstheilungskräfte in optimaler Weise Zugang und Aktionsraum haben. (Verzichte bei anhaltenden Körperproblemen allerdings nicht auf die medizinische Diagnose!) Ebenso das Immunsystem: Deine Abwehrkräfte werden besonders durch das zweite Chakra »aufgetankt«.

Hinzu kommt, dass durch die Chakrenöffnung deine Stimmung ausgeglichen wird. Die Resilienz, also die Widerstandskraft, wird ebenfalls gekräftigt. Und: Deine gesamte Entwicklung wird in die optimalen Startlöcher gestellt.

Hast du das Ganze aufrichtig durchgeführt, dann fühlst du dich jetzt wohl, klar und frei. Dein Vertrauen ist gewachsen. Jetzt bist du gut präsent und zugleich auf dem Heilungsweg. Du kannst deinen besten Tag beginnen.

Ein humorvolles Chakrenöffnen

Vollkommener Spaß ist psychoenergetisch gesehen ein Öffnen aller Chakren, aller Fähigkeiten, um damit im Fluss und in Kontakt mit der Umgebung schöpferisch zu leben. Ohne jede Mühe, frei. Dabei entsteht körperliche und spirituelle Seligkeit, während der ganze Mensch lebt. Man ist hier mit allen Fähigkeiten geöffnet, bereit, lebendig und mit sämtlichen Sinnen von oben bis unten dabei. Die Blockaden sind weg, und Mitmenschen werden beschenkt, angesteckt oder mitgenommen. Spaß und Spiel sind Chancen, die wir suchen und nutzen können. Körper, Seele und Geist sind dabei präsent, mühelos aktiv und im Wachsen begriffen. Hat man einen solchen Weg eingeschlagen, so erlebt man, dass dadurch eine Harmonie mit sich und dem Universum entstanden ist – und glückliche Leichtigkeit. Je größer dein frei aktiver vergnüglicher Spaß ist, umso mehr bietest du zugleich der Welt. Das ist ein Beitrag.

Und Spaß reinigt von Negativitäten, Trägheit und abwehrnährenden Einlagerungen im Energiefeld. Somit ist Vergnügen eine Art Selbstreinigung.

Die Energieströme, die durch die Wonne im Spaß ausgehen, sind Kräfte der Gesundheit. Es sind selbsterneuernde Lebenskräfte und Regeneration.

Falls du schon nach deinem 987. Chakrenöffnen und Presencing mal Abwechslung suchst, um in eine neue Erweiterung zu finden, musst du echt mal Ernst machen mit dem Spaß hier:

- *Chakra 7:* Ich verbinde mich mit dem Weltenhumor, in aller Freiheit. Ich öffne mich zu meinen fröhlichen und heiteren Quellen, die mich auf ihrer Spielwiese zusammengebaut haben. Mein ganzes Wesen, auch mein Inneres, öffne ich für den heiteren kosmischen Menschen.
- *Chakra 6A:* Beim Bilden von wirklichkeitsgemäßen Begriffen zum lustigen Dasein weiß ich, dass das große Selbst humorvolle Weite hat. Ich richte meine Gedanken und Überzeugungen ins Positive (und sehe den Stress und die Hektik auf Erden als ein reichlich missglücktes Theater). So entwickeln sich meine Einsichten weiter und wachsen aus allen bisherigen Grenzen heraus ins heitere Universum. Ich bin offen für lustige Einfälle.
- *Chakra 6B:* Ich setze meine Ideen fröhlich in Handlungen um.
- *Chakra 5A:* Hilf dir selbst, so hilft dir Gott! Und ich darf mich bedienen hier! Ich geb's mir und bin sicher, dass genug da ist! Ich darf!
- *Chakra 5B:* Mit gesundem Selbstbewusstsein meiner Ah-

nungslosigkeit über das, was mir gleich einfallen wird, entfalte ich meinen Spaß. Dabei riskiere ich ohne weiteres Kopfschütteln und Gelächter, wenn ich den alten Erwartungen der anderen nicht mehr entspreche. Da gebe ich mein Bestes (göttliche Kreativität in Unbefangenheit). Wohnung, Partnerschaft und Arbeit nehme ich von nun an als meine Spielwiesen der Entfaltung.

- *Chakra 4A:* Ich verehre die Höhe und Weite der humorvollen göttlichen Heiterkeit. Ich liebe mich, und deshalb nehm ich jetzt einen Schluck Saft.
- *Chakra 4B:* … und verfolge meine Aufheiterungsziele in der physischen Welt. Dabei fühle ich mich unterstützt.
- *Chakra 3A:* Ich bin der, auf den ich gewartet habe. Ich erkenne die Einzigartigkeit meiner Späße (brauche aber keine Patentanmeldung) und treib es gern bunt. Ernsthaft versucht mein Verstand, meinen spaßig zu entgleisen drohenden Gefühlen einen Rahmen zu verschaffen. Doch die Welt hat es gern, wenn ich lustig bin.
- *Chakra 3B:* Beim heiteren Ausführen achte ich auf den prallen Gesundheitsfluss bei mir und bei den anderen und lasse das Geschehen heilsam verlaufen.
- *Chakra 2A:* Und ich finde mich einfach gelungen! Spaß ist von Gott gewollt. Hallelu-jah! Also los! Ich belustige gern mein Umfeld, um die Leute aufzuheitern. Es macht Spaß, Spaß zu machen; und es ist noch besser, wenn die Bespaßten auch in den Spaß kommen. Dabei achte ich darauf, dass die anderen vergessen, dass sie ihre Ursprungskraft vergessen haben: die Lebenslust!

- *Chakra 2B:* Ein Späßchen in Ehren kann niemand verwehren! Spaß macht Spaß! Ich will mehr! Vergnügen macht gesund – auf geht's (ab in die maximale Chakra-Expansion)!
- *Chakra 1:* Ich vertraue darauf, dass ich auch Blödsinn machen kann, der mich und andere belustigt. Der Platz, an dem ich mich gerade befinde, ist jetzt der interessanteste!
- Und heute, das ist mein neuester Tag überhaupt! Und ab in die Wirklichkeit! Ganz! Ich erlaube mir meine Power – und lege mich jetzt hin.
- Nein, meine Lebenslust expandiert meinen Wirkungskreis über alle bisherigen Grenzen hinaus.

Ja, und wenn da jetzt noch nichts passiert, macht das auch nix. Es wirkt trotzdem …

7

Nachlese: Hellsehen, Reinkarnation, Gesundheit des Heilers

Möglicherweise hast du dich während der Lektüre dieses Buchs hin und wieder gefragt, ob man für das Erkennen der Energiekörper, einer energetischen Blockade oder die Chakrenöffnung eigentlich hellsichtig sein müsse. Wenn dann noch von der Wiedergeburt oder früheren Leben die Rede war, meldeten sich vielleicht deine Zweifel an der Reinkarnationslehre. Und schließlich magst du darüber nachgedacht haben, wie es eigentlich um meine eigene Gesundheit steht, wenn ich so viel über die von anderen schreibe. Kommen wir also auch auf diese Themen zu sprechen.

Das sogenannte Hellsehen

Der nicht hellsichtige Mensch macht sich in der Regel falsche Vorstellungen über das Hellsehen. Diese Art des »Sehens« ist nämlich viel mehr mit dem Denken vergleichbar als mit dem Schauen. Ich persönlich grenze mich darüber hinaus von jedem atavistischen und pseudoesoterischen Mediumismus ab – außer von der Überzeugung, dass jeder Mensch ein Wesen ist, das zwischen unserem gemeinsamen kosmischen Selbst (»Menschenquell«) und seiner Präsenz hier im Körper das Medium seines Selbst ist bzw. sein kann.

Und da »bringt« jeder nach seiner Position innerhalb der Welt das Seine. Jeder darf sich selbst führen und selbst wählen, was er macht. Ein »Medium«, das beispielsweise den Klienten in seiner Präsenz, seinem Reifegrad und seiner Freiheit (auch im Denken) übergeht und ihm Dinge einredet, die dieser selbst weder nachvollziehen noch überprüfen kann, lehne ich ab. Die Freiheit und Entscheidung des Hilfesuchenden ist vorrangig, und eine Sitzung hat sich ganz an dessen Seele zu orientieren. Unterstützung wird nur gewährt, soweit erbeten. Dabei ist die größtmögliche Autonomie der Person zu wahren. Und diese gilt es zu fördern, statt mit irgendwelchen »Verkündungen« oder »Channelings« et cetera die Autonomie des Klienten zu missachten. Noch dazu ist oft zu erleben, dass sich auf die erwähnte Art manches »Medium« aus der Verantwortung stiehlt unter der Vorgabe, eine Information sei ja nicht von ihm, sondern von Geist XY gekommen.

Der Klient zieht dann mit Aussagen von dannen, die er meist nicht mehr vergisst. Da er sie weder überprüfen noch mental oder seelisch verarbeiten kann, schleppt er also unverdauliches Zeugs mit sich herum, das wie Kunststoffteile irgendwo im Kopf und Bauch feststeckt oder klebt, und das oft lebenslang. Das Prinzip der *self-fulfilling prophecy*, der sich selbst erfüllenden Prophezeiung, das im Mental- und im Ätherkörper wie ein Glaubenssatz dauerhaft und auch unterbewusst auf die Verwirklichung hinausläuft, ist damit oft initialisiert. Unwahre Inhalte der »Durchsagen« hindern bis zerstören langfristig im wichtigen fünften Energiekörper Elemente, die sich oft nach Jahrzehnten für die Beteiligten nicht nachvollziehbar negativ auswirken. Solch ein »hellseherisches« Tun ist das Gegenteil von offener Menschenverbindung in ehrlicher Präsenz. Denkanstöße unter höchstmöglicher Achtung und größtem Mitgefühl dem Hilfesuchenden gegenüber sind etwas anderes. Übrigens schadet sich jedes Medium langfristig selbst, indem es so etwas tut, auch wenn es nicht an seine Verantwortung gedacht hat oder denken wollte. Denn die Beziehungsfäden bleiben im Kosmos bestehen (Cherubim-Dauerbewusstsein und -Macht), und Ausgleichszeit für die gerechte Balance zwischen dem »ehemaligen Medium« und seinem »Klienten« findet sich in der Zukunft ein. Der nächste (vom Ego unfreiwillige, aber im Großen Selbst gewollte) Beginn ist im Nachtodlichen.

Von daher ist es nur verständlich, dass durch solche Abarten einer »Esoterik« und durch andere Geschäfte, ja, Märkte, von und mit Leichtgläubigen und Hilfesuchenden die eigentliche Esoterik völlig entstellt erscheint und allein der Wortbeginn

»Eso…« für bodenständige Zeitgenossen schon zu einem roten Tuch geworden ist.

Selbst wahre Medien wie Alois Irlmeier und Rudolf Steiner, die sich auch testen ließen, haben ungern Prognosen gemacht oder gar daraus finanzielle Gewinne erzielt. Ihr Impetus war zu helfen. Irlmeier sagte auch, dass das Eintreten einer Prophezeiung geändert werden könne, sowohl von »oben« als auch von Menschen, etwa durch gemeinsame Gebete! Selbst Christus sprach: »Bittet, und es wird euch gegeben« (Mt 7, 7). Also, wozu sollte man etwas vorhersagen oder sich vorhersagen lassen?

Es geht um die Präsenz und ums Know-how

Beim wirklichen klaren Erblicken geht es um multiple, nicht reduzierte mentale, jene beim Chakrenöffnen beschriebene Präsenz, und zwar simultan. Man kommt so zu Näherungen, bei denen angesichts einer Sachlage mit Verstand, Empfindung, Öffnung, Konzentration und Gleichgewicht, das weder zu Sympathie noch zu Antipathie neigt, eine Evidenzerfahrung erfolgt. In den meisten Fallbeispielen sind davon freilich nur Andeutungen zu lesen. Das genaue Beschreiben hilft auch nicht unbedingt weiter, denn das übersinnliche Schauen ist ein Hinausöffnen, ein Hinausragen über die sinnlich-materielle Jetztsituation in die außerhalb des Drei- und Vierdimensionalen damit zusammenhängenden »Ereignisse« oder »Anteile« – ich finde kein passenderes Wort. Die Sprache muss zum »über-sinnlichen« Wahrnehmen überstiegen werden. Übersteigen heißt allerdings nicht, den Verstand auszuschalten! Jeder Augenblick des Gewahrwerdens über die Sinne hinaus, des übersinnlichen Erkennens, ist ein hellwach hochkonzentriert-aktiver. Sobald hier die Aktivität nachlässt, das heißt weit offene Präsenz und Bereitschaft, auch persönlich Negatives wahrzunehmen, ist es vorbei für dieses Mal.

Damit das »hellsichtige Erkennen« überhaupt ein »Er-kennen« wird, braucht es ein Wissen von dem, was man zu erkennen versucht. Angenommen, du blickst in die Aura eines Menschen und kannst die Farben und Formen sehen. Okay. Dann siehst du zum Beispiel rechts neben dem Herzen eine kleine, etwas tiefer liegende hellrote Art von Wolke. Und jetzt? Um zu erkennen, was das ist, brauchst du Kenntnisse. Was ist überhaupt eine Wolke oder ein Klumpen, der einem Organ ähnlich ist und anders als die physischen Organe dort vorkommt? Wenn ich hier alle nur vom hellsichtigen Bild her infrage kommenden möglichen Tatsachen aufzählte, wüsstest du es immer noch nicht. Denn dazu braucht man noch etwas mehr Offenheit, hier zum Beispiel Offenheit zum Empfinden des vorliegenden Inhalts, also ein hochverfeinertes Mitempfinden der anderen Person. Dann hat man aber immer noch nicht die Ursache dessen erkannt, was man zu heilen gebeten wurde. Dazu nun braucht man Intuition und muss gleichzeitig dazu das Sich-völlig-leer-Machen von Vorstellungen gelernt haben. Dann erst kann zum Beispiel gesehen, empfunden (das ist das zweite Kriterium, denn hellrot allein kann theoretisch heiße Sehnsucht nach Erotik sein wie auch eine aktuell überreizte seelische Wunde oder auch etwas anderes) und erkannt werden, was hier vorliegt.

Also muss man sich erst Know-how angeeignet, wahres Wissen gefunden haben, um zu »er-kennen«. Kenntnisse braucht man vom Astralkörper, seinem Wesen und seiner Substanz, sowie vom Empfindungskörper, für den Fall einer hellsichtigen Betrachtung in der Aura, um zu erkennen, was man da sieht. Des Weiteren braucht man Kenntnisse von der »Wunde« und so weiter. Dann aber auch vom Stellenwert des Astralkörpers. Denn wenn ein Seher nun ein harmloses und nur temporäres astrales Phänomen sieht, dann berichtet er womöglich dem Nichtsehenden etwas, was sich bereits aufgelöst hat, wenn dieser nach Hause kommt. Das gibt es oft. Der »Bediente« allerdings trägt in seinem Gedächtnis ebenjenes Phänomen mit sich herum … und stellt sich einen roten Fleck vor, vielleicht jahrelang, mit Fragezeichen oder gar Sorge. Im Astralkörper ändern sich Farben und »Gestalt« so rasch, wie eine Beleidigung oder eine Liebeserklärung die Stimmung ändert.

Hat man eine Wahrheit klar erkannt, ist das Aussprechen dennoch oft sehr schwer, wenn man genau weiß, dass die Leute ebendas nicht hören wollen und einen dafür aburteilen oder sonstwie ablehnen werden. Wenn du weißt, dass deine Verbindung, das Vertrauen und die Freundschaft abgebrochen wird, weil du die Wahrheit sagst, und sei es auch auf direkte Anfrage, schaffst du das, sie trotzdem auszusprechen? Noch einmal soll also darauf hingewiesen werden, dass es überhaupt nicht darum geht, den Menschen Wahrheiten zu servieren, für die sie sich nicht wirklich interessieren, nicht offen sind. Das sollte man wirklich unterlassen.

»Gut« oder nicht? Ich lehne alle Aussagen zumindest ungefragter medialer oder irgendwie erhaschter »übersinnlicher« Einheiten, Durchsagen und »Prophezeiungen« ab, die dem Menschen nicht förderlich sind in dem Sinne, dass sie ihm in seiner Entwicklung helfen, ihn stärken, befreien.

Eine irgendwie relevante Wahrheit aus dem Übersinnlichen kann ein verlässlicher Seher nachvollziehbar machen, verständlich darlegen, sodass einem normal gesund und auch wissenschaftlich denkenden Menschen, wenn ihn das interessiert, die Zusammenhänge und Einsicht ermöglicht werden können. Es mag sein, dass das für jemanden Stunden beansprucht, denn Wahrheit und Verzerrung, also Irrtum, sind auf diesem Gebiet sehr nah nebeneinander.

Nur Übung macht den Meister

Um übersinnliches Sehen verlässlich zu erreichen, braucht es allerhand Übung und am besten jemanden, der es beherrscht und dir auch vermitteln kann. Dies ist zweierlei. Erforderlich ist zum Beispiel Konzentrationsübung, weil man einen Gedanken mit konzentrierter Aufmerksamkeit anhalten und gleichzeitig sich für Unvorstellbares öffnen können muss, um anstelle eines Vorstellungs- oder Wortinhalts offen in diese Richtung blicken zu können. Dabei ist eine trainierte Perzeptionsfähigkeit erforderlich, ein Im-Zusammenhang-für-wahr-nehmen-Können.

Ungeübte Menschen, die auf etwas Bestimmtes hoffen, erreichen maximal ihr Erhofftes, also nicht ein Sehen von etwas Neuem, sondern nur des »Er-fantasierten«. Zum Beispiel lernte ich mal jemanden kennen, der seinen Engel in Kleinkindergröße »sah«. Das fand ich zwar süß, doch es war buchstäblich himmelweit entfernt von dem wirklichen Wächtergenius, der mit ihm durch Tode und Geburten verbunden ist, der gerade hinter ihm stand und ihn schon oft machtvoll geführt hat und der seine Menschengröße, vor allem geistig, überragt.

Um zum übersinnlichen Erkennen zu gelangen, sind insbesondere psychische Übungen erforderlich im Neutralität-halten-Können, im Gleichgewicht der Emotion, darin, stabil in den Stimmungen zu werden, unabhängig von den Emotionen in der Umgebung (aber ohne Stumpfheit) zu bleiben und überhaupt Emotionen willkürlich beherrschen zu können. Das sind einige der Voraussetzungen. Es braucht feinste Empfindsamkeit und Training, um im Kopf das Laufen eigener Vorstellungen still und leer halten zu können, sich also zu öffnen für etwas, was man sich weder jemals vorgestellt noch je gesehen hat. Klarheit und Reinheit des Wahrnehmens sowie Unbefangenheit müssen belastbar trainiert sein.

Eine weitere Möglichkeit neben dem Üben ist das meditativ-forschende Gespräch. Ich nenne es »Mysteriengespräch«. Dadurch kann man unter bestimmten Voraussetzungen mit ganzem Bewusstsein auf höhere Niveaus gelangen, wo Evidenz erreicht werden kann. Hierbei kann sich klar bewusste Wahrnehmung und Erkenntnis ereignen, die in zwei oder mehreren Teilnehmern als eindeutig zutage kommt. Dazu braucht es wiederum Vertrauen unter allen und den Mut des Einzelnen, aus originärer Wahrnehmung vor anderen zu sprechen, was er selbst noch nie ausgesprochen hat. Von der Gruppe wird hohe

Akzeptanzbereitschaft, Ehrlichkeit und Sensibilität gefordert. Untereinander vorurteilsfrei, frei von jeder Eitelkeit und unbefangen kann man sich zusammentun. Das gemeinsame Stimmungsgewässer muss ruhig bleiben können wie ein nächtlich klarer Seenspiegel, sonst bildet sich hier nicht Wahrheit, sondern Schein und Verzerrung ab.

Völlige Freiheit jedes Teilnehmers ist Voraussetzung. Ein solches Mysteriengespräch, »wo zwei oder mehrere in meinem Namen [des ›Ich Bin‹] zusammen«kommen, eignet sich gut, um vorbereitetermaßen den Versuch zu wagen, eine der höheren Sphären und Wesen zu begreifen. Wenn die Gruppe eine gewisse Tragfähigkeit erreicht hat, kann dies auch zur Verbindung mit dem Zeitgeschehen (Zeitgeist), angesetzt werden, um vielleicht die rechte Intuitionsenergie zum heilenden Einwirken auf ein Geschehen zu erfahren. Das ist gut möglich.

Fazit: Um heilen zu können, muss man also nicht »hellsichtig« im landläufigen Sinne sein. Was übersinnliches Erkennen anbetrifft, so ist zum Heilen das »Hell*fühlen*« viel wichtiger und hilfreicher. Und das kann man lernen. Durch »Sehen« steht man immer noch dem Objekt gegenüber. Durch Fühlen, Spüren ist man dran, in Kontakt. Und Kontakt ist wie gesagt die Voraussetzung zur Veränderung. Durch Sehen allein kann man noch nichts heilen. Verbindung ist weit mehr, und darin kann man auch leichter heilen.

Reinkarnation: Der Einfluss aus früheren Leben

Wahrheit wird nicht nur mit dem Kopf erfahren. Das trifft auf das Hellsehen ebenso zu wie auf die Tatsache, dass es mehr als das eine Leben gibt, das wir so zweifelsfrei kennen. Das absolute wahrnehmende Erkennen ist ein existenzieller Akt, er geschieht mit dem ganzen Wesen.

Wir stammen aus dem überzeitlichen Göttlichen

In meinen Zwanzigerjahren hatte ich ein paarmal meditativ versucht, in meine früheren Inkarnationen zu finden. Dabei stieß ich auf ein paar unbedeutende Szenen. Ich spürte auch latent, dass ich nicht reif dazu war. Sicher war ich jedoch bereits damals, dass ich auch zu diesem Zweck nie zu irgendeinem »Medium« gehen würde.

Im Lauf meines weiteren Lebens wurde ich immer wieder durch »Zufälle« mit einem bestimmten Thema konfrontiert. Irgendwie hat mich zum Beispiel des Öfteren verblüfft, dass ich wiederholt Menschen begegnete, die mich ohne erkennbaren Grund bewunderten oder sogar verehrten, etwa eine ehemalige Klassenkameradin, die mich seit dem zehnten Lebensjahr doch nun wirklich besser hätte kennen müssen …

Mit etwa dreißig Jahren habe ich »Der Weg der Prüfungen«, ein Bühnenspiel zur Kulturkunde des alten Ägypten zur

Zeit der Mittleren Dynastien geschrieben.[40] Diese Arbeit war mir seltsam wichtig. Dazu fand ich gleich in einem Buch den Sonnenhymnus eines Pharaos namens Echnaton und ließ das ganze Spiel mit Echnatons Worten an den Sonnengott beginnen. Die Handlung: vom Jungen über die Einweihungen bis in den Pharaonensaal. Im Kern: eine seelisch-geistige Heilung im Tempel. Dabei nahm ich schnell irgendwelche Namen, hatte Echnaton im Ohr, wich aber auf einen anderen aus, der mir vom Klang her typischer für Ägypten vorkam. Beim Schreiben dieses Stücks hatte ich unzählige Male eine Art Ritualstimmung. Die hielt eigenartig lange an und legte immer wieder ganz tief in meiner Seele ein Gefühl von Feier und Stärke frei.

Während der ersten Theaterproben – damals in Wien – bekam ich vom Lehrerseminar einen Praktikanten als Kulissenbauer, der auch Jungmediziner war. Eines Abends sagte er, dass er »schon drei Tage damit gerungen« habe, ob er mir das überhaupt mitteilen solle. Dann sprach er: »Ich spüre dauernd und immer wieder tags, auch nachts …: Sie haben damals selbst in dieser Zeit und inmitten dieser Szenen gelebt!«

Jörgen Smit, Welt-Oberster der Anthroposophischen Gesellschaft, bot mir am Ende unseres ersten Gesprächs seine Freundschaft an und sagte beim Abschied eindringlich: »Vergiss nicht, wir leben jetzt in der wieder hochgekommenen altägyptischen Zeit(welle)! Wie in einer Spiegelung.« Er verwendete mein Ägyptenspiel im Lehrerseminar am Goetheanum.

Einer meiner Söhne sagte im Alter von zwölf Jahren, nachdem ich meine Verehrung Rudolf Steiners hatte spüren lassen:

»Wer warst du in früheren Leben einmal?« Ich schwieg. »Ein Priester! … Ein Schriftgelehrter! …«, betonte er.

Eines viel späteren Tages wachte ich morgens auf und hörte im Bett eine Stimme, die zu mir mit Bestimmtheit sprach: »Du warst ein Oberpriester.« Danach drängte es mich, in ein Buch zu schauen, darin stand: »Der Pharao war der Oberpriester über alle Tempel.«

Eine Frau im Internationalen Forschungskreis zur Essenz der christlichen Sakramente (ein anthroposophischer Arbeitskreis) blickte mich bei unserer Begegnung eine Weile an und sprach ganz beeindruckt: »Echnaton! – Ich sehe es genau – hinter und über Ihrem Kopf!«

G. B., gut sechzig Jahre alt, sagte mir eines Tages, nachdem sie Jahre an meinem Übungsweg-Kurs in Salzburg teilgenommen hatte: »Da sah ich dich plötzlich weiß gekleidet als Priester, so real und stark, und mit einem solchen Bart [sie zeichnete genau den Pharaonenbart] und so machtvoll, dass ich es fast nicht ausgehalten habe! Das habe ich in der Realität gespürt!«

Mein jüngster Sohn sagte mir im Alter von neun Jahren eines Tages, er habe »heute einen großen Traum gehabt!«: über das alte Ägypten … Mit fast schnippischem Ton: »Ich und Tobias [sein Bruder] sind da beim Pyramidenbauen ein paar Göttern begegnet. Und wir haben sie verabschiedet.« (Echnaton verabschiedete doch gewissermaßen die Götter.) Am Abend sprach mein Sohn plötzlich: »Du warst ein Pharao, gell?« Ein bis zwei Jahre später stieß sein Klassenlehrer auf das Ägyptenspiel, nahm es für diese Klasse und übertrug meinem Sohn die Hauptrolle. Elf Jahre später sieht der Zwanzigjährige in meinem Schreibzimmer eine gedruckte Zeichnung von Amarna (Echnatons Sonnenstadt Achet-Aton), da bricht es aus ihm heraus: »Gell, *du* hast das bauen lassen. Gib's zu!«

Die Unternehmensberaterin und Coachin A. K. erfuhr im Jahr 2002 über eine kollegiale Freundin S. W. (über die ich später von meinem Engel erfuhr, dass sie Echnatons ehemalige Gemahlin Nofretete gewesen sei) von meinem Kurs über den anthroposophischen Einweihungsweg. Da lud sie mich zu einem »spirituellen Gespräch« ein. Kaum dass sie mir die Tür geöffnet hatte und mich zum ersten Mal sah, sagte sie gleich: »Ich sehe auf Ihnen deutlich eine Pharaonenmithra, mit dieser Schlange vorn, zumindest ein Eingeweihter! – Ein Pharao!« Gleich »erkannte« sie auch, dass ich »von der Aton-Strömung« sei (Echnaton war der Hauptvertreter und einzige Pharao der Aton-Strömung). Sie erklärte, dass ich »Pharao in jener Zeit war, als die Aton- und die Amun-Strömung sich trennten«. Der einzige hierfür infrage kommende Pharao ist Echnaton.

Nach dem für mich ungewöhnlich überraschungsvollen Treffen vertraute mir S. W. an, dass A. K. als besonders »karmisch hellsichtig« gelte. Vier bis fünf Monate später hatte ich noch einmal ganz kurzen Kontakt mit A. K. Da spitzte ich sie ein wenig an: »Bei Ihrer Hellsichtigkeit haben Sie doch bestimmt schon mehrere Wiedergeborene gesehen, die einmal Pharaonen waren, oder?«

Da sprach sie fest: »Ich habe schon viele Menschen aus früheren Leben wiedergesehen, aber einen Pharao noch nicht!« Sie habe zwei Inkarnationen von mir im alten Ägypten erkannt.

Im Frühling 2007, damals war ich in Salzburg, kam dann ein

erstes bewusstes eigenes Erlebnis. Das Ganze war mit klarer Stärke und Aufrufcharakter. Ich gebe nun verkürzt wieder, was ich einst in mein Tagebuch eintrug:

Nach einem von Arbeit überladenen Tag um 23.30 Uhr brachte ich meinen Energiekörper nur noch kurz in Balance, um dann ins Bett zu sinken. Als ich so stand, ergriff (m)ein höheres Wesen/Geistführer von hinten sanft, aber deutlich meine Hände. Er führt sie in ein eurythmisches O (staunensbereites Öffnen), dann die Linke zum Herz-Chakra, dann die Rechte zum Kehl-Chakra (Hören, Wahrheit …), danach diese zum Stirn-Chakra (Sehen). Nun befand ich mich in klarer, tief offener Intuition, breitete meine Arme aus und »musste« sie nach oben gestreckt wenden. Dann fragte ich ihn: »Wie heißt du?« Sofort hörte ich einmal: »Aton.«
Als ich nach kurzem ehrendem Dank ins leere Bewusstsein gegangen war, kam mir: »Aton – das kenn ich doch von lange her!« Mein Blick wurde aufgerichtet ins Horizontale, und irgendwie wurde ich tief gestärkt.
Da sah ich östlich außerhalb meiner Aura eine feierlich und mit viel Gold leuchtend gekleidete Gestalt im hohepriesterlich-feierlichen Pharaonengewand, ganz konkret und nahe, zugleich spürbar: ein Pharao. Und hörte nach wenigen Sekunden eine Stimme sprechen: »Ech n Aton.« Mir wurde heiß, und eine weite große Kraft war mit mir im Raum. Ein bedeutsam wirkendes Gefühl veranlasste mich gleich, mich dem Geistführer zuzuwenden und ihn zu fragen: »Ich?« Sofort sah ich ihn eindeutig nicken. Zwischen Geistführer und

Echnaton mit meinem hellwach gewordenen und zugleich geweiteten Bewusstsein stehend, expandierte ich durch Äonen. »Ich und Aton! Ech n Aton!« Seltsam. Es war ein machtvolles Geschehen in Gang, ein feierlicher und zugleich kristallklarer Augenblick.

Es war in meinem Schlafzimmer feierlich, und Zeit- und Raumschleier waren weg. Mein Geistführer stand halbrechts hinter mir. Ich konnte anschließend jede Frage um diese Angelegenheit stellen, alles wurde mir sofort von ihm klar und kurz beantwortet.

Plötzlich erkannte ich zum Beispiel wie durch einen Schleier hindurch den Grund, weshalb ich in diesem Kollegium in Salzburg gelandet war: Ich hatte hier in dieser Stadt der seinerzeit in Ägypten verfeindeten Gruppe wiederzubegegnen und als (karmische) Aufgabe, dass wir zusammen die gemeinsame Arbeit bewältigten, viele Menschen human, christlich, achtsam und unter Volleinsatz aller unserer Kräfte pädagogisch zu führen.

Nun wurde meine Hand plötzlich mit Macht zu einem Bücherregal geführt, hin zu einem seit Jahren unten liegenden Bücherstapel. Ich sollte ein Buch herausziehen. Zu meinem Erstaunen hatte ich da ein Buch mit dem Titel »Echnaton und Nofretete« in der Hand. Mir war völlig entfallen, dass ich es vor Jahren wohl irgendwo gekauft, aber nie gelesen hatte. Jetzt staunte ich: »Echnatons Frau, die bekannte Nofretete! …«

Ich fragte den höheren Anwesenden: »Und wer von heute war damals meine Gemahlin?«

Sofort kam klar und bestimmt der Name von: »S. W.«

Ich war so überrascht, dass ich der Antwort mehrmals nachlauschte. Dann wandte sich mein Kopf in ihre Himmelsrichtung, und mit einem Mal überblickte ich in Sekundenschnelle unsere Biografien, wie sie eine lange Kette von Kontakten und der Zusammenarbeit im Lauf von über zwanzig Jahren zeigte. Diese (im jetzigen Leben ältere) Frau und Kollegin war der einzige Mensch, der mir überall bei allen noch so verschiedenen spirituell wichtigen Momenten begleitend und unterstützend zur Seite stand.

Am nächsten Tag wies mich mein höherer Begleiter an, meine Erlebnisse in Bezug auf die Echnaton-Thematik, die ich im Tagebuch niederschrieb, weiter zu schreiben und zu veröffentlichen. Es folgten daraufhin Jahre des Zögerns und der Sorge, man nähme meine Erlebnisse nicht ernst oder hielte mich für verrückt oder eitel, bis ich nach mehrmaligem Zuspruch eines Vertrauten endlich den eigenen Widerstand überwand und zu schreiben begann. Immer wieder hatte ich Begegnungen und Erlebnisse, die mich spontan in Zusammenhang mit Ägypten brachten und Echnaton als eine meiner früheren Inkarnationen ausweisen sollten.

Als ich dann bei meiner ersten Ägyptenreise noch im Flugzeug saß und die Küste unter mir sah, expandierte mein Astralkörper unweigerlich so stark, dass mir die Augen überquollen. Lange versuchte ich die Tränen zu verbergen, es ging nicht. Am ganzen Körper war alles in hoher Vibration. Minuten danach sah ich aus der Perspektive des frühen Pharao das Land. Es war unglaublich detailliert. Das Sehen und Empfinden war sicher und eindeutig, keine Spur von Vermuten oder Konstruieren. Das machte mich sehr betroffen.

Einer von vielen »Zufällen« war, dass ich die Adresse einer Pension bekam: Es stellte sich heraus, dass diese auf dem Ausgrabungsareal des Tempels von Echnatons Vater steht. In der Pension angekommen, fiel mein Blick auf eine alte Karte: So erfuhr ich, dass der Privatpalast von Echnatons Vater existiert, und das unweit von hier. Magnetisch angezogen, radelte ich in dessen Richtung. Seltsamerweise fand ich in den Siedlungen und heutigen Gebäuden ohne Umwege gleich das umzäunte Gebäude. Aufgeregt schritt ich darauf zu und sah einen Wächter, der gerade gehen wollte. Er ließ mich dennoch ohne Zögern und in Ruhe ganz allein eintreten.

Da erkannte ich den Eingang vom Beginn meiner einzigen Rückführung wieder. Der »Film« begann damals genau damit, dass ich diesen Eingang in der Nähe der Gestalt sah, die ich gewesen sein soll. Ich glaube, ich atmete kaum, als ich einen Raum betrat, den ich gefühlt eindeutig als das Kinder- beziehungsweise Jugendzimmer des Königssohns, des späteren Echnaton, erkannte. Ich stand plötzlich mit dem Blick des Jungen aus seinem Bett oder Gemach in diese ewig »bekannte« Ecke hier mit diesen gemalten Figuren, gefühlt nur ein wenig länger zurückliegend als die Kindheit mit elf Jahren in meiner heutigen Biografie.

Ungebeten und ohne dass das Thema »Ägypten« im Raum stand, traten mir also mindestens vier Personen entgegen, die eindeutig sagten, sie erkennten in mir Echnaton. Diese Menschen kannten wiederum einander nicht. Es war in verschiedenen Städten, und es lagen Jahre dazwischen. Ich hatte so etwas auch wirklich nicht herbeigesehnt oder angezogen. Mindestens zwölf weitere Menschen haben mir im Laufe von sechzehn Jahren erstaunt bis ganz ergriffen gesagt, ich sei ein Pharao gewesen. Eine Lehrerin versicherte mir, sie sei damals meine Tochter gewesen. Ein Autor und Forscher stellte sich mir ganz unvermittelt als mein damaliger Enkel vor. Nie kam jemand mit einer anderen Meldung auf mich zu, dass ich etwa ein Priester oder ein Bauer gewesen wäre. Viele weitere heutige Zeitgenossen »spürten« beziehungsweise »sahen« spontan, dass ich bereits im alten Ägypten gelebt hätte. Und dann das eigene Erlebnis während der Ägyptenreise!

Überblickend habe ich bei alldem nun keinerlei außergewöhnliche Gefühle. Ich bin in klarer harmonischer Verfassung und bleibe ruhig. Mein ganzer Energiekörper erfährt sich durch diese Sichtung meiner Notizen und Erinnerungen geklärter als vorher. (Dabei erkenne ich gerade meine Aura nach außen hin in einer leicht golden bis überwiegend weiß leuchtenden Erweiterung. Die Strahlen sind viel geradliniger als vorher und »hochfrequent« stärker.) Ich erlebe, dass ich mehr als bisher bereit bin für Begegnungen mit relevanten Wesenheiten. Ich erkenne unzählige Fäden an allen Seiten von mir in die Welt hinein und zu mir her. Ebenso von oben und aus verschiedenen Zeiten.

Selbst erkenne ich nun, dass ich (wohl übereinstimmend mit dem frühen Echnaton) einen Gott als den mächtigsten über alle und über alle anderen »Götter« achte: das überzeitliche göttliche Selbst, das »Ich Bin« – welches drei Jahre durch Jesus

Christus sprach und wirkte – den kosmischen Menschen um und in uns allen.

Sich wiederfinden auf der seelischen Ebene

Wie war es auf der seelischen Ebene, sich als karmische Gruppe in dieser Inkarnation wiederzufinden? Hat man sich gefreut und miteinander gefeiert?

Die erste Begegnung, bei der ein entsprechendes Bewusstsein aufkam, war die mit dem Kulissenbauer, der mit sich gerungen hatte und dem sein Hinweis eher peinlich war. Da war meine erste Reaktion ein Achselzucken, ich ließ die Äußerung einfach so stehen. Ich sah kein Bild, sondern hatte nur ein unbestimmtes Gefühl in den Tiefen meines Energiefelds. Weitere Mitglieder aus dieser Seelengemeinschaft waren meine Kinder. Da begann also das Wiederzusammenkommen mit der eigenen Vateraufgabe. Mit Weiteren geschah das Wiedertreffen sehr ernst, zuweilen auch mit Wertschätzung gegenüber dem anderen und spiritueller Freude. Man war Kollege und stand in der Aufgabe, ein großes Projekt gemeinsam zu stemmen. Dabei gab es manchmal auch Situationen, wo vor einer Konferenz der eine Angst vor dem anderen hatte. Andere Zusammenkünfte fühlten sich mehr bedrohlich als erleichternd an, und zwar über Jahre hinweg. Einzelne, die eine bildhafte Wahrnehmung von mir hatten, waren so erstaunt und fassungslos, dass es mir unbehaglich war und ich lieber Abstand von ihnen nahm. Bei anderen erlebte ich Reaktionen, die in eine volle Verehrung bis ins Schwärmerische und eine Art Demut gingen, was mir unangenehm und zeitweise in Gesellschaft peinlich war, sodass ich mich von ihnen wieder abwandte. Ein anderer Lieber wollte mit mir dann ein großes Bauprojekt starten und zeigte mir bereits das Grundstück. Einer trommelte viele Leute zusammen und begrüßte mich mit so verehrenden Worten, dass ich mich bemühen musste, im Gleichgewicht zu bleiben. Ein anderes Wiedertreffen war durch unterschwellige Reibungen gekennzeichnet, eines durch Antipathie, sogar Hass, und nicht nur eines verlief über Jahre in gegenseitigem Sich-bemühen-Müssen (ehemalige Feinde). Es gab allerdings ebenso Zusammentreffen in sofortiger tiefer, reiner (platonischer) Liebe, auch zwischen Männern. Einzelne begannen mit Verliebtheit (zwischen Mann und Frau), wobei sich später Szenen ereigneten, aus denen sich für beide Seiten deutlich zeigte, dass man auch in einem früheren Dasein innerhalb der Familie gelebt hatte.

Einige Individualitäten konnten sich während oder nach dem Zusammentreffen selbst im Beziehungsgrad zu mir identifizieren, manche erkannte ich schließlich von meiner Seite aus. Es kommt zuweilen, wie Rudolf Steiner es nannte, in diesem Sinne ein »Aufwachen am anderen« oder »Erwachen am anderen Menschen« zustande. Ein Licht macht den Anfang, und im Umkreis kommt mehreres zum Vorschein.

Wie weit so etwas zustande kommt, das hängt ganz und gar von der seelischen Reife des einzelnen Menschen ab. Entscheidend ist dafür, emotionale Schwankungen beherrschen zu lernen, nicht in Sympathie zu erblinden, nicht bei Antipathie davonzulaufen, Geltungsdrang und Eitelkeit genau zu erkennen, um ihnen nicht zu unterliegen, und echte geistige und seelische Offenheit zu praktizieren, das heißt Tragfähigkeit zu beweisen (die Fähigkeit, angesichts erschütternder Botschaften einen klaren Kopf zu bewahren).

Die Relevanz all dessen für das Jetzt

In meinem jetzigen Leben bin ich von Kindheit an oft durch die Erniedrigung gegangen, durch Spott, durch Demütigung und sogar Gewalt. Nach einigen Erwachsenenjahren musste ich in der Arbeitsumgebung schmerzvoll erkennen, dass es so etwas wie unterbewussten Neid gab auf meine Sicherheit und auch Eifersucht (damals wohl auf meine Beliebtheit als Lehrer in der Schule), und zwar furchtbar heftig. Heute sehe ich, dass ich uralte, große, tiefe Wunden in mir trage. Es war monate- bis jahrelang seelisch eher Last als Erhebung, vom Echnaton-Leben und -Wirken zu »wissen«. Aber jetzt kann ich rückblickend auf die Inkarnationsmeldungen an mich ehrlich sagen: Irgendwie fühlt sich das alles an, als wollte oder sollte einem oder uns allen etwas ins Bewusstsein gebracht werden. Energieachsen, die uns über Jahrtausende hinweg einander wiederfinden lassen, damit etwas Gutes weitergeführt werden kann? Auf jeden Fall geht es mir um ein positives Fortkommen der Menschheit.

Ich erinnerte mich an den Satz Rudolf Steiners: »Das Karma, die Wirkungen von unseren früheren Leben, tritt uns von außen entgegen.«[41]

Manchmal fragte ich mich: Was ist nun der Sinn der ganzen

Sache? Wozu kam das an mich heran? Meine damals entstandene Wunde zeigte sich:, hinterrücks gemeuchelt worden zu sein (mittlerweile vermuten auch Historiker, Echnaton sei einem Anschlag zum Opfer gefallen). Und das voller Hingabe und ehrlichem Idealismus aufgebaute Lebenswerk wurde zerstört, dem Erdboden gleichgemacht. Nachtodlich tiefste Trauer und Enttäuschung. Ein etwas ähnliches Lebensende soll mir in einer anderen Inkarnation während der frühchristlichen Zeit von der noch herrschenden Religion her beigebracht worden sein, ebenfalls wegen meines Idealismus, die Menschen in Richtung spiritueller Freiheit zu fördern. In meinem heutigen Leben hatte ich bis zum 49. Lebensjahr immer wieder eine für Freunde unerklärliche Angst davor, Wahrheiten auszusprechen, wenn sie unbequem waren, und oft eine - mir auch selbst - unerklärliche tiefere innere Traurigkeit, die anderen auffiel. Noch Jahre später zeigten sich so alte Wunden, die ein Durchgehen erforderten.

Es zählt, was wir heute können, wie wir heute sind, was wir tun und was wir entwickeln. Die Evolution verläuft auf jeden Fall in Richtung Bewusstsein, ins Licht. Damit das zügiger geschehen kann und aus dem Unterbewusstsein der Menschen Aggressionen sowie Ängste aufgelöst werden können, sollten immer mehr Menschen ihre Inkarnationen reell erkennen. So werden immer mehr karmische Fäden und Netze an die Oberfläche kommen. Sehr wichtig wird das heute angesichts teils gewaltiger (emotionaler) Altlasten im kollektiven Unterbewusstsein, damit alle in eine ausgewogene Leichtigkeit kommen können, dass jeder übt, vorurteilslos zu werden oder zu bleiben, Antipathien gelassen zu nehmen sowie gegenüber Neid,

Eifersucht und Ängsten immun zu werden, das heißt, mit ihnen offen umgehen zu lernen.

Es wird schon bald nichts Besonderes mehr sein, solche Eindrücke und Erinnerungen aus früheren Leben auszutauschen. Ein mindestens so wichtiger Grund aber ist, dass wir uns zusammenfinden, um unsere besten menschlichen Kräfte, Fähigkeiten und Impulse für eine friedliche Menschheit zu stärken, einzusetzen und diese auf den Weg zu bringen. Dazu brauchen wir einander.

Eine alte Feindschaft, besser gesagt *Wunde* (auch aus früheren Leben), kann erstaunlich schnell gelöst werden, wenn man sich bereit macht, aufeinander zuzugehen! Zu verzeihen. »Adressat« wie »Absender« finden damit Erlösung! Sich von Antipathien zu lösen setzt bei jedem ureigene gute Energien frei. Das ist es, was bei alldem wirklich wichtig ist. Wenn man sich wiederfindet, geht es darum, das, was uns gegenseitig hemmt oder hindert, zu lösen, zu heilen und im Sinne dieses Buches in eine offene, gesunde Menschlichkeit zu überführen.

Die Menschheit braucht eine lebendige energetische Beziehung zum Göttlichen. Wer ich, mein Selbst, auch immer gewesen sein mag, das lasse ich letztlich offen, ich bin jedenfalls wie wir alle ein Spross aus unserer gemeinsamen »›Ich-Bin‹-Wurzel« und möchte mich für eine sonnige heile Menschheit einsetzen. Möge das in diesem Kapitel Gesagte in diesem Sinne zum Erwachen unserer gemeinsamen Menschheit beitragen!

Glaubst du nach alldem jetzt an die Reinkarnation oder nicht? Nun – achte auf das, was ganz von selbst an dich von außen herankommt. Bleib offen und im Fluss. Das ist ohnehin die beste Voraussetzung für ein gesundes Leben und eine Entwicklung in die richtige Richtung!

Die Gesundheit des Heilers

Und wie hält's der Heiler selbst mit all dem, was er anderen empfiehlt? Wenn du ein Buch über Heilen und Gesundheit auf den verschiedensten stofflichen und feinenergetischen Ebenen liest oder einen Heiler konsultierst, willst du sicher gern wissen, ob denn der Autor beziehungsweise Heiler selbst überhaupt gesund ist. Das ist sicher einer der Maßstäbe für seine Glaubwürdigkeit. Also werde ich dir kurz mein ganz Persönliches offenbaren.

Wenn man bis zum Alter von dreißig Jahren kaum ein Jahr gesund durchlebt hat, wie soll man dann als doppelt so alter Mensch völlig und dauerhaft gesund sein?

Ich bin ein Beispiel dafür. Deshalb ermutige ich dich gern.

Ich nehme seit vielen Jahren keinerlei Medikamente mehr, nicht einmal homöopathische, und keine Nahrungsergänzungsmittel. Obwohl ich ein Leben mit wenig Urlaub führe, viele Belastungen gestemmt habe und viel leiste (ich arbeite oft über zwölf Stunden täglich): Ich bin seit vielen Jahren völlig gesund und habe viel mehr Energie, auch psychisch, als in jüngeren Jahrzehnten meines Lebens. Ich lebe jetzt glücklich und viel freier als je zuvor, zugleich mit höherem Einkommen.

Ich vertrage jegliches Essen, ernähre mich zu Hause am liebsten vegetarisch in Bio-, möglichst Demeter-Qualität, vertrage auch körperliche Anstrengung (die ich immer wieder gern suche, ob Bergtour oder freies Tanzen …). Ich war noch nie in einem Fitnessstudio, habe auch zu Hause kein entsprechendes Gerät, sondern bewege mich in der Welt und auf ihren Wegen.

Täglich praktiziere ich das Öffnen der Chakren wie beschrieben, manchmal noch das Presencing der Energiekörper. Und täglich meditiere ich.

Seit Jahrzehnten habe ich keinerlei Allergie mehr (selbst geheilt) und habe seit mehreren Jahren keine zahnärztliche Behandlung in Anspruch nehmen müssen.

Glaub nun nicht, dass ich »sicher bessere Gene« hätte. Vor meinem Leben als Heiler litt ich von Angina bis zum Zwölffingerdarmgeschwür so ziemlich an allem, was im Alphabet noch dazwischenliegt.

Seit meiner Ausbildung zum Heiler in der Brennan-Schule habe ich die wenigen noch aufgetretenen Erkrankungen selbst heilen können, auch bei den Zähnen. Dass mein Blutbild völlig in Ordnung ist, weiß ich aus meiner täglichen Gesamtselbstwahrnehmung.

Ich brauche keinen Tabak und habe freiwillig seit 40 Jahren keinen Schluck Alkohol mehr getrunken. Das mache ich, um die fein entwickelten höheren Wahrnehmungsorgane nicht zu korrumpieren. Aus demselben Grund vermeide ich es, mich vom Fernseher oder im Kino berieseln zu lassen. Ich lebe mein Leben auch abends frei und selbst. Über das Zeitgeschehen informiere ich mich durch Menschen und im Web. Ich vertraue darauf, dass ich rechtzeitig erfahre, was wirklich wichtig ist und wozu ich etwas tun kann beziehungsweise will.

Ich lebe frei, gesund und mit Freude.

Heute lebe ich das Leben, das ich selbst gewählt und »programmiert« habe, wie es in diesem Buch beschrieben wird. Zurzeit gehe ich wieder in ein neues Stadium.

Mein gemietetes Haus habe ich nicht »entstört« oder mit Ruten untersucht (es gibt hier überall Wasseradern und dergleichen, das wusste ich, als ich hierherziehen wollte). Ich war selbst jahrelang Rutengänger und habe viele Gebäude abgeschirmt. Meine Ruten liegen nun aber seit vielen Jahren unberührt im Haus. Ich brauche auch keinerlei Apparaturen mehr, um einem E-Smog oder dergleichen etwas »entgegenzusetzen«. Meine Lebenslust liegt darin, emanzipiert und angstfrei zu leben.

Ich stelle mich gern Herausforderungen (und halte auch vor Tausenden Menschen einen Vortrag, wenn das organisiert wird).

Ich habe mich keiner Kirche oder Glaubensgemeinschaft verpflichtet. Ich glaube an unser unsterbliches heiles »Ich Bin« (als Name kann dafür Christus stehen), unser großes kosmisches Selbst. Ob Christ, Muslim, Jude oder Andersgläubiger, ich freue mich über jede Begegnung mit Menschen und öffne mich ihr gern.

Ich bin ein freier Mensch, der sich selbst überzeugt hat. Seit Langem erlebe ich die Wirklichkeit des kosmischen Menschen. Und ich lebe gern in der heutigen Zeit.

Zum Schluss: Meine Vision

Ich war in zwölf verschiedenen Schulen von der Volksschule bis zur Universität und bin ausgebildet in natur- und geisteswissenschaftlichen Fächern. Ich kam vom Handwerksberuf bis zum wissenschaftlichen Forschen und habe in verschiedenen Städten und Dörfern gewohnt. Ich habe Musizieren, Liedermachen, Theaterspielen, Stückeschreiben, Inszenieren und Regieführen gelernt, mich mit Menschen aller Kontinente angefreundet, habe Freunde vom analphabetischen Bauernknecht bis zum weltbekannten Schriftsteller und Forscher. Ich habe Kinder erzogen und Schulklassen vom Lesen-, Schreiben- und Rechnenlernen bis zum Abitur geführt, Schulen geleitet, eine Lehrerausbildung mit aufgebaut und Lehrer ausgebildet (die inzwischen in mehreren Ländern an vielen Schulen und Städten unterrichten). Ich bin in drei Berufen ausgebildet, habe übersinnlich wahrnehmen und heilen gelernt.

Aber das Größte ist nun, dass ich Heiler, Lebens- und Liebesentwickler ausbilden darf. Diese Menschen werden die Möglichkeit haben, die Essenz unserer Entwicklung völlig haut- und seelennah zu vermitteln, ganz und eins.

Die Menschheit braucht nämlich dringend Heiler, die den Krankheitsphänomenen der Gegenwart und der absehbaren Zukunft gewachsen sind. Sie braucht solche Menschen, die wirkliche Heilung vermitteln können. Wer sich unmittelbar für die Heilung eines anderen einsetzen will, der soll begriffen haben, was die Selbstheilungskräfte sind und wie man sie handhabt beziehungsweise freilegt. Sowohl der Heiler wie auch der Klient braucht Unabhängigkeit, damit Ganzheit gelebt werden kann.

Weiteres Ziel der Ausbildung ist die Entfaltung der essenziellen Potenziale des Kursteilnehmers, seiner Lebendigkeit, seiner integren Entscheidungskraft, seiner inneren Weisheit, seiner ureigenen Kreativität und seiner reinen Liebesfähigkeit.

Ein Heiler des 21. Jahrhunderts weiß, wo seine Arbeit innerhalb des wissenschaftlichen Zusammenhangs steht. Er arbeitet nicht in unkontrollierter mediumistischer Trance oder leichtgläubiger Fantasie, sondern mit erweitertem Bewusstsein. Er weiß in jedem Moment, was er tut. Das gewährleistet seine Sicherheit und auch die des Hilfesuchenden. Dies alles vermittle ich bereits in meinen Ausbildungskursen (siehe »Eine Ausbildung, in der man heilen lernen kann« und »Kontakt« im Anhang).

Ich trage eine Vision in mir, eine Art Zentrum mit einer Heilerschule, wo auch all das hier Genannte gelehrt und geübt wird und wo es lebt. Eine vielleicht durch Regeln geschützte Sphäre, worin mit sonnenhellem Bewusstsein das reine Menschsein und Heilen gepflegt wird, wie es hier beschrieben ist. Ein Ort, an dem man auch forschen kann über das, was die Menschheit heil weiterbringt. Wo die besten Kräfte der Menschen freigelegt und entfaltet werden können. Räume, wo man auch verspielt die Lebensfreude teilen und frei tanzen kann. Eine Oase, in der das Leben atmet, wo Vertrauen und Kreativität gewagt und gelebt wird, wovon Synergie und reine Menschenliebe ausstrahlen wird. Und wo man zum Beispiel auch die Jahresfeste, die ich im größeren Freundeskreis seit Jahren veranstalte – etwa Winter-Sonnenwende/Weihnacht, Auferstehung/Ostern, Sommer-Sonnenwende/Johanni und im Herbst den Michaelistag –, jeweils spirituell oder rituell und dann in fröhlicher Gesellschaft richtig feiern kann. Ein Ort, wo der von Abwehrhaltungen freie Mensch beispielsweise durch das, was ich in den Kapiteln über das Chakrenöffnen formuliert habe, seine Offenheit probiert und immer Annahme, Unterstützung und Heilung findet bei anderen, die in diesem Sinne geistesverwandt sind.

Ich freue mich auf Menschen, die nach dem Lesen dieses Buchs dazu beitragen möchten oder Freunde mitbringen, um das zu verwirklichen – an einem schönen Platz auf unserer wunderbaren Erde!

Anhang

Dank und Würdigung

Für die so sorgfältige Bearbeitung meines viel umfangreicheren Manuskripts danke ich ganz herzlich meinem Lektor Ralf Lay!

Zwei für mich maßgeblichen Menschen möchte ich nun danken und kurz ein Licht auf sie werfen: Barbara Ann Brennan und Rudolf Steiner.

Barbara Ann Brennan

Die amerikanische Physikerin und Heilerin Dr. Barbara Ann Brennan ist in meinen Augen eine, wenn nicht die maßgebliche Persönlichkeit, die das spirituelle, psychoenergetische Heilen, das Heilen an sich, innerhalb des spaltenden, aufsplitternden 20. Jahrhunderts sondiert und zusammengeführt hat. Sie hat aus der Vielzahl entstandener Therapie- und Heilmethoden inner- und außerhalb des wissenschaftlichen Bereichs die essenziell wirksamen gebündelt. Davon stellte sie einen Kanon zusammen, praktizierte und forschte unablässig selbst und entwickelte mutig eine Schule. Es ist ein Glück für uns alle, dass sich Barbara ihr so streng-klares Denken, allein schon durch das Physikstudium, angeeignet hatte. Denn es war bitter nötig, dass im aufkeimenden Eso-Chaos jemand mit Wissenschaftlichkeit der Menschheit das eigentliche Heilen präsentiert, das ja ein *wirklich* esoterisches, ein inneres ist: Heilungswissenschaft.

Gleichzeitig entwickelte Barbara ständig ihre übersinnlichen Fähigkeiten. Und ich habe erlebt, wie ungemein mutig und ehrlich sie sich damit der Welt zeigt. Ich bewundere sie und bin ihr dafür unendlich dankbar, auch dafür, dass ich vier Jahre ihr Schüler sein durfte und sie oft hautnah erleben konnte! Sie ist eine Pionierin des hochbewussten Heilens. Ihr ist eine in meinen Augen nie dagewesene klare Systematik in der Chakrenlehre zu verdanken, die schon ihre Früchte bringt. Fünfzehn Jahre arbeitete sie an ihrem ersten Buch *Licht-Arbeit*. Die Praxis beweist, dass Barbara nicht durch Sammeln und Systematisieren aus der Literatur, sondern in hohem Selbstanspruch an Wahrhaftigkeit und Disziplin forschte, experimentierte und somit ein System und eine Methodik erarbeitete, welche die Heilerfähigkeit in den Studenten eröffnen kann und ihre Entwicklung stützt.

Als in ihrer ganz eigenen Erkundung am menschlichen Energiekörper der fünfte (der umgekehrte Ätherkörper) anstand, wo irgendwie alles andersherum war, suchte sie verzweifelt nach einer Erklärung von anderer Seite oder Bestätigung – und die fand sie nur bei Rudolf Steiner.

Rudolf Steiner

Wenn ich mich ohne Vorurteile in der Welt umsehe und die Frage nach der Wahrheit hinter den Dingen und unseres eigenen Wesens stelle, dann finde ich für die Antworten von meiner Jugend an bis heute keinen Kompetenteren als Rudolf Steiner (1861–1925). Der umfassend gebildete Autor, Vortragsredner und Begründer der Anthroposophie ist zu wenig bekannt. Das liegt daran, dass viele, die ihn kannten, durch ihr glückliches Schwärmen auf andere abstoßend wirkten, und andere, die ihn einigermaßen begriffen hatten, dauernde Mystifikation und Geheimnistuerei betrieben. Seine ersten Schriften waren nicht esoterisch, sondern Erkenntniswissenschaft und eine Philosophie der Freiheit.[42] Ihm, genauer gesagt seinen Denk- und Übungsanregungen, verdanke ich meine heutige Bewusstseinssicherheit innerhalb der Dimensionen und Wesen. Den Interessierten sagte Rudolf Steiner, sie sollten nicht glauben, was er sage, denken und beobachten sollten sie es!

Er trat für den Weg zur erwachenden freien Individualität ein. Das lebte er auch selbst. Der weltoffene und mit allen Schichten kommunizierende Steiner legte eine ungemeine Kreativität an den Tag: Er schrieb Bücher, dichtete, schnitzte, malte, plastizierte, entwarf Bauten und anderes. Steiner schrieb große, gewaltig spirituelle Dramen zum Freiheit suchenden Menschen vor dem Hintergrund der Reinkarnation, für deren Proben er ein geniales Training einer Sprachentfaltung entwickelte, was heute vielerorts sogar therapeutisch angewandt wird. Steiner inspirierte alle Künste, auch die Architektur, zu neuen Entfaltungsrichtungen und alle Wissenschaften nachweislich. Er gründete eine Schauspielschule, eine freie Hochschule für naturwissenschaftliche Forschung, eine für Geisteswissenschaft, für Kunst, für Pädagogik… In erstaunlich kurzer Zeit entwickelte Steiner die »menschengemäße Pädagogik« mit der Waldorfschule, die heute die einzige auf der ganzen Welt und in allen Völkern verbreitete, bewährte, durchforschte und seit hundert Jahren immer noch wachsende Schulart ist.

Darüber hinaus entwickelte er eine Heilpädagogik, nach deren bewährten Tipps und Angaben Siedlungen erbaut sind, in denen die Menschen auch danach leben. Steiner entwickelte die biologisch-dynamische Landwirtschaft, die ebenfalls in vielen Ländern auch heute buchstäblich fruchtbar ist. Ganze Dörfer gibt es, die danach leben: nach einer Landwirtschaft, die zugleich mit echter Spiritualität und Liebe zur Erde gepflegt wird (Demeter).

Steiner war ein derart scharfsinniger Realist, dass er Anfang des 20. Jahrhunderts bereits das Internet, treibstofffrei laufende Autos und vieles mehr voraussagte. Dazu kommt noch, dass er die übersinnlichen Dimensionen in jeder Richtung selbst wahrnehmen und mitteilen konnte, und das oft in einfachsten Worten, auch für Arbeiter liebevoll erläutert, denen er beim Goetheanum-Bau in Dornach (Schweiz) täglich Vorträge hielt.

Der geniale Erneuerer hatte nach der Entwicklung der Heileurhythmie gegen Ende seines Lebens auch noch eine Art moderne Mysterienschule des Heilens im Sinn, die »Raphael-Schule«. Viele Jahre, bevor ihn Ärzte um Heilmittel und Kurse baten, hatte er vom »seelisch-geistigen Heilen« gesprochen, womit »die Heiler die Seele reinigten« und im Kranken »Unordnung in Ordnung« brachten und ihn »mit gesunden Empfindungen, Impulsen und Willenskräften durchsetzten«.[43] Steiner führte aus: »Wenn der Mensch durch esoterische Weisheit die menschenbildenden … Kräfte gebrauchen lernt, dann fließt diese Kraft durch die Fingerspitzen aus, und er bekommt die besondere Gabe des Heilens, der Gesundung durch Handauflegen.«[44] Er sprach: »In der psychisch-spirituellen Heilmethode« teilt man »dem Kranken in herzoffenem Mitgefühl, in hingebungsvoller Liebestat« mit, was er zur Gesundung braucht.[45] Steiner hatte von vorn herein den »spirituellen Heiler« im Blick, der neben den »Handgriffen und Bewegungen« im Wesentlichen ansetzt, um das gesunde »Gleichgewicht herzustellen«.[46]

Ich bin dankbar für das große Glück, dass ich deutlich genug auf Rudolf Steiner hingewiesen wurde! So änderte ich meinen früheren Lebenskurs und kam ins Weite …

Die Cherubim

Ein heutiger sogenannter »Hochintelligenter« nutzt erwiesenermaßen nicht einmal ein Fünftel seines Gehirns. Zum Erfassen der Daseinswirklichkeit ist also »von oben« noch mehr angelegt, weil die Welt viel mehr ist als das, was wir heute bewusst wahrnehmen. Bei echter Meditation kommt Regung bereits in viel mehr Gehirnareale als beim Alltagsbewusstsein. Das ist gehirnszintigrafisch nachgewiesen. Um die übermenschlichen (himmlischen) Wesen namens »Cherubim« (Singular: Cherub) erkennend wahrzunehmen, ist also zumindest ein solches »trainiertes Meditieren« nötig, denn unsere anhand der materiellen Welt entwickelten Begriffe (»Intelligenz«, »Wesen«, »übermenschlich« et cetera) reichen eigentlich überhaupt nicht aus, diese auch nur einigermaßen zu beschreiben. Auch die von mir gebrauchten Worte sind davon nur Fädchen, Hinweisschildchen zu Spurenabdrücken und von oberflächlichster Art. Das wahre meditative, ins übersinnliche Bewusstsein »hineingeübte« erkennende »Denken« wird zu einem Schauen und ragt hinaus über das Gehirn, das heißt über jegliches bisher Kombinierte und Gewusste.

Für nähere Angaben zu dem übermenschlich intelligenten Bewusstsein der Cherubim und anderen sowie ihre Stellung im Kosmos und Zusammenhänge ist ebenfalls die Lektüre Rudolf Steiners empfehlenswert (siehe »Empfehlenswerte Literatur«). Er war die große Kapazität in solchen Fragen und konnte auch mit einfachen Worten Beispiele geben. Hildegard von Bingen schrieb als Zeugin ihrer Existenz ebenfalls über sie, allerdings nicht so ausführlich.

Wenn es dich zu jemandem oder einem bestimmten Ort hin»zieht«, bis du da ankommst: Das bewirken machtvolle »Mega-Wesen«, die den Cherubim dienen. Dies sind ebenfalls weit übermenschliche Wesen, Willenswesen, früher »Herrschaften«, auch »Throne« genannt. Falls es dich interessiert, bis in deine »persönlichen« Bewegungen, auch diejenigen deines Darms zum Beispiel, bist du versorgt von weiteren ausführenden Organen des »unbewussten« Menschen, genauer gesagt, des überbewussten, und zwar von den genialen Mächten der Bewegung, »Dynamis« genannt. Ihr Einfluss auf unser Leben äußert sich auch als unsere Intuition und ist viel größer, als der Mensch normalerweise denkt.

Verursacht, beauftragt von den Cherubim, haben uns die Throne durch die ausführenden Dynamis beispielsweise zu unserer Geburt gebracht, auch zu genau diesen Eltern – und höchst bewusst genau in jener Zeit. Während du dies hier liest, bist du in ihre Macht eingebettet wie in die Luft und weißt vielleicht noch gar nicht, wieso überhaupt du dieses Buch liest und wen du in den nächsten Jahren als weitere Folge dessen finden und was du alles erleben und schaffen wirst. Du bist auch jetzt mit dem Intuitionswirken dieser überbewussten Intelligenz verbunden. In der Regel ist diese »Leitung« von selbst in dir wirksam.

Diese genial führenden Wesen können nur über unser Inneres wirken, beispielsweise durch die richtigen Einfälle oder durch Intuition. Dann »zieht« beziehungsweise »treibt es« dich genau zu der richtigen weiterbringenden Stelle. Sie können dich aber nicht mit physischen Händen und nicht deinen physischen Körper tragen. Ihre Intuition oder Eingebung kann man (der Astralkörper/Psyche) unter Alkoholeinfluss nicht empfangen, auch nicht unter dem Einfluss ausgedehnten Filmgenusses oder gewisser Drogen. Da ist der Mensch von der stofflichen Seite (zum Beispiel Ethanol) her nicht mehr für diese hohe und feine Energie frei, vergleichbar einem Rundfunkgerät, bei dem der Empfangskanal verstellt oder defekt ist. Der Sender kann das Beste senden, doch der potenzielle Empfänger ist nicht auf dieser Wellenlänge offen. Diese genialen Kräftewesen sind permanent als unser Überbewusstsein tätig und Organe des kosmischen Menschen, des uns verursachenden und dauernd speisenden Kosmos.

Im Fallbeispiel des schon todgeweihten Boris (siehe »Mediastinalkrebs im ›Endstadium‹« in Kapitel 3) kam der Kontakt von den übermenschlichen Cherubim-Intelligenzen »aus-gerechnet« zum Heiler zustande: durch den Betrieb einer Angestellten, kurz davor zur Heilung zu mir geführt, damit sie dem Chef, künftiger Dolmetscher bei der Heilung und Gastgeber des Kranken, zum richtigen Zeitpunkt berichtet und dieser sich in der Ukraine meldet. Die Visa-Genehmigung wurde ebenso präzise durchgeführt. Eine lange »Zufalls«kette, hinter der *eine* Linie steckt: Aus den karmischen Untergründen der Entstehung der Krankheit im zwischenmenschlichen Netzwerk erfolgte die Führung zu Auflösung, Ausgleich und Heilung.

Über dem ganzen Organismus der genannten ausführenden Organe steht die eine ausgleichende, uns alle liebende Wesenheit des größten »Ich Bin«: das Menschheits-Selbst, das Selbst des kosmischen Menschen. Die eingeweihten Christen nennen es wie Hildegard von Bingen den »Heiland«, nicht den von beschränkten Egodenkern gekreuzigten ehemaligen physischen Anteil, sondern den für immer auferstandenen kosmischen. Sein Selbst stellte sich mit den »Ich-Bin«-Antworten des Christus im Johannesevangelium vor in den Worten »Ich bin das Leben, das Brot des Lebens, der Hirte, der sein Leben hingibt, das Licht … der wahre Weinstock … die Wahrheit«, über die wir nun meditieren können.

Meditation: Die »Ich-Bin«-Worte

Die folgenden Worte empfehle ich immer wieder zu besinnen, zu meditieren, damit man sie für schwierige Zeiten und harte Übergänge (auch beim Übergang durch den Tod) tief im Unterbewusstsein verankert hat. So geht alles gut.

Das Selbst, von dem dein Selbst stammt und mit dem es zusammenhängt, spricht, was im Folgenden aus dem Ur-Johannesevangelium[47] beziehungsweise der Offenbarung zusammengestellt ist. Diese Worte tiefstmöglich in sich wirken zu lassen entspricht dem »Verbunden-Sein mit Ihm«:

- ICH BIN das Brot des Lebens; wer zu mir kommt und an mich glaubt, wird niemals hungern (Joh 6, 35).
- ICH BIN das Licht der Welt. Wer mir nachfolgt, wird das Licht des Lebens haben (Joh 8, 12).
- ICH BIN die Tür. Wenn jemand durch mich hineingeht, wird er gerettet werden und wird hineingehen und wird herausgehen und wird Weide finden … Ich bin gekommen, damit ihr Leben habt und Überfluss (Joh 10, 9).
- ICH BIN der gute Hirte, der … gibt sein Leben … und bleibt, auch wenn das Böse (Wolf) kommt. Meine Schafe hören mich. Ich habe die Macht, Leben zu geben (und zu nehmen) (Joh 10, 11).
- ICH BIN die Auferstehung und das Leben. Der an mich glaubt … wird keinesfalls sterben in Ewigkeit (Joh 11, 25).
- ICH BIN der Weg, sowohl die Wahrheit und auch das Leben.

Wenn ihr mich erkannt habt (und das habt ihr Glaubenden, meine Worte in sich Bewahrenden und sie Besinnenden), so erkennt ihr auch den Vater (Joh 14, 6).

- ICH BIN der wahre Weinstock, und mein Vater ist der Weingärtner. Weil ihr mich gehört habt, reinigt er euch, sodass ihr noch mehr Frucht bringt. Bleibt in mir, und ich bleibe in euch. Wenn ihr in mir bleibt und meine Worte in euch bleiben, bittet, was ihr wollt, und es wird euch werden. Dies habe ich euch gesagt, damit meine Freude in euch ist und eure Freude vollkommen wird (Joh 15, 5 ff.).
- ICH BIN der Anfang und (das Jetzt und) das Ende deines, allen Seins (Off 22, 13).

Eine Ausbildung, in der man heilen lernen kann

Für Menschen, die ihr Potenzial entwickeln wollen, um sich und ihr Gegenüber in Entfaltung und Heilung bringen zu können. Das Coaching und Behandeln kann man lernen. In meinem Ausbildungskurs wird das Beschriebene und noch mehr detailliert vermittelt. In umfangreicher Vorarbeit und vieljähriger Erfahrung wurde es so aufbereitet, dass es gut erlernt werden kann. Das Curriculum und die Tagesabläufe der Seminare sind auf bestmögliche Gesundheit und Entfaltung der Teilnehmer ausgerichtet. Es wird Raum für eine ganzheitliche Persönlichkeitsentwicklung geboten, die einen tiefgreifenden Selbstheilungsprozess einschließt.

Es geht bei der Ausbildung um das Trainieren allgemeiner und spezieller Heilmethoden direkt aus der Hand des Praktikers und um essenzielle Wissensvermittlung, wesentlich dabei ist allerdings das Erleben, Wahrnehmen und Erkennen. Dies beginnt mit der Selbstwahrnehmung und -erkenntnis. Dazu wird alle Hilfe geboten. So ein Ausbildungskurs ist zugleich eine Reise durch die eigenen Lebensthemen und einzelnen Blockaden, die es zu lösen gilt.

Ein Hauptziel des Ausbilders ist, dass die Persönlichkeit des werdenden Heilers frei und rund wird. Deshalb werden »Spielwiesen« geboten, auf denen all das, was im Buch beschrieben ist, sowie Spontaneität gewagt werden darf und Selbstvertrauen wächst. Es kann hier in erfahrener Begleitung zu den bedeutendsten und wunderbarsten eigenen Durchbrüchen des Lebens kommen.

Die Ausbildung hat für den einzelnen Teilnehmer das Ziel, dass er »aufblüht« und selbst erfüllt lebt, denn man kann dem Nächsten am besten aus der Fülle heraus helfen und ihm bieten, was ihm fehlt. So berichten Teilnehmer, dass sie zu »Oasen« für ihre Mitmenschen wurden.

Neben »unbezahlbaren« Gruppensituationen und -erfahrungen erhält man regelmäßig Individualcoaching zu seinen ganz persönlichen Lebensthemen. Das bewusste Umgehenkönnen mit den eigenen Zuständen und die Fähigkeit, die Niveaus im Energiekörper wechseln zu können, bringt den Lernenden in die Lage, andere zu heilen beziehungsweise deren Selbstheilungskräfte freizulegen.

Wenn du dich innerlich zu einem solchen Kurs gerufen oder

hingezogen fühlst und das Heilen lernen willst, kannst du persönlichen Kontakt mit mir aufnehmen und für dich prüfen, ob du Vertrauen in die Führung haben kannst. Aktuelle Informationen zur Ausbildung und zu den Aufnahmevoraussetzungen findest du auf folgender Website:

Kontakt

Außer den laufenden Kursen können spezielle Vorträge und Workshops gebucht werden. Heilberufler können zu Themen des Buches Fortbildungsseminare vereinbaren.

Nähere Informationen unter:
www.georgmeier.net
www.integral-healing-institute.com

Wenn du über neue Veranstaltungen mit Georg Meier informiert werden willst, dann trag dich bitte auf der Website für den Newsletter ein. Wer zur Verwirklichung des Zentrums (siehe »Zum Schluss: Meine Vision«) beitragen möchte, sei es durch die Bereitschaft zur Investition oder Stiftung, kann an info@integral-healing-institute.com schreiben.

Glossar

Adept: traditionelle Bezeichnung für einen Menschen mit hohem Reifegrad, der in geheimes Wissen oder in sogenannte Geheimkünste eingeweiht ist und sich nach sehr langem Training der Beherrschung und weiterer psychischer Fähigkeiten außer einem herausragenden Bewusstsein (»Eingeweihter«) vor allem durch Können auszeichnet. Der Name ist abgeleitet vom lateinischen *adeptus* für »der etwas erreicht hat«.

Astralkörper: Hauptkräfte (»Substanz«) des Astralkörpers sind Denken, Fühlen und der Wille des Individuums. Das Wort *astra* – lateinisch für »Sterne« – zeugt von dem Bewusstsein der Namensgeber des psychischen »Körpers«, dass dieser nicht von der Erde (Materie) kommt, sondern höheren, kosmischen Ursprungs ist. Es ist der vierte übersinnliche Energiekörper. Siehe auch Kapitel 5.

Ätherkörper: der Gestaltbildungs- und Lebenskräftekörper, der den aus passiven Stoffen bestehenden physischen Körper, sein Wachstum und seinen Stoffwechsel unmittelbar betreibt. Es ist der erste übersinnliche Energiekörper.

Aura: pauschal vereinfachter Ausdruck für das menschliche Energiefeld. Während in der Umgangssprache unter diesem Begriff zumeist nur der Astralkörper angesprochen ist, das psychische Energiefeld, meine ich hier die Gesamtheit der in Kapitel 5 beschriebenen sieben Energiekörper. Das lateinische Wort *aura* bedeutet »Hauch«.

Biophotonen: messbare Lichtquanten von lebenden Zellen, die während innerer Tätigkeiten/Vorgänge entsprechend stärker oder schwächer abgestrahlt werden. Nach den griechischen Wörtern *bíos* für »Leben« und *phõs* für »Licht«.

Chakren: Öffnungen der Psyche, des Geistes im »Energiekörper« (siehe dort), die durch Interesse, Vertrauen, Liebe und andere Aktivität des Individuums gebend (nach außen) und empfangend (nach innen) mehr oder weniger offen oder verschlossen sind. Sie sind zugleich seelisch-geistige Sinnesorgane, also höhere Wahrnehmungsorgane des Menschen, und können unter gesunder Führung beziehungsweise Selbstführung entwickelt werden (siehe auch Kapitel 6). Bei positiver Aktivität erscheinen diese dem höher Wahrnehmenden rechtsdrehend, bei negativer (antisozialer, missbräuchlicher, krankmachender und so weiter) Aktivität »verkehrt«, also linksdrehend. Das Wort »Chakra« (Sanskrit *cakrá*) bedeutet »Rad, Kreis«.

Cherubim: das Energiepotenzial des Ausgleichens, Übereinstimmens, Harmonisierens im Universum. Dieses allgegenwärtige Potenzial wird von Eingeweihten als kosmisch dimensionierte Dauerwesen, als weit übermenschliche göttliche Cherubim wahrgenommen (Singular: Cherub; nach dem hebräischen *kerûb* für »himmlisches Wesen«). Es wird im Menschen nicht nur beim Komponieren angewandt, sondern beim Speisenzubereiten ebenso wie unbewusst im Stoffwechsel des Körpers, beim Atmen und auch langsam bewusster in der Sozialkompetenz. Wirkungsbeispiele jener Kraft in zeitlich größeren Räumen sind in diesem Buch anhand von konkreten Klienten genannt, bei denen die ausgleichende Kraft durch Fädeln und Generieren von Zufällen aktiv war (etwa in der Geschichte von Boris: »Mediastinalkrebs im ›Endstadium‹« in Kapitel 3). Im Volksmund heißt es dann etwa: »*Ausgerechnet* da passiert's ...« Siehe auch »Karma«.

Empfindungskörper (Fühlkörper): der Energieraum des Körperempfindens (vermittelt Wohlgefühl, Verspannung, Schmerz ...). Es ist der zweite Energiekörper. Siehe auch Kapitel 5.

Energiekörper: Die individuellen menschlichen Energien (von Wahrnehmungsfähigkeiten über Denken und Wille bis Lebenskräfte) trägt der Mensch in räumlich real wirkenden Niveaus mit sich. Die Beschreibung der sieben Energieniveaus oder -körper findest du in Kapitel 5.

Epigenetik: Biologische Forschungen auf dem Gebiet der Genetik förderten zunehmend Beispiele und Nachweise zutage, wonach sich die Lebensführung chromosomenstrukturierend und -steuernd auf die Gen-Aktivität auswirkt. Es können ganze Genomabschnitte »stummgeschaltet« bleiben.[48] Hierin kann ein naturwissenschaftlicher Beleg dafür gesehen werden, dass durch eine Heilmethode beziehungsweise Therapie, die das entsprechende Umlernen vermittelt, beispielsweise eine »ererbte« Krankheit nicht (mehr) in Erscheinung tritt, obwohl sie im Genom »gefunden« worden war. Das griechische Wort *epí* bedeutet unter anderem »darüber«.

Eurhythmie (Heileurhythmie): Heilen durch bestimmte Bewegungen, um den Menschen innerlich-äußerlich ins Gleichgewicht zu bringen (nach Rudolf Steiner). Das griechische Wort *eurhythmía* bedeutet »richtiges Verhältnis, Ebenmaß«.

Gehirnausgleich: Teil der Heilbehandlung (nach der kalifornischen Heilerin Rosalyn Bruyere), der in äußerst achtsamer Empathie geboten wird, während der ausgebildete Behandler seine eigene gesunde offene Präsenz in beiden Gehirnhälften unter Kontrolle hat.

Hara-Heilung: intentionale, zugleich mühelose aufrichtige Präsenz in Purheit (nach Barbara Ann Brennan). Das japanische Wort *hara* bedeutet »Bauch«.

Höheres Selbst: das Selbst, die Quelle der Existenz der Persönlichkeit, überbewusst, in sich ruhend (das »Ich Bin«), liebend, integrativ, allverbunden, daher genial und offen bleibend. Da es nicht begrenzt und ohne Abwehr lebt, kann hierin auch das gemeinsame Quellwesen unserer Menschheit gefunden werden.

»Ich Bin«: unser allerinnerstes Wesen, meine, deine Quelle, das »kosmische« Selbst in uns als momentane Gegenwart. Es sprach die »Ich-Bin-Antworten« des Johannesevangeliums (siehe weiter oben in diesem Anhang).

Induzieren: Bei der harmonischen Induktion wird die menschliche Wesenskraft des Heilers von der menschlichen Wesenheit des Klienten angenommen, und zwar vollkommen (vom lateinischen *inducere* für »hineinführen, -leiten«).

Karma, karmische Bindungen: Eine der höheren Wahrheiten ist, dass niemand für immer von anderen getrennt bleibt, zumindest innerlich. Verbindung(sleitung)en werden stetig mehr und stabiler. Alles wird und ist mit allem verbunden, ohne Ausnahme. Diese Wahrheit hat selbst die Naturwissenschaft längst mit der Quantenphysik erreicht. Wenn ich in einem Leben einen Menschen schädige, so komme ich irgendwann in einen so geöffneten und erweiterten Bewusstseinszustand, dass ich dies wiedererkenne und im Laufe der Zeit beim Mitmenschen ausgleichen möchte, um wahren inneren Grundfrieden, allseitig reines Licht in mir zu haben. »Normale« heutige Menschen erleben diesen Zustand oft erst Jahrzehnte nach dem physischen Tod. Den reinen Entschluss des Ausgleichens pflanzt sich der innere Mensch ein (im Höheren Selbst und im siebten Energiekörper [Kausalkörper] der folgenden Inkarnation). Im Laufe der nächsten Biografie findet er dann intuitiv den anderen für den Ausgleich vor. Bis etwas ausgeglichen ist, spricht man von karmischer Bindung. Hinter dem Karma steckt nicht eiskalte oder harte Gerechtigkeit, sondern Liebe. Der Begriff stammt vom Sanskritwort *kárman* für »Tat, Werk, Schicksal«. Zur Grundkraft des Karmas siehe auch »Cherubim«.

Konditionierung: angeborene, erlernte oder angewöhnte Verhaltensreaktionen (auch im Emotionalen und im Denken). Wenn beispielsweise ein bestimmtes Wort oder ein Reiz Angst beim Menschen auslöst, der dies »automatisch« unmittelbar mit schlechter Erfahrung verbindet, während dasselbe bei Menschen, die dies noch gar nie erlebt haben, neutrale oder gar positive Empfindungen (Reaktionen), also keine Angst auslöst. Konditionierungen beschränken den

Wahrnehmungs- und Erkenntnisraum. Sie können therapeutisch oder durch Selbstschulung erkannt und bewusst umgelernt beziehungsweise durch bewusste Selbstführung aufgelöst werden – zugunsten freier Präsenz. Das englische Verb *to condition* bedeutet unter anderem »bestimmte Reaktionen hervorrufen«.

Kosmischer Mensch: die Gesamtheit aller Ursachen der Menschlichkeit, all der jemals erscheinenden Talente und Impulse wie auch aller Leistungen der Menschheit. Das Potenzial ist bereits vor jeder Zeugung und Embryonalentwicklung über Zeit und Raum allgegenwärtig. Hier ist die Quelle des »Ich Bin« (siehe dort) und aller Heilung zu suchen.

Meridiane: Energieleitbahnen, Begriff auch bekannt aus der Traditionellen Chinesischen Medizin (TCM), welche die hauptsächlichen Bahnen des Ätherkörpers (siehe dort) kennt. Es gibt noch unzählige feinere Bahnen, auch quer und in anderer Richtung verlaufende.

Morph(ogenet)isches Feld: formgenerierendes, auch temporär erhaltendes (oder wieder auflösendes) Feld. Den Begriff prägte der britische Biologe Rupert Sheldrake. Kann als Variante dessen angesehen werden, was Rudolf Steiner »Bildekräftefeld«, »-raum« beziehungsweise »-körper« (»ätherischen Körper«) genannt hat. Nach den griechischen Wörtern *morphḗ* für »Gestalt, Form« und *-genēs* für »hervorbringend«.

Morula: kugeliger Zellhaufen aus bis zu 32 gleichen Zellen. Eine Morula (vom lateinischen *morum* für »Maulbeere«) ist in der Biologie ein Entwicklungsstadium der frühen Embryogenese.

Peilen: die Aufmerksamkeit in radarähnlicher Suchbewegung ausrichten auf etwas Bekanntes, bis es wahrgenommen, erfasst wird. Zum Zweck einer Heilanwendung verbindet, verschmilzt man mit der Energie des Bekannten, beispielsweise dem Zentralkraftstrom im Energiekörper, und kann diese harmonisch induzierend vermitteln.

Presencing: gegenwärtig, umfassend anwesend werden, in die Präsenz kommen. Aufmerksam präsent werden nach innen und außen, bewusst, fähig, offen, bereit, das gesamte eigene Potenzial von höherem Bewusstsein und Intuition bis einschließlich des vitalen Körpergleichgewichts hier im Jetzt zu *sein*. Diese Übung ist älter als die von C. O. Scharmer entwickelte gleichnamige Methode und basiert hauptsächlich auf der Brennan Healing Science (nach Barbara Ann Brennan). Sie wurde von mir in vieljähriger Praxis, Forschung und Lehre immer weiter entwickelt und ist für die im Buch beschriebene Heilmethode unerlässlich. Das Presencing ist zugleich ein Inkarnationstool und wird vom Heiler täglich neu praktiziert. Das Wort geht zurück auf die englischen Begriffe *the present* für »die Gegenwart, das Präsens«, und *to sense* für »fühlen, empfinden, spüren«. Siehe auch Kapitel 5.

Resilienz: Der Begriff »Resilienz« ist abgeleitet vom lateinischen *resilire* für »zurückspringen, abprallen« und wird in der Psychologie und verwandten Disziplinen im Sinne von »Widerstandskraft« verwendet. Er bezeichnete früher vor allem die Eigenschaft von Personen, besonders Kindern, ihre psychische Gesundheit unter Bedingungen zu erhalten, unter denen die meisten Menschen zerbrochen wären.

Salutogenese: etwa »Gesundheitsentstehung«, im Gegensatz zur »Pathogenese«, die die Entstehung von Krankheiten beschreibt (nach den lateinischen Wörtern *salus* für »Wohl«, *genesis* für »Entstehung« und dem griechischen *páthos* für »Leiden, Schmerz, Krankheit«). Der salutogenetische Ansatz beschäftigt sich also nicht mit der Frage: »Warum wird der Mensch krank?«, sondern fragt vielmehr: »Was hält ihn gesund?« Das Salutogenese-Modell nach dem israelisch-amerikanischen Soziologen Aaron Antonovsky ist nicht als Zustand, sondern als Prozess, Vorgang zu verstehen.

Synchronizität: Nach dem Schweizer Psychiater C.G. Jung spricht man von Synchronizität, wenn ein psychischer Vorgang (ein inneres Ereignis wie eine Idee oder ein Traum) mit einem oder mehreren äußeren realen (physischen) Vorgängen als miteinander verknüpft oder aufeinander bezogen wahrgenommen wird, obwohl sie keine direkte Verbindung von Ursache und Wirkung (Kausalbeziehung) aufweisen. Das innere Ereignis muss chronologisch vor dem äußeren oder genau gleichzeitig stattfinden. Der Begriff ist gebildet nach den griechischen Wörtern *sýn* für »zusammen« und *chrónos* für »Zeit«.

Wasserkristallisationsmethode: Nach dem Japaner Masuru Emoto lassen Wassertropfen in bestimmten Energiefeldern (von Hass, Dankbarkeit und so weiter), schnellgefroren fotografiert, in ihrer Gestaltqualität (harmonisch oder bizarr) beispielsweise auf die Emotion im Raum schließen.

»Windstille«: Der von mir geprägte Begriff »emotionale Windstille« bezeichnet den Zustand nach dem Entlassen beziehungsweise Loswerden einer Emotion (frei von Destruktivität), wenn bei aller Offenheit nichts mehr von der Emotion spürbar ist, vergleichbar der Windstille bei voller Präsenz der Luft.

Wunde: offener, verletzter, nicht in gesunder Balance befindlicher Wesensteil. Hier: seelische Verletzung, zum Beispiel Wunde der Demütigung, Wunde des Verrats. Sie kann durch Ereignisse, die dem Vorgang der erstmaligen (Ur-)Verletzung ähneln, wieder aktuell als Schmerz auftauchen und wird normalerweise sofort durch Angst, negative Emotion beziehungsweise Abwehrreaktion gemieden, weswegen sie solange nicht heilt.

Zentralkraftstrom: die individuelle, beim aufrecht stehenden Menschen senkrechte Energiebahn zwischen oben (Ideen, Bewusstsein, Wahrnehmung …) und unten (lebendiger Körperkontakt auf materiellem Boden), wo die Denk-, Gefühls- und Willensenergien aller Chakren (siehe dort), also des ganzen Menschen, miteinander verbunden und präsent sind. Ist dieser ausgewogen gleichmäßig, fühlt sich der Mensch frei, kräftig und wohl.

Empfehlenswerte Literatur

Brennan, Barbara Ann: *Licht-Arbeit. Heilen mit Energiefeldern*, München 1989

Dieselbe: *Licht-Heilung. Der Prozess der Genesung auf allen Ebenen von Körper, Seele und Geist*, München 1994

Fürs Studium, um höhere Welten und Dimensionen zu verstehen:

Steiner, Rudolf: *Theosophie. Einführung in übersinnliche Welterkenntnis und Menschenbestimmung*, Dornach 1904

Derselbe: *Die Geheimwissenschaft im Umriss*, Dornach 1910

Zur Selbstschulung der geistigen, empfindenden und intuitiven Erkenntnisfähigkeiten:

Steiner, Rudolf: *Ein Weg zur Selbsterkenntnis des Menschen*, Dornach 1912

Derselbe: *Die Schwelle der geistigen Welt*, Gesamtausgabe Nr. 16–17, Dornach 1913

Derselbe: *Die Stufen der höheren Erkenntnis*, Dornach 1905–1908

Derselbe: *Wie erlangt man Erkenntnisse der höheren Welten*, Dornach 1914

Zum Thema »Geistige Hierarchien«:

Steiner, Rudolf: *Geistige Hierarchien und ihre Widerspiegelung in der physischen Welt. Tierkreis, Planeten, Kosmos*, Gesamtausgabe Nr. 110, Dornach 1991

Derselbe: *Die geistigen Wesenheiten in den Himmelskörpern und Naturreichen*, Gesamtausgabe Nr. 136, Dornach 1996

Die genaueste Übersetzung der Berichte und Aussagen von Jesus Christus:

Dietzfelbinger, Ernst (Übersetzer): *Das Neue Testament. Interlinearübersetzung Griechisch-Deutsch*, Neuhausen/Stuttgart, 8. Aufl. 2008

Anmerkungen

1 Helmut Retzl: *Unheilbar gibt es nicht. Das Selbsthilfeprogramm für Krisenfälle*, Berlin 2014.

2 Reinhard Hofer: *Es gibt kein Unheilbar. Wie Menschen sich selbst heilen*, Berlin 2012.

3 Clemens Kuby: *Mental Healing. Gesund ohne Medizin. Anleitung zum Andersdenken*, München 2012.

4 Zitiert nach http://zitatescout.de/autoren/info/?autor=Alexander-von-Humboldt [Stand: 27.03.2017].

5 Ich korrespondierte diesbezüglich mit dem Physiker Dr. Michael Drexel (www.michael-drexel.de) und zwei Ärzten.

6 Vgl. zum Beispiel Rupert Sheldrake: *Das schöpferische Universum. Die Theorie des morphogenetischen Feldes*, Frankfurt am Main/Berlin 1983, Neuauflage 2009.

7 Vgl. zum Beispiel Wolfgang Schad: *Evolution als Verständnisprinzip in Kosmos, Mensch und Natur*, Stuttgart 2009.

8 Vgl. zum Beispiel Barbara Ann Brennan: *Licht-Heilung. Der Prozess der Genesung auf allen Ebenen von Körper, Gefühl und Geist*, München 1994.

9 Siehe http://science.goetheanum.org/fileadmin/nws/text-downloads/flyerBW.pdf [Stand: 29.03.2017].

10 Vgl. zum Beispiel Masaru Emoto: *Die Botschaft des Wassers*, Burgrain 2002.

11 Zitiert nach http://bildung-und-mensch.de/interdiziplinaerer-dialog/materie.html [Stand: 29.03.2017].

12 Zitiert nach www.bioenergetische-heilung.de/informationen/c-g-jung/ [Stand: 27.03.2017].

13 J.L. Denburg: »Alteration of Growth of Cultured Neurons by the Conscious Intent of an Energy Healer«, Department of Biological Sciences, University of Iowa, USA, www.southwoodhealing.de [Stand: 01.04.2017].
14 Siehe https://de.wikipedia.org/wiki/Salutogenese [Stand: 01.04.2017].
15 Abbildung aus HeartMath emWave Pro, erstellt von Meinrad Rohner. Abdruck mit freundlicher Genehmigung.
16 In meiner Praxis finde ich vor allem die fünf bioenergetischen Charaktere des Wilhelm-Reich-Schülers Alexander Lowen bestätigt. Vgl. zum Beispiel https://de.wikipedia.org/wiki/Bioenergetische_Analyse [Stand: 03.04.2017].
17 Vgl. zum Beispiel https://www.welt.de/gesundheit/psychologie/article140153773/Warum-die-Suizidrate-bei-Maennern-hoeher-ist.html. [Stand: 03.04.2017].
18 Vgl. http://www.cloisterstudy.eu/index-Dateien/COMMS.htm [Stand: 05.04.2017].
19 Bild aus Wolfgang Schad: *Goetheanistische Naturwissenschaft, Bd. 4, Anthropologie* (»Die Ohrorganisation«), Stuttgart 1999, S. 193. © 1985, Abdruck mit freundlicher Genehmigung des Verlags Freies Geistesleben, Stuttgart.
20 Allen Roses, GlaxoSmithKline, APA/Reuters, DerStandard.at, 12. Dezember 2003.
21 T- und B-Lymphozyten-Produktion nach M. Schedlowski, U. Tewes und H.-J. Schmöll: »Psychoneuroimmunologie«, in *Kompendium Internistische Onkologie*, Berlin 1999.
22 Gary Little: *Shattering the Pain Myth. Empowered from Pain*, (gedruckt von) Ligare Pty Ltd, Australien 2012.
23 Vgl. http://anthroposophie.byu.edu/vortraege/293.pdf [Stand: 05.04.2017].
24 Der Nobelpreis für Chemie ging im Jahr 2015 an Tomas Lindahl (Schweden), Paul Modrich (Amerika) und Aziz Sancar (Amerika/Türkei). Sie wurden ausgezeichnet für ihre Arbeiten zur Reparatur des Erbguts. Vgl. www.faz.net/aktuell/wissen/nobelpreise/chemie-nobelpreis-fuer-erbgut-forscher-lindahl-modrich-und-sancar-13843327.html [Stand: 17.04.2017].

25 »Das Gedächtnis des Körpers«, *Der Spiegel* 32/2010.

26 Beispiele für Klassikfans: der »Chinesische Tanz« aus der »Nussknacker-Suite« von Tschaikowski (der ist allerdings sehr kurz), das Allegretto Quartett Nr. 21 in D-Dur von Mozart. Für Freunde der Unterhaltungs- und Partymusik zum Beispiel »Barcelona Nights« von Ottmar Liebert, »Por Hacerme el Bueno« von Bacilos, der Reggae »Love Is My Religion« von Ziggy Marley oder der spaßig-rockige »Ballroom Blitz« von den Sweet.

27 Walter J. Kilner: *The Human Atmosphere, or the Aura Made Visible by the Aid of Chemical Screens*, 1911, Reprinted als The Human Aura, Citadel Press, New York 1965, *The Aura*, mit einer Einführung von Sibyl Ferguson, S. Weiser, New York 1973.

28 L. J. Ravitz: »Application of the Electrodynamic Field Theory in Biology, Psychiatry, Medicine ...«, *American Journal of Clinical Hypnosis* 1/1958, S. 135–150. Und »Bioelectric Correlates of Emotional States«, *Connecticut State Medical Journal* 16/1952, S. 499–505.

29 Vgl. Brennan: *Licht-Heilung*, a. a. O., S. 47, und www.holoenergetic.com.

30 Ebenda, S. 47 f. Siehe auch https://de.wikipedia.org/wiki/Schumann-Resonanz [Stand: 01.04.2017].

31 Barbara Ann Brennan: *Licht-Arbeit. Heilen mit Energiefeldern*, München 1989.

32 Steiner sprach bereits vom »Empfindungsleib« (Empfindungskörper) und vom »Gedankenleib« (Mentalkörper), »Mental-Leib« (zum Beispiel am 2. Oktober 1903), siehe auch https://anthrowiki.at/Mentalk%C3%B6rper [Stand: 01.04.2017].

33 Brennan: *Licht-Arbeit*, a. a. O., S. 108.

34 Rudolf Steiner: »Das Verhältnis der verschiedenen naturwissenschaftlichen Gebiete zur Astronomie«, GA 323, S. 281 ff., www.anthrowiki.com/Gegenraum [Stand: 02.04.2017].

35 Brennan: *Licht-Arbeit*, a. a. O., S. 110.

36 Zitiert nach www.golyr.de/kirchenlieder/songtext-ins-wasser-faellt-ein-stein-462939.html.

37 Brennan: *Licht-Arbeit*, a. a. O., S. 95.

38 Vgl. das Kapitel »Gralseinweihung« in dem Buch *Compostela* von Manfred Schmidt-Brabant und Virginia Sease, Dornach 2004, S. 68.

39 Johann Wolfgang Goethe, »Feiger Gedanken«, zitiert nach http://www.lesekost.de/gedicht/HHLG14.htm [Stand: 15.04.2017].

40 Georg Meier »Der Weg der Prüfungen«, dramatisches Bühnenstück für Schulklassen geschrieben, zur Kulturkunde Altes Ägypten. Erhältlich unter www.waldorf-mauer.at/publikationen [Stand: 17.04.2017].

41 Rudolf Steiner: »Wie Karma wirkt« (1903), *Gesamtausgabe* (GA) Nr. 34, Dornach 1987, S. 92 ff., http://anthroposophie.byu.edu/aufsaetze/a104.pdf [Stand: 17.04.2017].

42 Vgl. Rudolf Steiner: *Die Philosophie der Freiheit. Grundzüge einer modernen Weltanschauung. Seelische Beobachtungsresultate nach naturwissenschaftlicher Methode*, Dornach, 11. Aufl. 2011.

43 Steiner, GA Nr. 123, a.a.O., https://anthrowiki.at/Wunderheilung_(Christentum) [Stand: 01.04.2017].

44 Steiner, GA Nr. 127, a.a.O., S. 91.

45 Steiner, GA Nr. 141, a.a.O., S. 20, näher beschrieben in GA Nr. 316, S. 105.

46 Ebenda.

47 Aus der Interlinearübersetzung, siehe »Empfehlenswerte Literatur«, Dietzfelbinger, bearbeitet von Georg Meier.

48 Vgl. http://epigenetics.uni-saarland.de/de/home/ [Stand: 30.04.2017].